日本リハビリテーション栄養学会　入会のすすめ

　日本リハビリテーション栄養学会は，リハビリテーション（リハ）栄養全般に関する会員相互および内外の関連学術団体との研究連絡，知識の交換，提携の場となることを通して，リハ栄養学の進歩普及に貢献し，学術文化の発展と医学および医療の向上に資することで障害者および高齢者の機能，活動，参加，QOLの向上に寄与することを目的として2017年に設立されました．リハ栄養の学術的基盤を確立するとともに，正しいリハ栄養を臨床現場で実践・検証することの支援が本会の使命であると考えています．本会に入会することにより，以下のようなメリットがあります．

- 日本リハビリテーション栄養学会誌「リハビリテーション栄養」（Journal of Japanese Association of Rehabilitation Nutrition: JJARN）を年2回送付
- JJARNへの原著論文投稿資格の付与
- 日本リハ栄養学会学術集会参加費の割引
- 日本リハ栄養学会が主催するその他の研修会の参加費の割引
- 日本リハ栄養学会関連研修会（地方レベルの研修会等）への参加資格付与
- 日本リハ栄養学会メーリングリストへの参加

また，当会ではさまざまな側面から学術活動を推進しています．

- 日本リハ栄養データベース事業と二次利用時の原著論文作成支援
- 職能別活動検討委員会の各種部会（管理栄養士部会，言語聴覚士部会，看護師部会）における国際学会発表および原著論文作成支援

　さらに，臨床現場でリハ栄養を実践する仲間とのネットワークづくりにも有用です．日本唯一のリハ栄養関連学術団体である当会に是非ご参加頂けますようお願い申し上げます．

日本リハビリテーション栄養学会 入会のご案内

入会の手続き

『日本リハビリテーション栄養学会』に入会を希望される方は，学会ホームページ（https://sites.google.com/site/jsrhnt/home）の「Web入会申請」からご登録ください．

年会費振り込み

- 入会にはこのフォームの手続きだけでなく，年会費10,000円（年2回発行の本学会誌を含む）の振り込みが必要です．
- 以下の口座に年会費10,000円の振り込みをお願いいたします．
- 入金確認後に事務局より入会手続き完了メールを送信させていただきます．
- 注）入会申請未登録の状態で，年会費をお振込いただく事例が発生しております．年会費の振込される前に必ず「入会申請登録」をお願いいたします．

振込先

りそな銀行　横浜支店
普通口座　1686405　ニホンリハビリテーションエイヨウケンキュウカイ

- 振り込みは，ご本人の個人名でお願いいたします．
- 万が一，所属先機関などが代理で振り込む場合には，(1) 氏名，(2) 代理人の振込名義を明記し，事務局（rehabnutrition@a-youme.jp）までご連絡ください．

メーリングリスト登録

入会者は全員，『日本リハビリテーション栄養学会』のメーリングリスト（UMIN）に登録されることをご了承ください．

Facebookの日本リハビリテーション栄養学会グループ参加希望

- Facebookの『日本リハビリテーション栄養学会』グループ（秘密のグループに設定しています）への参加は，希望制です．
- すでにFacebookの『日本リハビリテーション栄養学会』グループに参加されている方は，継続参加となります．
- 一方，現時点でグループに参加されていない方は，Web入会申請時に「希望する」もしくは「希望しない」を選択してください．
- Facebookの『日本リハビリテーション栄養学会』グループに参加希望する場合には，以下の手続きもお願いいたします．

❶ 復権栄子（事務局）宛に『友達申請』をしたうえで，「日本リハ栄養学会 Facebook グループ参加希望」というメッセージを送信してください．
※ 復権栄子と『友達』になる必要があるのは，Facebookの規格上『友達』でないと当学会グループに登録できないためです．
❷ 復権栄子が友達承認したうえで，Facebook内の『日本リハビリテーション栄養学会』グループに登録いたします．

Facebook 復権栄子のページ
https://www.facebook.com/profile.php?id=100017011787469

ご不明な点は，日本リハビリテーション栄養学会 事務局にお問い合わせください．

日本リハビリテーション栄養学会 事務局

〒550-0001　大阪市西区土佐堀1丁目4-8　日栄ビル703A あゆみコーポレーション内
☎ 06-6441-5260（代）　FAX 06-6441-3055（代）　E-Mail rehabnutrition@a-youme.jp　受付時間）9：00～17：00（土日・祝日は除く）

リハビリテーション栄養

Japanese Association of Rehabilitation Nutrition

CONTENTS

特集

セッティング別のリハビリテーション栄養

企画主旨 ……………………………………………………………………………… 151

【総論】セッティング別に考えるリハビリテーション栄養　前田圭介 …………… 152

【急性期病院（common disease）】急性期病院に入院するcommon diseaseとリハビリテーション栄養　杜本 博 ……………………………………………… 157

【急性期病院（重症疾患/ICU）】重症患者のサルコペニア対策　飯田有輝 ……… 161

【亜急性期・包括ケア病棟】地域包括ケア病棟ならではのリハビリテーション栄養　森川 暢 …………………………………………………………………………… 166

【回復期リハビリテーション病棟（管理栄養士の視点）】回復期リハビリテーション病棟におけるリハ栄養ケアプロセスと管理栄養士の役割　髙山仁子 ……… 172

【回復期リハビリテーション病棟（リハ医の視点）】回復期リハビリテーション病棟に求められるダイナミックなリハ栄養　森脇美早 ……………………………… 178

【長期療養型病棟】長期介護を要する高齢者の低栄養，嚥下障害，サルコペニア　山内杏奈　吉村芳弘・他 ……………………………………………………… 184

【入所介護型施設】リハビリテーションも栄養も不十分な現状　藤本篤士 …… 191

【通所介護型施設】介護施設から在宅へ―高齢者が望む生活を支える通所リハビリテーション栄養　西田有里 …………………………………………………… 196

【訪問診療・訪問看護】訪問診療・訪問看護におけるリハビリテーション栄養　佐々木淳 ………………………………………………………………………… 203

【訪問栄養指導】「在宅リハビリテーション栄養」を実践するセッティングを整えるために　塩野崎淳子 ……………………………………………………… 208

【訪問薬剤師】足し算・引き算では解決しない在宅の「薬と栄養」　豊田義貞 …… 213

【訪問歯科】 訪問歯科診療から要介護高齢者の「食べる力」をサポートする
　　長谷剛志 ……………………………………………………………………………… 219

【歯科医院】 歯科医院で行うリハビリテーション栄養　高橋正樹 ……………………… 226

【地域在住高齢者】 介護予防のためのサルコペニア対策　山田 実 ……………………… 232

【災害避難所】 災害避難所における課題とリハビリテーション栄養　小島 香 ………… 237

連載

【災害支援とリハビリテーション栄養②】
　リアル災害支援・リハビリテーション栄養　古屋 聡 …………………………… 243

【リハ栄養あるある②】
　回復期にやってきたパーキンソン病・サルコペニア・重度摂食嚥下障害
　　鈴木瑞恵 ……………………………………………………………………………… 246

　リハビリテーション栄養論文紹介②　百崎 良 …………………………………… 249

症例報告　Sarcopenic dysphagia due to dumping syndrome after gastrectomy : A case report　Reiko Mori, Hiroshi Shamoto et al ……… 250

リハビリテーション栄養学会診療ガイドライン 2018 年版 ………………………… 256

第 8 回日本リハビリテーション栄養学会学術集会 抄録集 ………………………… 291

日本リハビリテーション栄養学会　入会のすすめ …………………………………… 147
日本リハビリテーション栄養学会誌投稿規定 ………………………………………… 331
次号予告 ………………………………………………………………………………… 336

訂正のご案内

「リハビリテーション栄養」第 2 巻 1 号（2018 年 4 月号）「誤嚥性肺炎における早期離床・早期経口摂取の実践」において，以下の箇所に誤りがございましたので，ここに訂正するとともに深くお詫び申し上げます．

・90 頁，図 3 の引用表記
　（誤）(Covinsky et al, 2011)[2)]　→　（正）若林秀隆：誤嚥性肺炎．サルコペニアの摂食・嚥下障害（若林秀隆，藤本篤士編），医歯薬出版，2012，pp126-130 からの引用となります．

・91 頁，図 4「EAT-10」
　掲載内容は古い版であり，最新版（https://www.nestlenutrition-institute.org/docs/default-source/global-dcoument-library/nutrition-tools/eat-10---japanese.pdf）をご参照ください．

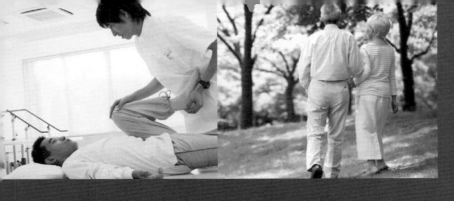

毎日の運動やリハビリを応援する。
日常の中で、いつもそこにある。

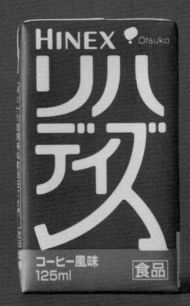

運動やリハビリに必要な栄養を考えた
カラダづくりサポート飲料

HINEX リハデイズ

リハデイズの特長

カラダ作りに配慮した組成
1. エネルギーに配慮 ※1
2. ロイシンを配合
3. シトルリンを配合
4. ビタミンD、カルシウムを配合

運動やリハビリに
1. 摂取しやすい容量（125mL）
2. 高齢者へ配慮した風味
   （コーヒー風味）※2

※1 体重50kgの方がウォーキングを1時間行った場合に消費されるエネルギー量（160kcal）に設定しています。
※2 調査会社による定性調査（n=10）および入院施設での調査（n=21）において、コーヒー風味の味が良くまた継続して飲用できると評価されました。

栄養成分表示
1パック（125mL）当たり

エネルギー	160 kcal
タンパク質	11.0 g
脂質	2.22 g
炭水化物	24.0 g
食塩相当量	0.084～0.204 g
カルシウム	200 mg
ビタミンB_1	0.65 mg
ビタミンB_2	0.70 mg
ビタミンB_6	0.90 mg
ビタミンD	20.0 μg
ロイシン	2300 mg
シトルリン	1000 mg

※ロイシンは、タンパク質における量を含みます。

【使用上の注意】
①開封後はすみやかにご使用下さい。全量を使用しない場合は冷蔵庫に保存し、その日のうちにご使用下さい。
②容器に漏れ、膨張がみられるもの、開封時に内容液の色・味・においに異常がみられたもの、または凝固、分離しているものはご使用にならないで下さい。
③原材料由来の成分が沈殿したり、液面に浮上することがありますが、栄養上に問題はありません。
④果汁などの酸性物質や多量の塩類などの混和は凝固することがありますので避けて下さい。
⑤容器のまま電子レンジや直火にかけないで下さい。

開封前によく振ってご使用下さい。

本品は乳成分を含みますので、アレルギーを示す方は使用しないで下さい。

販売者 **株式会社大塚製薬工場**　販売提携 **大塚製薬株式会社**

■リハデイズに関するお問い合わせ先：（株）大塚製薬工場 お客様相談センター

0120-872-873

2018年3月作成 HRA8318C05

特集 セッティング別のリハビリテーション栄養

企画主旨

編集委員　前田圭介

　高齢化率上昇を背景に，わが国では高齢者の介護予防および障害に対するリハビリテーション（リハ）といった，身体的問題に対する関心が高まっている．加齢だけでなく，加齢に付随して観察される活動量減少，低栄養，疾病率増加なども身体的問題に直結する超高齢社会の課題である．加齢，低活動，低栄養，さまざまな疾病は，骨格筋量減少と筋機能低下を引き起こし得る．つまり，近年よく知られるようになったサルコペニアという病態の誘因となる．また，一見元気そうにみえるがアクシデントに対する脆弱性を秘めている高齢者を指すフレイルも，老年栄養学上重要視されているトピックである．特に，身体的フレイルはサルコペニアを軸に病態が説明できることから，高齢者のサルコペニア対策が重要であると考えられている．

　リハ栄養は，サルコペニアや関連病態を評価，診断し，対象者の心身機能，活動，社会参加を最大限に発揮できるよう支援する栄養管理法であるといえる．リハは狭義には，理学療法士などの専門職がマンツーマンで行う運動療法であるが，広義には，障害をもつ人が個別のゴールを達成するために行われるプロセスすべてであるとされる．リハ栄養は，広義のリハの概念をさらに拡張させ，老年栄養学上問題を抱え障害リスクを抱える人に対する予防的な介入まで含んでいる．対象者は介護予防から障害に対する機能向上訓練を目的とした人までと幅広い．そのため，セッティングによりリハ栄養のアプローチは少し異なる．

　本企画では，リハ栄養を読者に広く理解してもらうことを目的に，セッティング別のリハ栄養を取り上げた．「リハ入院患者の栄養」「療法士がいないとできない」などといった，リハ栄養の誤解を少しでも解いて，多くの対象者へリハ栄養のコンセプトに準じた栄養ケアが届くことを願っている．

特集 セッティング別のリハビリテーション栄養

【総論】
セッティング別に考える リハビリテーション栄養

前田圭介

Key Words　高齢者　ゴール　栄養ケア

Abstract　リハ栄養では，心身機能の改善や悪化予防だけでなく，対象者個々の状況を考慮し活動や社会参加を最適化することを目的に栄養管理を行う．リハ栄養にかかわる職種は多種多様であるが，所属している職場の立ち位置もさまざまある．そしてかかわる対象者の心身機能，活動，社会参加，環境は，セッティングごとに似た特徴をもつ．つまり，リハ栄養の手法はセッティングごとに考えるとまとめやすい．一般的に，急性期病院，リハ病院，長期ケア型（医療・介護入所，通所介護サービス，訪問介護サービス），訪問診療，通院，地域在住など多くのセッティングがある．それぞれのセッティングで活躍している実践者が考える「セッティング別リハ栄養」の手法を知ることは，リハ栄養を理解するのに役立つ．

はじめに

わが国の人口は減少し始めている．特に自然増減（出生数と死亡数の差）は，すでに10年以上前から死亡数が出生数を上回りマイナスが続いている．高齢化率増加を背景に，死亡数の絶対数が増加していることが一因である．高齢化率増加はまだ増加の途中であると推計されている．20世紀前半までは5％前後だった高齢化率は，近年では約28％に上昇した．次の半世紀で約40％になると見込まれている（図1）[1]．来たる高齢化率40％時代のために私たち医療・介護・福祉従事者は，今から高齢者ケアについて熟知し，質の高いケアを提供できるように訓練しておかなければならない．

本稿では，高齢者特有の課題に栄養ケアという視点から効果を発揮する，リハビリテーション（リハ）栄養について論じる．特に今特集のテーマである「セッティング別」という考え方がなぜ必要なのかについて迫る．

高齢者特有の課題

高齢者は加齢に伴う栄養学的変化を呈する．リハ栄養ではこの変化をフレイルやサルコペニアとして具体的にアセスメント・診断する（図2）[2]．フレイルは一見健常にみえても，実は疾病などのアクシデントへの反応が健常な人とは異なり，アクシデントに対する反応が大きく，回復に時間がかかり，元に戻りにくいという特徴を示す．つまりフレイルは，要介護状態になる数歩手前の段階と考えられている．フレイルの病態を説明するのがサルコペニアであると考えられる[3]．サルコペニアは，骨格筋量減少と筋機能低下を呈するような筋に着目した栄養状態の指標である．さまざま

Keisuke Maeda
愛知医科大学緩和ケアセンター

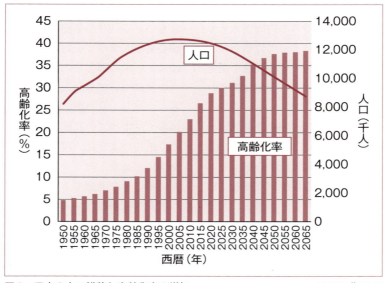

図1　日本の人口推移と高齢化率の増加　　　　　　（内閣府)[1]を改変

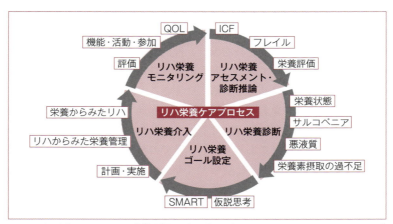

図2　リハビリテーション栄養が提唱する介入手順　　　（西岡，2017)[2]

な人種や国において，サルコペニアであることで，障害，入院，死亡リスクが上昇することが知られている[4]．またサルコペニアはフレイルの病態という側面だけでなく，すでに障害を抱え要介護となっている人の栄養指標としても注目されている[5]．さらに，成人の低栄養は，骨格筋量，身体機能を考慮して診断される[6]．このような筋量や筋機能の視点に立つと，高齢者は加齢に伴い栄養面の課題を抱えていることが理解しやすい．また，加齢による味覚の変化，口腔衛生の悪化，食文化上の問題などにより，食欲減退や栄養摂取量

不足を呈しやすいことも高齢者の栄養上の問題点である．

高齢になると基礎疾患を抱えていることが珍しくない．臓器不全を呈するような疾患の多くは慢性炎症性疾患である．心不全，慢性呼吸不全，慢性腎臓病などは，疾患による慢性炎症や食思不振が原因で骨格筋量が減少していく病態に陥ることがある．これらは悪液質とよばれ，疾患関連低栄養の一つに分類される[7]．また，高齢者に多い悪性腫瘍も悪液質を引き起こす代表的疾患である．慢性炎症だけでなく，高齢者は感染症などの急性

炎症性疾患にも罹患しやすい．急性炎症性疾患では，エネルギー消費に骨格筋からの内因性エネルギーを多く動員することなどによって骨格筋量が減る．最近，誤嚥性肺炎の動物モデルで嚥下関連筋や呼吸筋などの筋量が減少することが報告された[8]．

基礎疾患があると必然的に定期服用薬が増える．薬剤の副作用によって起こり得る食欲減退，向精神薬や抗不安薬による活動性低下，抗コリン作用によって引き起こされる口渇や口腔乾燥，口腔環境の悪化は，ポリファーマシーが栄養に及ぼす悪影響である．

セッティング別という考え方

リハ栄養では，対象となる人を全人的に評価し，心身機能（身体障害や疾病の程度）だけでなく活動性や社会参加を最大限に高めるための栄養管理を行う．全人的というのは，一側面だけをみるのではなく，多面的で総合的な視点でみることを指す．活動性や社会参加を最大限に高めるためには，現在の栄養状態だけでなく対象者の環境要因（個人を取り巻く要因）や個人因子（性格，嗜好，信条など）といった要素も重要な視点である．比較的似た栄養状態，心身機能，活動性，社会参加，環境要因の高齢者をまとめる括りは，「セッティング」であると思われる．しかも，医療・介護・福祉従事者が勤務する施設は概ねいくつかのセッティングに区分できる．同じセッティングでみている高齢者は似通った特徴をもっていることが多く，異なったセッティングの高齢者と特徴も異なっている（もちろん，例外はいくらでもあるが，本著は総論を論じていることを承知いただきたい）．

1．リハビリテーション栄養における対象者

一般に，リハは心身の障害やその状態を身体的，精神的，社会的に最適な水準に統合できるように支援する過程すべてであり，機能訓練だけを指すものではない．障害をもつ人が個別のゴールを達成するために行われるプロセスすべてであるともいえる．リハ栄養ではこの広い意味でのリハが必要な人すべてを対象とする．また，リハ栄養には，将来の障害リスクであるフレイルやサルコペニアについても介入する予防的な介入も含まれる．つまり，リハ患者の栄養管理だけを指すのではなく，すべての高齢者の栄養管理を指すのである．前述のように，高齢者は栄養上の問題を抱えやすい．また，セッティングごとに特徴が異なっていることを考慮すると，セッティングごとのリハ栄養手法が存在すると考えられる．

2．ゴールが異なる

セッティングごとのリハ栄養という考え方を提唱する理由の一つに，ゴール（目標）の違いがある（表1）．リハ病院に入院した高齢者の多くは，身体障害を改善し社会復帰することがゴールであり，数カ月の期間で達成するように支援する．急性期病院に入院した患者の多くにとってのゴールは，身体機能や栄養状態が悪化しないように予防することかもしれない．入院することで日常生活動作が低下していくことが知られている[9]．そしてわれわれ医療・介護・福祉従事者は，退院するまでの数週間しかかかわりをもてないため，早期介入が重要視される．介護施設に長期入所中の要介護高齢者は，状態の悪化だけでなく，続発症の予防もゴールであり，半年や1年単位のスパンで考える．一方で外来通院する自立した高齢者のゴールは，現状の生活機能維持やフレイル改善ではないだろうか．積極的な栄養指導と運動指導が求められる．

3．かかわる職種が異なる

セッティングごとに対象者側の違いがあることと同様に，セッティングごとにかかわることができる職種も異なる（表2）．多面的評価と個別に計画された介入がリハ栄養の鍵であるが，すべてのセッティングで常にベストな職種がそろっているわけではない．リハ病院ではほぼすべての入院患者に複数の療法士が毎日介入する．急性期病院では診療報酬上の縛りや主治医の方針などで，必ず

表1 セッティングごとのゴール設定例

セッティング	ゴール	期間
急性期病院	治療に伴う安静や栄養摂取不足により引き起こされる心身状態の悪化予防	退院までの期間 数週間
リハビリテーション病院	疾病により引き起こされた心身障害を改善すること	1～6カ月間
長期療養型	栄養状態悪化予防 続発症予防	数カ月～数年
介護サービス下	生活機能維持 続発症予防	数カ月～十年
訪問診療	疾病悪化予防 栄養状態維持 続発症予防	数カ月～数年
通院	日常生活動作維持 社会参加維持	数年以上
地域在住	フレイル予防 アンチエイジング	十年以上

表2 セッティングごとの主要職種

セッティング	主要職種	比較的少ない職種
急性期病院	看護師 医師 薬剤師	療法士 歯科衛生士 歯科医師
リハビリテーション病院	療法士 看護師 介護士 管理栄養士 ソーシャルワーカー	薬剤師
長期療養型	看護師 介護士	療法士 管理栄養士 薬剤師
介護サービス下	介護士 ケアマネージャー	医師 薬剤師 管理栄養士
訪問診療	医師 ケアマネージャー (家族)	地域資源によりさまざま
通院	医師 看護師	療法士
地域在住	自治体関係者 自治会などの協力者	ほとんどすべての職種

療法士：理学療法士，作業療法士，言語聴覚士．

しも必要な職種・人員を手配できない．入所介護施設では，介護福祉士（介護士）がリハ栄養を行う主軸かもしれない．生活機能が自立した人には，しっかりと栄養を摂取することを指導できる管理栄養士が重要である．また，在宅医療のセッティングでは，地域の医療資源がさまざまなので一概にいえない．このように，患者ごとにリハ栄養のキーマンが変わることも想像できる．

セッティングをまたぐ重要な視点 (表3)

1. 要介護高齢者

日常生活に他者からの支援が必要な人は，リハ病院や介護保険サービスを利用する施設（入所介護施設，通所介護施設，在宅医療）に多い．しかし，通院患者を対象としている医院や急性疾病の治療にあたる急性期病院にも少なからずいる．要介護高齢者は明らかに活動性が低下した状態にあり，しかも活動性の向上を個人の努力で解決できない．支援する側が計画立てて介入しなければいけない．どのような計画で介入するのかについては，セッティングと個別のゴールに依存する．

2. 食べる問題を抱える人

要介護高齢者には，食事動作に問題を抱える人も多い．また，食事場面の姿勢を自分で調整できない人もいる．食事介助や食事場面にかかわる人のスキルが栄養摂取量に大きく影響することになる．摂食嚥下障害は食べることに困難を示す症候群である．背景にある病因によって介入手法は異なる．たとえば，リハ病院に多い脳卒中発症後早期（数週間～数カ月）の摂食嚥下障害は，治癒ま

表3 セッティングと要介護，嚥下障害の頻度

セッティング	要介護状態	摂食嚥下障害
急性期病院	＋	＋
リハビリテーション病院	＋＋＋	＋＋＋
長期療養型	＋＋＋＋＋	＋＋＋＋
介護サービス下	＋＋＋＋＋	＋＋＋
訪問診療	＋＋＋＋＋	＋＋＋
通院	＋	±
地域在住	±	±

たは改善する可能性が高い摂食嚥下障害である．したがって治癒・改善をスムーズに進めるためのリハ栄養が求められる．逆に，神経変性疾患に起因する摂食嚥下障害は，徐々に進行していく．したがって進行速度を緩徐にして，肺炎発症や栄養状態悪化といった続発症を防ぐためのリハ栄養が必要である．

食べる問題は低栄養を招く．経口摂取量が減ることが最大の原因だと考えられる．食事介助が必要な状態であれば，食事摂取量は介助者側の工夫や技術に依存する．セッティングごとに食事介助を担当する職種や人数，時間が異なるためセッティングごとに異なる食事介助の工夫が重要になる．また，食形態の調整も食事摂取量に影響する．給食提供施設なのか，調理に家族の協力が必要なのかによって栄養管理法は異なる．食形態を調整した食事（嚥下調整食）は栄養価が少ないことも報告されている[10]．たとえば，お粥だと米飯形態より水分が2倍以上になり，重量当たりの栄養価は2分の1以下になる．普通食と同じ栄養量を摂取するためには2倍以上のボリュームを摂取せねばならず，非現実的である．過度に調整された食形態を避け，適切な食形態を選び，必要に応じて栄養価を強化した嚥下調整食を提供したい．

おわりに

リハ栄養はすべてのセッティングで実施するべき栄養管理手法である．セッティングごとに対象者の特性，ゴール，ケア提供者が異なるため，リハ栄養手法の答えは一つではない．セッティング別リハ栄養という考え方があることを知ることが大切だと考えられる．

【文献】

1) 内閣府：平成29年版高齢社会白書．
2) 西岡心大：リハビリテーション栄養ケアプロセスとは．リハ栄養 1 (1)：17-21, 2017.
3) Fried LP et al：Frailty in older adults：evidence for a phenotype. *J Gerontol A Biol Sci Med Sci* 56 (3)：M146-156, 2001.
4) Cruz-Jentoft AJ et al：Sarcopenia：European consensus on definition and diagnosis：Report of the European Working Group onSarcopenia in Older People. *Age Ageing* 39 (4)：412-423, 2010.
5) Wakabayashi H, Sakuma K：Rehabilitation nutrition for sarcopenia with disability：a combination of both rehabilitation and nutrition care management. *J Cachexia Sarcopenia Muscle* 5 (4)：269-277, 2014.
6) White JV et al：Consensus statement：Academy of Nutrition and Dietetics and American Society for Parenteral and Enteral Nutrition：characteristics recommended for the identification and documentation of adult malnutrition (undernutrition). *J Parenter Enteral Nutr* 36 (3)：275-283, 2012.
7) Cederholm T et al：ESPEN guidelines on definitions and terminology of clinical nutrition. *Clin Nutr* 36 (1)：49-64, 2017.
8) Komatsu R et al：Aspiration pneumonia induces muscle atrophy in the respiratory, skeletal, and swallowing systems. *J Cachexia Sarcopenia Muscle*, 2018 [Epub ahead of print]
9) Hegerová P et al：Early nutritional support and physiotherapy improved long-term self-sufficiency in acutely ill older patients. *Nutrition* 31 (1)：166-170, 2015.
10) Shimizu A et al：Texture-modified diets are associated with decreased muscle mass in older adults admitted to a rehabilitation ward. *Geriatr Gerontol Int* 18 (5)：698-704, 2018.

特集 セッティング別のリハビリテーション栄養

【急性期病院(common disease)】
急性期病院に入院するcommon diseaseとリハビリテーション栄養

社本 博

Key Words 急性期病院　低活動　低栄養　早期介入

Abstract 急性期病院に入院する高齢者では，入院後に病前サルコペニアが増悪する場合と入院後にサルコペニアを発症する場合がある．いずれの病態でも早期離床，経口摂取再開を前提とした適切な栄養量・栄養素と運動負荷量の提供が重要である．やみくもな介入でなく，正確な評価と診断を行い，明確で実現可能なゴール設定とそれに向けた計画と実施，そして効果の検証が必要である．入院期間が短いなかで効果検証まで至らない場合も想定される．急性期病院は入院中だけでなく，退院後を見据えることも重要であり，「改善」に縛られるのではなく，「維持」と「つなぎ」も考慮する．

はじめに

　急性期病院に入院する高齢者では，加齢に伴う筋肉予備能の低下に加え，代謝や生理変化，慢性疾患の併存が問題になる[1]．高齢者の入院契機病名はさまざまだが，入院後に加速度的に筋肉量が減少することは共通している[2]．ストレス代謝によって，蛋白質合成や代謝が低下すること，インスリン抵抗性や同化抵抗性が増大すること，食欲不振に陥ることなどが原因である．入院後の低活動で，さらに体蛋白質合成が減少し，入院後数時間から数日で筋肉量が減少する[3-5]．筋肉量の減少は，患者の日常生活自立度だけでなく，退院後の社会生活や経済生活にも大きな影響を及ぼす[6]．

　急性期病院入院中の高齢者のサルコペニア罹患率は，最新のアジアからの報告では17％に存在し，再入院や長期的な生命予後に関与した[7]．わが国では，65歳以上の地域在住高齢者のサルコペニア有病率は7.5〜8.2％と報告されている[8,9]．つまり，入院する患者の1割前後が病前にサルコペニアを発症している可能性がある．したがって急性期病院は入院後のサルコペニア発症だけでなく，病前サルコペニアの高齢者が一定の割合で入院し，入院後サルコペニアが増悪する可能性を前提にリハビリテーション（以下リハ）栄養治療を考える必要がある．園田は，不動・廃用までの到達が緩徐な場合（病前の不活発な生活が原因）と急激な場合（入院後の安静が原因）の2区分を提唱した[10]．急性期病院におけるcommon diseaseの背景にはこの両者が混在する．前者は病前の生活様式が原因で誤嚥性肺炎や尿路感染症，便秘，静脈血栓症などを誘発し，入院中の介入だけでは結果が出せない可能性がある．後者は熱中症や中毒症などの急性疾患で入院後に発症する廃用症候群に対して，入院後早期に介入して予防を試みる．

● 安静・絶食が原因の低活動・低栄養

　診療科ごとにcommon diseaseが存在し，それ

Hiroshi Shamoto
南相馬市立総合病院脳神経外科

それに応じた急性期治療やケアが必要である。一般的なcommon diseaseは表に分類され、重症化すればICUやHCU管理を要する全身性炎症反応症候群などが発生する（ICU-acquired weaknessなど重症疾患に併発する病態への対応は次項を参照されたい）。急性期病院に入院する高齢者に対する安静・臥床や絶飲食指示が、以下のような病状や病態を引き起こす可能性があることを理解し、周囲と共有する。

表　急性期病院の主なcommon disease
- 肺感染症・肺気腫など呼吸器疾患
- 尿路感染、膿瘍、感染性心内膜炎、敗血症などの呼吸器以外の感染症
- 胃腸炎、イレウス、胆のう炎、虫垂炎、便秘などの消化器疾患
- 糖尿病、甲状腺疾患などの内分泌代謝疾患
- リウマチ性多発筋痛症などの膠原病関連疾患
- 一過性脳虚血発作、失神、髄膜炎などの神経疾患
- その他：褥瘡、熱中症、脱水症、静脈血栓症、不明熱、原発不明がん、摂食障害、中毒性疾患

1. 安静・臥床がもたらす筋肉量・筋力低下の実態

突然病院に入院すると、日常的な生活動作の継続が困難となるだけでなく、不動・低活動を強いられることがある。「安静」は食事摂取や排泄行為など生活上不可欠な行動は概ね許可される。一方、「絶対安静」は外からの刺激を一切避け、一日中寝た状態で平静を保つことである。基本的には臥床が必須で、生活に最低限必要な行動ですら禁止され、他者の介助が必須となる。安静であることを監視する目的も兼ねて入院が必要不可欠となる。絶対安静からの離脱も慎重に行われ、生活で必要な行動を細分化し、一つひとつの行動を順次解除する。この「安静」と「絶対安静」の解釈の違いが、患者や家族だけでなく、医師・看護師などの医療職にも存在する。ICUやHCUに入室するような重症例や切迫早産などの恐れがある妊婦以外に「絶対安静」を必要とする病態は少なく、本来は「安静」の維持で十分なことが多い。不動・低活動の弊害に配慮しない過度の安静は、マンパワー不足や医師の指示、あるいは医療安全管理対策を隠れ蓑にしたある種のネグレクト（neglect）である。

2. 絶飲食がもたらす低栄養の実態

疾患の治療目的で経口摂取が不可能な場合や経腸栄養が行えない場合に絶飲食指示が出ることはある。しかし、代替栄養のない絶飲食指示で栄養不良を引き起こせば、原疾患の治療にも、身体機能の回復にも悪影響を及ぼす。急性期病院ではしばしば絶飲食＋必要栄養量非充足状態が続くことがある。これは栄養の重要性を本質的に理解できない医療職側に課題がある。消化管機能や全身状態を考慮した絶飲食指示が出る場合は、低栄養への配慮が必要である。急性期病院における長期間の絶飲食とそれに引き続く栄養不良は、栄養に関する正しい医学的知識の欠如や経験不足に原因がある。

3. 不動・低活動がもたらすさまざまな病態[10]

入院後の不動・低活動がもたらすさまざまな病態はリハ治療や栄養療法の阻害因子となるだけでなく、原疾患再発のリスク要因にもなるので、多面的で包括的な観察や介入が必要である。関節拘縮は不動・低活動による関節本体の変性と可動域に関与する筋肉の短縮や変性が関与する。また、関節だけでなく骨密度も低下する。臥床により腹腔内臓器が横隔膜を押し上げて、肺下部圧迫によるうっ血や分泌物貯留が引き起こされる。臥床した状態では貯留した分泌物排出が制限されるので、細菌増殖の温床となって誤嚥性肺炎を発症する。安静臥床により腸管の蠕動運動が低下し、栄養の吸収率が低下すると、食欲不振、体重減少、便秘などの症状が発生する。繰り返す嘔吐やイレウスを併発し、栄養状態がさらに悪化する。住環境の変化による心身へのストレスが引き起こす高齢者のリロケーションダメージは、精神症状（せん妄など）や認知機能の低下を進行させ、リハ治療や栄養療法の阻害因子となる。また、入院中の規則正しい生活や食事時間、リハ治療時間が高齢者の自由度を奪い、不安や混乱を引き起こす可能

性があることにも留意する.

急性期病院common diseaseのリハビリテーション栄養

　食物蛋白質とレジスタンストレーニングは,蛋白質の同化作用を増強し,筋肉量減少を抑制する[1,11,12].筋肉量に対する高蛋白食の影響は,健康な高齢者や[12],ストレス代謝を伴う患者群で確認されており[13,14],廃用症候群に対しても推奨されている[15].ただし前提として,必要エネルギー量が充足していることが条件である.また効果が出るまでの期間が長いため,退院後に自宅で継続する必要があるので,退院後のコンプライアンスとモチベーションのバランスをうまく取る必要がある[6].

　急性疾患で入院する症例に対する栄養療法単独での介入やリハ治療単独での介入に関するメタ解析研究[16]やガイドライン[17]は存在する.メタ解析研究結果では,栄養療法は短期的の死亡率や合併症リスクを軽減しなかった[16].一方ガイドラインでは,栄養療法がリハ治療の一環であると記載されている[17].しかし実際には,リハ栄養治療効果を実証する研究はほとんど存在せず,急性疾患で入院した症例を対象とした研究は,渉猟し得た限り2編のみだった[18,19].両研究とも条件付きで一定の効果を示したが,エビデンスの質は低く,さらに研究が必要である.入院中の高蛋白食摂取と退院後12週間のレジスタンストレーニングの組み合わせによる介入は,急性疾患の高齢者に対する標準的ケアと比較して筋肉量増加に有意な効果を示さず,筋力低下や体重減少を予防できなかった[6].さらに過去の研究で,低栄養の高齢者に対して,入院時から退院後3カ月まで毎日蛋白質(24g)を提供したが,筋肉量は増加しなかった[20].また,蛋白質補給と運動を組み合わせた介入は,長期的フォローで病状が安定した高齢者や虚弱高齢者の筋肉量増加やADL,死亡率改善に効果を示さなかった[21-23].しかし,回復期[24]や地域在住高齢者[12,25]を対象とした研究では筋肉量増加や身体機能改善を示す報告もある.健康な高齢者の蛋白質とレジスタンストレーニングに伴う同化作用は,急性疾患の高齢者では再現性が低い可能性も考えられる[6].

　そこで,在院日数が短い急性期病院が最低限担う目標設定は,栄養状態と筋肉量・筋力の維持(増悪予防)である.早期離床や摂食嚥下機能評価・訓練を前提として[26],適切な栄養量・栄養素を(できるだけ経口から)摂取すること,適切な運動負荷量を提供することがあげられる.

急性期病院common diseaseのリハビリテーション栄養の留意点

　急性疾患で入院後に加速度的な筋肉量・筋力低下をきたす場合には早期介入が必要である.しかし365日機能するチーム医療の実現は難しい.このような場合は,対象患者の存在や対象患者の問題点に気づいた単職種による早期評価・診断・短期的ゴール設定・暫定的介入開始が理想である.急性期病院では,診断や計画目標設定をのんびり行えない状況もときにあるので,各職種に経験値の高さも必要とされる[27].チームで介入開始するまでの空白の時間を最小限にすることが理想である.

　チームで対応する場合は,対象患者の治療ゴール(全身状態や身体機能がよくなるのか,変わらないのか,悪くなるのかなど)や治療後のゴール(どこに退院/転院するのかなど)にも配慮し,リハ栄養のゴール設定,介入,モニタリングを行う.リハ栄養のゴール設定や介入は栄養やリハの視点から対象患者の機能・活動・参加・QOLを高めるものだが,それが疾患の治療ゴールや治療後の方針にも良好な効果をもたらすことが必要である.介入方法や介入者が,ときにチーム医療の枠を越え,多岐にわたることが想定されるので,誰が,いつ,何を,何のために,どうやって行うのかをその都度明確にしておく.リハ栄養が対象患者の課題をすべて解決できるわけではなく,対象患者の転帰を見据えた,治療の一つであることを念頭に置く.また,転院先や入所先,在宅スタッフによる継続的サポートが実現可能となるような,退院後を見据えたSMARTなゴール設定と介入方法[28]の提案も必要である.

おわりに

在院日数が短い急性期病院であっても，リハ栄養ケアプロセスを用いた質の高いリハ栄養ケアは，対象患者に対して俯瞰性の高い治療の一助となる．従来リハ栄養分野は軽視されがちだったので，今後はセッティングにかかわらず充実した成果をあげることが求められる．

【文献】

1) Lang T et al：Sarcopenia：etiology, clinical consequences, intervention, and assessment. *Osteoporos Int* 21 (4)：543-559, 2009.
2) Alley DE et al：Hospitalization and change in body composition and strength in a population-based cohort of older persons：hospitalization, body composition, and strength. *J Am Geriatr Soc* 58 (11)：2085-2091, 2010.
3) Dirks ML et al：Nueromuscular electrical stimulation prevents muscle disuse atrophy during leg immobilization in humans. *Acta Physiol (Oxf)* 210 (3)：628-641, 2014.
4) Suetta C et al：Aging affects the transcriptional regulations of human skeletal muscle disuse atrophy. *PLos One* 7 (12)：e51238, 2012.
5) Kortebein P et al：Effect of 10 days of bed rest on skeletal muscle in healthy older adults. *JAMA* 297 (16)：1769-1774, 2007.
6) Buhl SF et al：The effect of protein intake and resistance training on muscle mass in acutely ill old medical patients - A randomized controlled trial. *Clin Nutr* 35 (1)：59-66, 2016.
7) Yang M et al：Sarcopenia predicts readmission and mortality in elderly patients in acute care wards：a prospective study. *J Cachexia Sarcopenia Muscle* 8 (2)：251-258, 2017.
8) Yoshida D et al：Using two different algorithms to determine the prevalence of sarcopenia. *Geriatr Gerontol Int* 14 (Suppl 1)：46-51, 2014.
9) Yoshimura N et al：Is osteoporosis a predictor for future sarcopenia or vice versa？ Four-year observations between the second and third ROAD study surveys. *Osteoporos Int* 28 (1)：189-199, 2017.
10) 園田 茂：不動・廃用症候群．*Jpn J Rehabil Med* 52 (4/5)：265-271, 2015.
11) Jonker R et al：Hydrolyzed casein and whey protein meals comparably stimulate net whole-body protein synthesis in COPD patients with nutritional depletion without an additional effect of leucine co-ingestion. *Clin Nutr* 33 (2)：211-220, 2014.
12) Esmarck B et al：Timing of postexercise protein intake is important for muscle hypertrophy with resistance training in elderly humans. *J Physiol* 535 (1)：301-311, 2001.
13) Bos C et al：Nutritional status after short-term dietary supplementation in hospitalized malnourished geriatric patients. *Clin Nutr* 20 (3)：225-233, 2001.
14) Sevette A et al：Does growth hormone allow more efficient nitrogen sparing in postoperative patients requiring parenteral nutrition？ A double-blind, placebo-controlled randomised trial. *Clin Nutr* 24 (6)：943-955, 2005.
15) Mallinson JE, Murton AJ：Mechanisms responsible for disuse muscle atrophy：potential role of protein provision and exercise as countermeasures. *Nutrition* 29 (1)：22-28, 2013.
16) Feinberg J et al：Nutrition support in hospitalised adults at nutritional risk (Review). *Cochrane Database of Systematic Rev* 5：CD011598, 2017.
17) National Institute for Health and Clinical Excellence (UK)：Rehabilitation after critical illness in adults (QS158). London, 2017 (http://www.nice.org.uk/guidance/qs158)
18) Hegerova P et al：Early nutritional support and physiotherapy improved long-term self-sufficiency in acutely ill older patients. *Nutrition* 31 (1)：166-170, 2015.
19) Jones C et al：Improving rehabilitation after critical illness through outpatient physiotherapy classes and essential amino acid supplement：A randomized controlled trial. *J Crit Care* 30 (5)：901-907, 2015.
20) Neelemaat F et al：Post-discharge nutritional support in malnourished elderly individuals improves functional limitations. *J Am Med Dir Assoc* 12 (4)：295-301, 2011.
21) Bonnefoy M et al：The effects of exercise and protein-energy supplements on body composition and muscle function in frail elderly individuals：a long-term controlled randomised study. *Br J Nutr Maj* 89 (5)：731-739, 2003.
22) Carlsson M et al：Effects of high-intensity exercise and protein supplement on muscle mass in ADL dependent older people with and without malnutrition：a randomized controlled trial. *J Nutr Health Aging* 15 (7)：554-560, 2011.
23) Beck AM et al：Nutritional intervention as part of functional rehabilitation in older people with reduced functional ability：a systematic review and meta-analysis of randomised controlled studies. *J Hum Nutr Diet* 29 (6)：733-745, 2016.
24) Yoshimura Y et al：Effects of a leucine-enriched amino acid supplement on muscle mass and physical function in post-stroke patients with sarcopenia：a randomized controlled trial. *Nutrition*, 2018. In Press.
25) Molnar A et al：Special nutrition intervention is required for muscle protective efficacy of physical exercise in elderly people at highest risk of sarcopenia. *Physiol Int* 103 (3)：368-376, 2016.
26) 飯田有輝：急性期病院での医原性サルコペニア対策．リハビリテーション栄養UPDATE（吉村芳弘，若林秀隆編），医歯薬出版，2017, pp64-70.
27) 小蔵要司：急性期脳卒中症例への不要な絶食と不十分な栄養管理．リハ栄養 2 (1)：102-104, 2018.
28) 西岡心大：リハビリテーション栄養ケアプロセス．リハ栄養 1 (1)：17-21, 2017.

特集 セッティング別のリハビリテーション栄養

【急性期病院(重症疾患/ICU)】
重症患者のサルコペニア対策

飯田有輝

Key Words　重症疾患　ICU-AW　異化作用　栄養療法　運動療法

Abstract　集中治療室(ICU)退室後も長期にわたり残存する全身性の機能低下はICU-acquired weakness(ICU-AW)とよばれ，予後不良因子とされている．ICU-AWの病態は全身性炎症反応による異化亢進状態であり，ICU由来のサルコペニアである．ICU-AWの対策はいまだ確立されていないが，医原性リスク因子をいかに減らすかが重要である．不活動と低栄養は異化亢進を促進する因子であり，リハ栄養はICU-AWに対するcountermeasureの一つとなる．最近，集中治療における全身管理として栄養管理も含めた早期離床・リハが提唱されている．しかしICUで管理される患者は重症であり，早期離床・リハを進めるうえで，適正な鎮痛・鎮静とリスク管理の徹底は必須である．重症患者に対するリハ栄養は，侵襲下における栄養・代謝の面からその適応・中止基準ならびにプロトコルを設定し，多職種連携のもと，提供体制を構築する必要がある．

はじめに

　近年，集中治療・ケアの発展により，重症患者の生存率は飛躍的に改善している．集中治療のアウトカムは，生存率から集中治療室(intensive care unit；ICU)在室日数，ICU退室後のADL獲得，さらには退院後のADL自立や健康関連(quality of life；QOL)をもって示されるようになり，リハビリテーション(以下リハ)の果たす役割は非常に大きくなっている．それを背景に平成30年度の診療報酬改定では「早期離床・リハビリテーション加算」が新設され，ICUにおける多職種連携を前提としたリハチームの取り組みが評価されることになった．算定要件には運動機能や呼吸機能に合わせて，摂食嚥下機能，消化吸収機能について多職種で評価しリハ計画を立てることが明記してあり，早期離床・リハは単に療法士の介入による運動療法のみを指すのではないことを示している．

　ICU由来の機能障害であるICU関連筋力低下(ICU-acquired weakness；ICU-AW)は，集中治療領域における代表的なサルコペニアである．予後を悪化させることからICU-AWの対策は喫緊の課題だが，いまだ具体策は構築されていない．本稿では侵襲あるいはICUにおける医原性の要因によって発生するサルコペニアの病態を理解し，リハ栄養による介入策について述べていく．

重症患者におけるサルコペニアの病態

　侵襲による病態生理学的反応として，受容体を介して炎症性サイトカイン遊離，内皮機能や補体の活性化，および酸素ラジカルの放出などさまざまな免疫機構が働く．炎症性刺激により，筋蛋白質の分解を主体とした筋萎縮が引き起こされる．

Yuki Iida
JA愛知厚生連海南病院リハビリテーション科

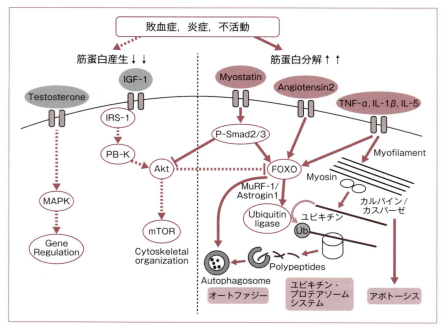

図1 侵襲による筋蛋白代謝の主要な分子経路

筋蛋白質はアミノ酸レベルに分解され，一部肝臓でグルタチオンおよび急性蛋白質の合成に利用される．このように生体の生理反応として，侵襲が加わるとその大きさに応じた内因性エネルギーが供給される[1]．内因性エネルギーは，主として筋蛋白異化によるアミノ酸基質の糖新生と脂肪組織からの脂肪酸放出により供給される．分解される筋蛋白質は，筋蛋白質の60〜70％を占める筋原線維蛋白質（アクチン，ミオシン）である[2]．重症患者では，筋量750〜1,000 gに相当する250 gの筋蛋白質を1日で失う[3]．炎症性の筋蛋白質分解は，カルパイン系とユビキチン-プロテアソームシステム（UPS），オートファジー系などの細胞シグナル伝達系によって引き起こされる（図1）．

ICU-AWの発生

ICUにおける重症患者の救命率は改善しつつある半面，全身性の特異的な機能障害や筋力低下，息切れ，抑うつ，不安，ならびに健康関連QOLの低下が残り，重症患者の長期的な予後を悪化させることが多数報告されている[1,2]．ICUの重症患者に併発する特異的な神経筋機能障害はICU-AWとよばれ，回復期の身体機能やADLの再獲得を遅らせて中長期的な予後にも悪影響を及ぼす．原因が複雑かつ難治性であるが故に集中治療領域で問題視されている[3,4]．これら神経筋障害の疫学や病態がわかってきたのは，多くの治療技術が蓄積研鑽された最近のことである．

ICU-AWは敗血症，多臓器不全，長期人工呼吸管理のいずれかに該当する重症患者のうち約半数に発生するとされ[5]，その発生・進展には侵襲，薬剤性の影響，身体低活動，栄養不良が複合的・相乗的に関連することから（図2）[6]，その対策はこれらの因子をいかに減らすかが重要となる．また，フレイルやサルコペニアの罹患前合併も筋機能低下の重要なリスクファクターとして報告されている．

不活動と低栄養による影響

不活動に伴う骨格筋の萎縮は，筋蛋白合成能の低下と筋蛋白分解の亢進によって生じる．筋蛋白合成能の低下は，不活動期間の極めて早期（6〜24時間）に認められ，不活動期間中は蛋白合成低下状態が続く．さらに筋は不活動状態に置かれる

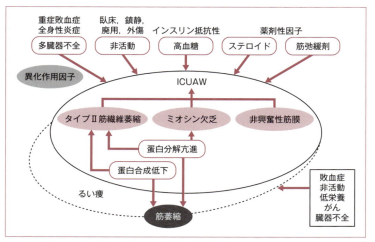

図2　ICU acquired weaknessのリスク因子　（de Jonghe et al, 2009）[6]

と異化作用が働き，筋量が減少する（図3）[7]．5日間のベッドレストで筋線維のサイズは3.5〜10％減少し，筋力は9〜13％低下する[8,9]．

重症患者においてもエネルギー摂取量不足は予後を悪化させる．エネルギー不足は異化作用を亢進させ，筋蛋白質や脂肪がエネルギーに変換されることで体重は減少する．累積エネルギーバランスによる予後の検討では，敗血症例で－5,000 kcalを下回ると重要臓器の機能不全発生率が増加し[10]，多臓器不全例では－10,000 kcal以下で生命予後が極めて不良になる[11]とされている．これらの報告は，異化亢進状態における負のエネルギーバランスの遷延が予後に大きく影響することを示唆している．しかし検討のなかでは，内因性エネルギー供給が考慮されないため，エネルギーバランスの解釈には注意が必要である．一方，身体の外部からの栄養投与，いわゆる外因性エネルギー供給によって，内因性エネルギー供給の経路を制御することはできない．外因性エネルギー供給により過剰投与された分は代謝亢進，高血糖，オートファジー不全を引き起こし，むしろ予後悪化を招くとされる[12]．

ICUにおけるリハビリテーション栄養介入

急性期のサルコペニアの進展には医原性リスクファクターが複合的に関与するため，医学的管理と平行して多方面から包括的にかかわることが必要である．筋機能低下の予防には，運動刺激と栄養摂取の適切なバランスが重要であり，摂食嚥下機能への介入も含めリハ栄養の考え方が必須となる．

1．急性期の栄養療法

重症患者に対しては必要最小限度の経腸栄養投与，いわゆるtrophic feedingが提唱されている．経腸栄養剤を10〜30 ml/時の速度，あるいは500 kcal/日までとした低栄養量経腸栄養である．しかし，これはBMIが25〜35 kg/m^{2}で低栄養状態がないことが前提である．日本人の場合は欧米人と比較してBMIが低く，栄養投与量が低ければ予後がよくなるわけではない．最近，重症患者における高蛋白質摂取と予後の関係についていくつか報告されている．Weijsら[13]は，ICU入室4日までの栄養管理について，累積エネルギー摂取量が目標値から10〜20％不足している群は十分に足りている群と比較して有意に死亡率が低かったが，蛋白質摂取量については1.2 g/kg以上で院内死亡率が減少することを報告した．同様にZusmanら[14]も，摂取エネルギーについて目標値の60〜80％が60日死亡率は最も低いとしているが，蛋白質摂取1.3 g/kg/日に対する充足率では75％以上で高ければ高いほど死亡率が低くなることを示した．筆者の施設では，積極的な運動療

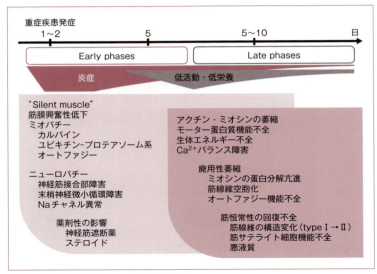

図3 重症患者における骨格筋機能障害

法開始は1日の蛋白質摂取量が0.8g/kgを超えていることを基準とし，栄養管理は入室2〜3日で蛋白質摂取量1.2g/kg/日以上を保つよう管理している．

栄養療法をいつ開始するべきか，いくつか報告がある[15]．腸管透過性亢進予防や腸管吸収能の維持の観点から，栄養投与は可及的早期に腸管を使用するべきである．24〜48時間以内に経腸栄養を開始すると，腸管の耐性を高めることができる．ただし，多量に昇圧剤が必要な重症例では腸管運動を考慮し経腸栄養は控える．大量の輸液・輸血，カテコラミンなどの昇圧剤の大量投与により脳血流や冠血流が相対的に減少してショック症状が増悪するだけでなく，腸間膜動脈の血管攣縮が生じ，腸管壊死（非閉塞性腸間膜虚血症：non-occlusive mesenteric ischemia；NOMI）が引き起こされるため注意が必要である．静脈栄養の併用に関しては，治療初期1週間で経腸栄養分が20kcal/kg/日を達成すれば終了できる．

2. 摂食嚥下機能の評価

高齢者では老嚥といわれる嚥下機能低下があり，急性期の嚥下機能障害発生に移行しやすい．高齢者の嚥下機能は急性期病院入院中の身体機能障害と関連し[16]，嚥下障害の予測因子として筋量減少があげられている[17]．また，高齢者は入院2日以内に経口摂取を開始すると早期退院率，経口摂取率の向上につながる[18]．入院直後からサルコペニアと併せて常に嚥下機能を評価し，可能であれば経口摂取に進める．

3. 早期離床・早期運動療法

適切な運動負荷は異化を抑制し，同化作用を惹起する．筋収縮活動を伴う運動療法には，レジスタンストレーニングや持久性トレーニングがある．サルコペニアならびにその予防に対して，運動療法は主要なアプローチとなる．ICUにおける運動療法は早期離床と組み合わせることで，歩行距離の改善[19]，人工呼吸器離脱の促進や身体機能の改善が示されている[20]．負荷量は低負荷で1日に数回ずつ行う頻回抵抗運動が推奨されており，効果として筋量や筋力発揮および酸化酵素が増大する．滑車や弾性バンド，重錘，セラボールなど器具を用いた運動や，ベッド上臥位や座位で行えるサイクルエルゴメーターが有用である．負荷量としてBorg scaleで11〜13，レジスタンストレーニングは8〜10回，サイクルエルゴメーターではおおよそ20分くらいを目安にする．

重症患者では，鎮痛・鎮静や意識障害など自発運動が困難な患者が多い．この場合，他動的な関

節可動域訓練，ストレッチ，固定，ポジショニング，外部からの刺激による他動運動を行う．他動運動には，機器を用いた持続的他動運動（continuous passive motion；CPM，サイクルエルゴメーター）や，神経筋電気刺激療法（neuromuscular electrical stimulation；NMES）があげられる．神経筋ブロック中であっても他動運動により，筋線維萎縮や筋蛋白減少の抑制[21]，筋蛋白発現やNO産生増加[22]の効果が報告されている．組織修復力に関連する同化作用は，細胞レベルでは異化作用と並行して起きるため[23]，他動運動の開始は病態管理が安定していれば意識障害があっても早期から行う．

おわりに

ICU-AWを含め，重症患者の治療に付随して発生した身体機能・認知機能の障害，ならびにメンタルヘルスの低下をpost-intensive care syndrome（PICS）と称する．PICSはICU退室後あるいは退院後の社会復帰を制限する病態であり，概念的には集中治療由来のフレイルと考えることもできる．これらからの脱却は，ICU入室から退院後まで中長期的な視点に立つ必要があり，重症疾患に対するリハ栄養はICUからの幅広いかつ継続的な介入が要求されている．

【文献】

1) Herridge MS et al：One-year outcomes in survivors of the acute respiratory distress syndrome. *N Engl J Med* 348：683-693, 2003.
2) Herridge MS et al：Functional disability 5 years after acute respiratory distress syndrome. *N Engl J Med* 364：1293-1304, 2011.
3) Schefold JC et al：Intensive care unit-acquired weakness (ICUAW) and muscle wasting in critically ill patients with severe sepsis and septic shock. *J Cachexia Sarcopenia Muscle* 1：147-157, 2010.
4) Schweickert WD et al：Early physical and occupational therapy in mechanically ventilated, critically ill patients：a randomised controlled trial. *Lancet* 373：1874-1882, 2009.
5) Stevens RD et al：Neuromuscular dysfunction acquired in critical illness：a systematic review. *Intensive Care Med* 33：1876-1891, 2007.
6) de Jonghe B et al：Intensive care unit-acquired weakness：risk factors and prevention. *Crit Care Med* 37：S309-S315, 2009.
7) Friedrich O et al：The sick and the weak：neuropathies/myopathies in the critically ill. *Physiol Rev* 95：1025-1109, 2015.
8) Dirks ML et al：Neuromuscular electrical stimulation prevents muscle disuse atrophy during leg immobilization in humans. *Acta Physiol* 210：628-641, 2014.
9) Suetta C et al：Aging affects the transcriptional regulation of human skeletal muscle disuse atrophy. *PLoS One* 7：e51238, 2012.
10) 東口高志：敗血症に対する新しい栄養管理．集中治療 6：283-292, 1994.
11) Bartlett RH et al：Measurement of metabolism in multiple organ failure. *Surgery* 92：771-779, 1982.
12) 寺嶋秀夫：侵襲急性期におけるエネルギー投与のパラダイムシフト―内因性エネルギー供給を考慮した理論的エネルギー投与法の提言．日集中医誌 20：359-367, 2013.
13) Weijs PJ et al：Early high protein intake is associated with low mortality and energy overfeeding with high mortality in non-septic mechanically ventilated critically ill patients. *Critical Care* 18：701, 2014.
14) Zusman O et al：Resting energy expenditure, calorie and protein consumption in critically ill patients：a retrospective cohort study. *Critical Care* 20：367, 2016.
15) 東別府直紀・他：国際栄養調査から見える本邦ICUにおける栄養療法の現状と問題点．日集中医誌 21（3）：243-252, 2014.
16) Matsuo H et al：Dysphagia is associated with functional decline during acute-care hospitalization of older patients. *Geriatr Gerontol Int* 17：1610-1616, 2017.
17) Maeda K et al：Decreased Skeletal Muscle Mass and Risk Factors of Sarcopenic Dysphagia：A Prospective Observational Cohort Study. *J Gerontol A Bio Sci Med Sci* 72：1290-1294, 2017.
18) Koyama T et al：Early commencement of oral intake and physical function are associated with early hospital discharge with oral intake in hospitalized elderly individuals with pneumonia. *J Am Geriatr Soc* 63：2183-2185, 2015.
19) Nava S：Rehabilitation of patients admitted to a respiratory intensive care unit. *Arch Phys Med Rehabil* 79：849-854, 1998.
20) Chiang LL et al：Effects of physical training on functional status in patients with prolonged mechanical ventilation. *Phys Ther* 86：1271-1281, 2006.
21) Griffiths RD et al：Effect of passive stretching on the wasting of muscle in the critically ill. *Nutrition* 11：428-432, 1995.
22) Llano-Diez M et al：Mechanisms underlying ICU muscle wasting and effects of passive mechanical loading. *Critical Care* 16：R209, 2012.
23) Constantin D et al：Novel events in the molecular regulation of muscle mass in critically ill patients. *J Physiol* 589：3883-3895, 2011.

特集 セッティング別のリハビリテーション栄養

【亜急性期・包括ケア病棟】
地域包括ケア病棟ならではのリハビリテーション栄養

森川 暢

Key Words 地域包括ケア病棟　サルコペニア　多職種連携　ICF

Abstract 地域包括ケア病棟でリハ栄養を行ううえでは，ICFに基づいたゴール設定が重要であり，早期にソーシャルワーカーと連携してゴール設定を行う必要がある．また，サルコペニアや低栄養の頻度も高いため，適切な栄養状態の評価やサルコペニアの認識が重要である．さらに，高齢者が多い地域包括ケア病棟で効率的なリハ栄養を実践するためには，高齢者総合機能評価，慢性臓器障害，口腔ケアなど包括的な介入を，多職種で連携して行うことが極めて重要である．本稿では，地域包括ケア病棟ならではのリハ栄養の概要について解説する．

はじめに

地域包括ケア病棟は，急性期医療を経過した患者および在宅において療養を行っている患者などの受け入れ並びに患者の在宅復帰支援などを行う機能を有し，地域包括ケアシステムを支える役割を担う病棟または病室と定義されている．診療報酬改定算定限度60日，在宅復帰率7割以上という縛りがあり，限定した期間のなかで在宅復帰率を達成する必要がある[1]．さらに地域包括ケア病棟では，専従のセラピストや在宅復帰支援担当者の配置を要件としている．つまり，地域包括ケア病棟では専従のセラピストやソーシャルワーカー，看護師，管理栄養士などの多職種との有機的な連携を行い効率的な在宅復帰をする能力が求められる．その一方で，地域包括ケア病棟ではリハビリテーション（以下リハ）医が配置されることは少なく，総合診療医や一般内科医の役割がますます重要になると考える．また高齢者が大部分を占める地域包括ケア病棟の特性上，リハ栄養を効率的に進めるうえで，高齢者特有の問題についても包括的にアセスメントする必要がある．本稿では，地域包括ケア病棟ならではのリハ栄養について言及したい．

総論

超高齢社会を迎え，認知症，高齢者，廃用症候群など急性期入院治療が終わったにもかかわらず，すぐに帰宅が困難である患者が急増している．そのような患者は必ずしも回復期リハ病棟の適応ではないため，地域包括ケア病棟でのリハの必要性が急増している．前述のように地域包括ケア病棟では在宅復帰率が厳密に求められるため，地域包括ケア病棟に入棟した日からゴール設定を始めるべきである．ゴール設定のフレームワークとして次のSMARTが提唱されている[2]．

Toru Morikawa
東京城東病院総合診療科

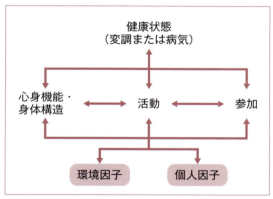

図1 ICFの概略図

表1 CGAプロブレムリスト

#Biomedical（生物学的問題）	慢性心不全，COPDなど
#Psycological（精神的問題）	認知症，抑うつ
#Social（社会的問題）	家族のサポート，要介護，自宅か施設かなど
#Functional（機能的問題）	ADL，I-ADL，栄養状態
#Etical（倫理的問題）	心肺停止時の蘇生行為，延命治療など

SMART（ゴール設定のためのフレームワーク）

　SMARTとは，Specific（具体的），Measurable（測定可能），Achievable（達成可能），Relevant（切実・重要），Time-bound（期限が明確）を示したものである．このなかでRelevantなゴールから考えてみる．

　栄養サポートチーム（Nutrition Support Team；NST）ではアルブミン値が議論されることが多いが，果たして本当にRelevantだろうか．地域包括ケア病棟が在宅復帰率を求められていることを考えれば，Relevantなゴールは在宅復帰であるといえる．当然，在宅復帰を行ううえでADLの評価は欠かせない．つまり，地域包括ケア病棟において，まず議論すべきはアルブミンではなく，在宅復帰やADLであるといえる．その際には国際生活機能分類（International Classification of Functioning, Disability and Health；ICF）に基づいて考えることが重要である（図1）[3]．

　ICFの中核を成すのは心身機能・身体構造，活動，参加の3つフレームワークである．これを，地域包括ケア病棟における栄養のゴール設定に再度，整理し直すと以下のようになる．

・参加：在宅復帰
・活動：ADL
・心身機能・身体構造：栄養状態，筋力

　つまり，最終目標である在宅復帰を起点にADL，さらに現状の栄養状態や歩行状態を評価することがリハ栄養のゴール設定において重要であるといえる．実際にリハ栄養の定義はICFで評価を行ったうえで適切な予後予測のもとでリハと栄養管理を実践することであると提案されている[4]．リハ医学も総合診療も出発点が臓器ではなく，生活を起点にして考えるという点で非常に親和性がある．なお，実際に高齢者の在宅復帰を目指すうえでは，家族のサポート，介護保険などの環境因子が極めて重要である．早期にゴール設定を行ううえでも，入院時よりソーシャルワーカーや看護師と連携し，環境因子の把握と調整に努めるべきである．

高齢者総合機能評価について

　地域包括ケア病棟ではリハ栄養を効果的に進めるうえで，高齢者特有の問題を把握する必要がある．そのために有用なツールが高齢者総合機能評価（CGA）である．CGAは診断治療に加えて，ADL，精神心理的スクリーニング（認知症とうつ状態），介護，居住環境などの社会状況を包括的に評価し，これを適切な治療とケアにつなげていくツールであるとされ，特に高齢者病棟での有用性が報告されている[5]．さらに，高齢者では生物学的な問題に加えて，心肺停止時の心肺蘇生行為を行うかどうかや，食事を食べることができなくなったときの延命処置を行うかなどの倫理的な問題も把握する必要がある．これらを網羅的に把握するためにCGAプロブレムリストが提唱されており，特に地域包括ケア病棟でのリハ栄養の実践において有効であり，表1で提示する[6]．

表2 慢性臓器障害のステージ分類

ステージ	Ⅰ期	Ⅱ期	Ⅲ期	Ⅳ期	Ⅴ期
臨床像	リスク期 (検査正常)	不顕性期 (器質的異常)	有症候期 (症状出現)	進行期 (入院率増加)	終末期 (予後半年)
英語略称	At risk	Basal change	Clinical symptom	Discomfort/ decompensated	End stage
慢性心障害 (CHD)	Stage A (AHA)	Stage B	Stage C		Stage D
慢性肺障害 (CPD)		Stage Ⅰ (GOLD)	Stage Ⅱ	Stage Ⅲ〜Ⅳ	
慢性肝障害 (CLD)	無症候性 キャリア	慢性肝炎 (C型肝炎)	Child A	Child B	Child C
慢性腎障害 (CKD)	Stage 1 (CKD)	Stage 2〜3A	Stage 3B	Stage 4〜5	ESKD HD
慢性脳障害 (CBD)		アミロイド沈着	MCI FAST 1〜3	AD FAST 4〜6	FAST7

文献7を参照 佐藤健太先生の講義資料より御好意で引用

慢性臓器障害

有効なリハ栄養の実施においては,生物学的な問題の詳細な把握が不可欠である.地域包括ケア病棟では急性期の内科的な治療は落ち着いていることが多いものの,その反面,慢性期における臓器障害の適切な管理が必要である.高齢者では複数の臓器に障害を認めることが多く,特に心臓,肺,肝臓,腎臓,神経(脳)の5つの臓器機能に注目した慢性臓器障害という概念が佐藤によって提唱されている[7].慢性臓器障害はそれぞれ,ステージ別に5つの段階に分類される(表2).これらについて適切に介入を行うことでより質の高いリハ栄養を行うことが可能である.たとえば,慢性心臓病,慢性呼吸器病,慢性肝臓病を合併している患者に対して,利尿薬の調整を行い,さらにβ遮断薬,アンギオテンシン変換酵素阻害薬,長期間作用型抗コリン薬を導入することで運動耐容能が増加し,その結果適切なリハ栄養を実施することが可能になるという例が考えられる.

地域包括ケア病棟での栄養評価

それでは,純粋な栄養状態の評価だけであればアルブミンを使えばよいのだろうか.アメリカ栄養士会とアメリカ静脈経腸栄養学会からの論文によると,成人低栄養を評価するために,以下の6つの項目を評価すべきとされている[8].

・Insufficient energy intake(エネルギー摂取不十分)
・Weight loss(体重減少)
・Loss of subcutaneous fat(皮下脂肪減少)
・Loss of muscle mass(筋肉量減少)
・Localized or generalized fluid accumulation that may sometimes mask weight loss(浮腫)
・Diminished functional status as measured by handgrip strength(握力測定による機能低下)

また,高齢者の低栄養状態のスクリーニングとしてmini-nutritional assessment®(MNA®)が知られていたが,2011年にMNA®を簡略化したMNA®-SFが提唱された[9].地域包括ケア病棟では,特に高齢者が多いため,栄養状態のスクリーニングとしてMNA®-SFが推奨されている.MNA®-SFは,食事量減少,体重減少,歩行,疾患の罹患,精神的問題,BMIの6項目で評価するツールであり,7点以下を低栄養状態と判断する.無料公開されている日本語版もあり,使用しやすいというのも利点である[10].なお,上記の評価法に記載されていない点からも明らかであるように,アルブミンなど検査値による低栄養の評価は推奨されない.実臨床でも栄養状態はそれほ

ど不良ではないにもかかわらず，消耗性疾患によりアルブミンが低値になることが経験される．むしろ，低栄養のスクリーニングに極めて有用な指標は体重である．実際に上記2つの評価方法でも体重は明記されている．さらに，体重はSpecificかつMeasurableである点からも栄養状態改善のゴールとして適切な指標である．なお，MNA®-SFでもCGAと同様に，精神状態やADLが内包されていることからも，栄養状態の把握には多面的かつ包括的な評価が必要であることが示唆される．

サルコペニアについて

サルコペニアは，広義の定義としてすべての原因による筋肉と筋肉量の減少としている[11]．

サルコペニアの診断には，筋肉量の評価が必須であり，身体計測では上腕周囲長21cm以下，もしくは下腿周囲長28cm以下が目安となる．他には，筋力の低下（例：握力男<30kg，女<20kg）もしくは身体機能の低下（例：歩行速度0.8m/s以下）を認めた場合にサルコペニアと判断する．実際には体重減少を認める場合やるい痩が著明であれば，サルコペニアに準じて対応を行う必要がある．サルコペニアの診療では原因検索が重要であり，サルコペニアは原発性と二次性に分類され，さらに二次性は活動，栄養，疾患の3つの原因に分類される[12]．ところが地域包括ケア病棟で頻度が高い病態であるサルコペニアによる嚥下機能障害では，原発性，活動，栄養，疾患と複数の原因が合併することでサルコペニアになっていることが多い．具体的には，高齢者が誤嚥性肺炎を発症した際に，安易に絶飲食や安静を指示され，さらに機能維持には程遠い少量のカロリーしか投与されない場合に，もともとの加齢に加えて活動低下，低栄養，疾患による侵襲が加わることで，サルコペニアが急激に進行する．結果，全身の筋肉に加え嚥下筋の筋萎縮や筋力低下を認めることで，嚥下機能障害を発症する．サルコペニアによる嚥下機能障害の予防には，早期の経口摂取と嚥下リハが重要であり，予後を改善するとされている[13]．さらに，入院3日以内に理学療法を開始す

ることで有意に生命予後が改善するという報告もある[14]．また，サルコペニアを防ぐためにも維持量に近いカロリーを投与することで，飢餓によるサルコペニアを防げる可能性がある．具体的には，絶食にする場合は，早期にアミノ酸入りの維持液と脂肪乳剤の併用による末梢静脈栄養，あるいは経管栄養を行うことでサルコペニアの予防に努める必要がある．また，口腔ケアは肺炎による死亡リスクを軽減するとされており，早期の経口摂取を行ううえで極めて重要である[15]．口腔ケアの主役は看護師であるが，歯科医や歯科衛生士による口腔ケアは誤嚥性肺炎の発症を予防するとされており，誤嚥性肺炎ではほぼ全例で歯科介入を考慮してもよい[16]．

地域包括ケア病棟でのリハビリテーション栄養の実際

地域包括ケア病棟では，リハ栄養を効率的に進めるために，多職種連携が重要である．実際に，誤嚥性肺炎に多職種による包括的診療チームが介入することで，誤嚥性肺炎の死亡率を低下させたという報告もある[17]．本介入ではリハと栄養に関する評価はいうまでもなく，合併症の評価と治療，口腔ケアの徹底，認知機能に関する評価と介入も行っている（図2）．この結果からも多職種による包括的な介入がリハ栄養を効率的に進める鍵であるといえる．サルコペニアに対するリハ栄養で注意が必要な点は，地域包括ケア病棟では相対的に二次性のサルコペニアおよび低栄養を合併している頻度が高いことである．低栄養を合併している状態でのレジスタンストレーニングや持久力増強訓練は低栄養を悪化させるリスクが高い．そのため，低栄養状態であれば栄養状態の改善を優先し，リハの運動強度は低強度にとどめるべきである．栄養はリハのバイタルサインであるといわれる所以である[4]．

また，栄養の設定に関しても，前述のようにICFに基づいてゴール設定を行い，そこから逆算したADLのゴール設定から考える必要がある．在宅復帰を目指すにもかかわらず，サルコペニアおよび低栄養を合併している場合は，ADLを上

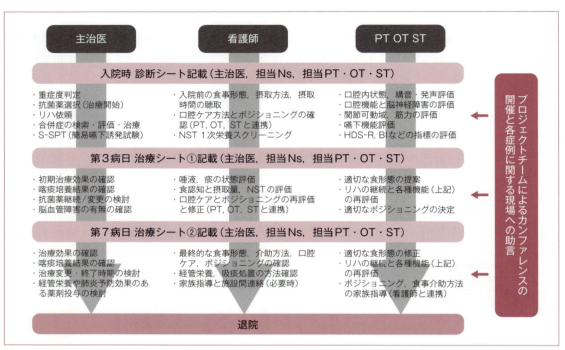

図2 誤嚥性肺炎に対する包括的診療チーム介入

げるためにまず低栄養の是正を行う必要がある．全エネルギー消費量は，基礎エネルギー消費量（Harris-Benedictの式より推定）×活動係数×ストレス係数で計算される．体重を1kg増加させるのに7,000kcalが必要とされているため，低栄養状態で体重増加を目指すには全エネルギー消費量に加えて，200～500kcal/日の上乗せのカロリーを加えたエネルギー摂取量を目指す必要がある[4]．経鼻経管栄養も有用だが，認知症合併例では自己抜去やせん妄のリスクとなり得る．よって可能な限り経口摂取での栄養摂取を原則としつつ，経口摂取が改善するまで，末梢静脈栄養でアミノ酸入りの点滴と脂肪乳剤を併用するという方法が簡便である．

経口摂取が進まない場合は，管理栄養士と密接に連携し，食事の嗜好の聴取や補助食品の工夫，あるいは持ち込み食なども併用しながら経口でのカロリー摂取量の向上に努める必要がある．ただし嚥下障害を合併している場合は経口摂取が難しいことも多い．口腔ケアを徹底しつつ，言語聴覚士と連携し，安全な範囲で経口摂取を行うべきだ

が，難しければ経鼻経管栄養，場合によっては中心静脈栄養を併用して体重増加を目指したエネルギー摂取量を目指す．ただし，経鼻経管栄養や中心静脈栄養，末梢静脈栄養の実施において留意すべきは，施設では実施が困難であるという点と，経鼻経管栄養では副鼻腔炎，静脈栄養ではルート感染のリスクがあるという点である．よって経口摂取で十分量のカロリーが確保できれば，それらの補助栄養の中止を検討すべきである．

なお，総カロリーで十分量のエネルギー摂取量が確保でき次第，徐々にリハの強度を上げていき，目標とするADLを目指す．当然，リハ強度の設定に関してはセラピストとの密な連携が必要であり，直接ディスカッションを行うことが望ましい．なお，病棟生活もリハの場と考える必要がある．具体的には可能な範囲で車椅子での座位保持の時間を長くすることや，安静度を可能な限り上げて病棟での歩行を促すという工夫が必要である．これは病棟看護師との連携が非常に重要であり，病棟看護師ともADLのゴールを共有する必要がある．

おわりに

 総合診療医や一般内科医が行う地域包括ケア病棟におけるリハ栄養のニーズはますます高まると考える．ICFに基づいたゴール設定および高齢者ならではの包括的な介入が，地域包括ケア病棟での効率的なリハ栄養を行う鍵である．本稿が，地域包括ケア病棟でのリハ栄養の実施において役に立てれば，幸いである．

【文献】

1) 地域包括ケア病棟協会：(平成28年6月作成) 地域包括ケア病棟施設基準等について．http://chiiki-hp.jp/jyouhou/pdf/160629.pdf
2) Doran GT：There's a S.M.A.R.T. Way to write management goals and objectives. *Management Review* 70 (11) (AMA FORUM)：35-36, 1981.
3) World Health Organization：International Classification of Functioning, Disability and Heath：ICF. http://apps.who.int/iris/handle/10665/42407
4) 若林秀隆：リハビリテーションと臨床栄養．*Jpn J Rehabil Med* 48：270-281, 2011.
5) 西永正典：総合機能評価 (CGA) の臨床応用とその意義．日老医誌 37 (11)：859-865, 2000.
6) 西村正大：病院×家庭医療と高齢者総合的機能評価 (CGA)．治療 98 (10)：1564-1569, 2016.
7) 石丸裕康，森川暢 (編)：レジデントノート増刊 主治医力がさらにアップする！入院患者管理パーフェクト Part2 症候対応，手技・エコー，栄養・リハ，退院調整，病棟の仕事術など，超必須の31項目！，羊土社，2017.
8) White JV et al；Academy Malnutrition Work Group；A.S.P.E.N. Malnutrition Task Force；A.S.P.E.N. Board of Directors. Consensus statement：Academy of Nutrition and Dietetics and American Society for Parenteral and Enteral Nutrition：characteristics recommended for the identification and documentation of adult malnutrition (undernutrition). *JPEN J Parenter Enteral Nutr* 36：275-283, 2012.
9) Rubenstein LZ et al：Screening for undernutrition in geriatric practice：developing the short-form mini-nutritional assessment (MNA-SF). *J Gerontol A Biol Sci Med Sci* 56 (6)：M366-372, 2001.
10) MNA-SF 日本語版：http://www.mna-elderly.com/forms/mini/mna_mini_japanese.pdf
11) Muscaritoli M et al：Consensus definition of sarcopenia, cachexia and pre-cachexia：joint document elaborated by Special Interest Groups (SIG) "cachexia-anorexia in chronic wasting diseases" and "nutrition in geriatrics". *Clin Nutr* 29 (2)：154-159, 2010.
12) 若林秀隆：リハビリテーション栄養とサルコペニア．外科と代謝・栄 50：43-49, 2016.
13) Maeda K et al：Tentative nil per os leads to poor outcomes in older adults with aspiration pneumonia. *Clin Nutr* 35 (5)：1147-1152, 2016.
14) Momosaki R et al：Effect of early rehabilitation by physical therapists on in-hospital mortality after aspiration pneumonia in the elderly. *Arch Phys Med Rehabil* 96 (2)：205-209, 2015.
15) van der Maarel-Wierink CD：Oral health care and aspiration pneumonia in frail older people：a systematic literature review. *Gerodontology* 30 (1)：3-9, 2013.
16) 米山武義：誤嚥性肺炎予防における口腔ケアの効果．日老医誌 38 (4)：476-477, 2001.
17) 荒幡昌久・他：高齢者嚥下性肺炎に対する包括的診療チーム介入試験．日老医誌 48 (1)：53-70, 2011.

特集 セッティング別のリハビリテーション栄養

【回復期リハビリテーション病棟(管理栄養士の視点)】
回復期リハビリテーション病棟における リハ栄養ケアプロセスと管理栄養士の役割

髙山 仁子

Key Words　　ICF　ADL向上　在宅復帰　多職種協働

Abstract 回復期リハ病棟に入院する患者は，急性期での治療中に疾患による侵襲や安静，不適切な栄養管理による影響を受けていることがある．また，高齢者が多く，病前からサルコペニアを呈している場合もある．近年の調査では，回復期リハ病棟入棟時に比べ退棟時のるい痩患者比率が増加しており，入院中の適切な栄養管理が求められている．低栄養とサルコペニアはともに回復期リハ病棟患者の帰結に影響を及ぼすことから，早期の評価と適切な介入が必須である．全身管理と併存疾患のリスク管理を行いつつ，リハと栄養ケアを同時に行うリハ栄養のコンセプトは患者の機能を最大限に高めるために重要である．栄養障害を認める患者に対して，リハ計画の段階から管理栄養士が参画し，個別の栄養管理を多職種で実施することでリハアウトカムが向上することが期待されている．

はじめに

　回復期リハビリテーション(以下リハ)病棟は，主に脳卒中や大腿骨近位部骨折，廃用症候群の患者に対して，日常生活動作(Activities of daily living；ADL)の向上による寝たきりの防止と在宅復帰を目的としたリハを集中的に行うための病棟である．

　2016年度より実績指数が導入され，ADL改善率や在宅復帰率など，リハのアウトカムを重視した質の高い医療を提供することが求められるようになった．さらに2018年度の診療報酬改定では，回復期リハ病棟入院料1の施設基準には栄養管理が必須となり，管理栄養士の病棟専従配置についても初めて言及された[1]．回復期リハ病棟の入院患者は約65％が何らかの栄養障害を有している[2]．栄養状態が改善またはやや改善した群では，不変群に比べて入院中のFIM利得が有意に大きかった[3]など，回復期リハ病棟から発信されたエビデンスを背景として，栄養管理の充実の方向性が示されたといえる．

　では，入院料1以外の病棟は栄養管理は不要なのか．もちろんNoである．周知のとおり栄養管理はすべての医療の基本である．患者の機能回復を高め，望む生活に近づけるためには，入院料区分にかかわらず，どの病棟においても適切なリハ栄養管理体制が構築されることが望まれる．

　本稿では，回復期リハ病棟におけるリハ栄養アプローチを管理栄養士の視点から概説する．

回復期リハ病棟における患者の状況と栄養ケアのエビデンス

「回復期リハビリテーション病棟の現状と課題

Masako Takayama
熊本機能病院診療技術部栄養部

に関する調査報告書（平成30年2月）」[4]によると，回復期リハ病棟入院患者の平均年齢は76.2歳であり，75歳以上の高齢者が全体の64％を占めている．原因疾患としては，脳血管系が45.9％，整形外科系が46.0％，廃用症候群6.7％であり，整形外科系の割合が年々微増している．廃用症候群の原因疾患では，肺炎後が41.5％と最も多かった．また，BMI（Body Mass Index）が18.5kg/m²未満（やせ）の割合が入院時23.1％，退院時24.5％と増加していた．

回復期リハ病棟の高齢者230名を対象にGNRI（Geriatric Nutritional Risk Index）で評価した結果，中等度以上の栄養障害（GNRI＜92）が43.5％であった[2]．また，嚥下障害を伴う脳卒中患者440名では，63.4％が中等度以上の栄養障害だった[5]．高齢患者637名を対象とした単施設での調査では，41.1％が低栄養，53.8％がサルコペニアであった[6]．栄養障害が重度であるほどADLの指標であるFIMの点数や自宅復帰率が低い傾向があり[2]，経管栄養管理の患者で栄養障害が重度の場合，完全経口摂取の達成率が低い[7]．

一方，低栄養状態で回復期リハ病棟に入院した高齢脳卒中患者に対し，管理栄養士が理学療法士などとともにリハ計画作成に参画し，リハ実施に併せて個別に栄養管理を行うと，91％の患者で栄養状態が改善した[8]．また，経管栄養管理の低体重脳卒中患者において，管理栄養士のモニタリング頻度による効果の差をみた研究では，月1回と比較して週1回モニタリング群がBMIが増加し，経口摂取移行率が高かった[9]．さらに大腿骨近位部骨折の低栄養高齢患者において栄養改善はADLの改善と独立して関連し，体重減少は重要な栄養指標である[10]ことや，骨格筋の減少した回復期リハ高齢患者に分岐鎖アミノ酸の摂取をリハと併用することで骨格筋量の増大とADLの改善効果[11]が報告されている．

以上から，回復期リハ病棟において低栄養や骨格筋量減少を認める高齢者に，最低でも週1回のモニタリングを行い，必要に応じて栄養補助食品などを活用しつつ，管理栄養士が多職種と連携をとりながら栄養プランを実践していくことで，低体重者におけるBMIの増加やADL向上に貢献できる可能性が考えられる．

管理栄養士が押さえておくべき基本事項

回復期リハ病棟はADL向上と自宅復帰を目的として集中的リハを実施する．そのため，回復期での栄養ケアもADLを含む生活機能向上と自宅復帰を目的に行うことが重要となる．また，回復期リハ病棟において多職種協働は，その中核的な要素の一つである．回復期リハ病棟の栄養ケアを行うにあたり，管理栄養士もチームの一員として次の3項目について理解しておきたい．

1．リハビリテーションの意味を知る

リハという言葉は狭義と広義の意味がある．一般的に想像される，理学療法士などが行う歩行訓練などは狭義のリハである．世界保健機構（WHO）は「リハは能力低下やその状態を改善し，障害者の社会的統合を達成するためのあらゆる手段を含んでいる」と提唱している．障害をもつ方の社会復帰を支援するあらゆる手段が含まれることから，回復期リハ病棟で働く管理栄養士一人ひとりが自分もリハに携わっている，という認識をもって栄養ケアを行うことが大切である．

2．国際生活機能分類（ICF）を理解する

回復期リハ病棟に入院する患者は多くの障害をもつことが多い．その障害を整理して把握するためのツールの一つが国際生活機能分類（International Classification of Functioning, Disability and Health；ICF）である．ICFはWHOが2001年に採択した障害にかかわる分類法で，人が人らしく生活するうえで必要な構成概念を表した統一モデルであり，生活機能を「心身機能・身体構造」「活動」「参加」の3つの側面に分類する．回復期リハ病棟では，疾病・障害がこれらの生活機能にどのように影響を与えているかを評価し，生活機能を向上させるために多職種が専門性を活かしたアプローチを行っている．なかでも栄養障害（低栄養と過栄養双方を含む）は，心身機能・活動・参

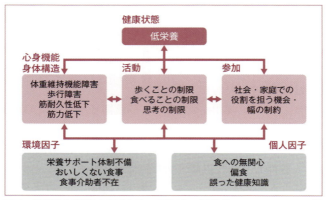

図1 国際生活機能分類（ICF）で評価する低栄養　　（西岡, 2017）[12]

加のすべてに影響を与えることは理解しておくべき重要なポイントである（図1）[12].

3. フェーズに伴い異なる栄養ケアの視点をもつ

回復期リハ病棟は，対象となる疾患や重症度によって入院期間が定められており，最短で60日，最長では180日に及ぶ．入院から退院へ向けては，準備期（入院前）・前期・中期・後期・フォローアップ期の大きく5つのフェーズに分けられる[13]．入院から30日程度を目安とする前期までの時期は，初期の課題抽出やリハ実施計画の策定などが行われ，集中的な機能回復が行われる．入院中期は入院後30日程度から退院前30日程度までの時期であり，機能回復の見込みをもとに，退院後の在宅生活で想定される課題の解決に向けて具体的で実際的なアプローチが行われる．栄養ケアの目的もこれらのフェーズに基づいた視点で捉えると考えやすい．たとえば入院初期は栄養障害などを是正し，健康状態・機能改善を目指し積極的な栄養管理を行う．入院中期以降はモニタリングを行いながら栄養量を調整しつつ退院後の活動・参加向上を想定した栄養指導や調理指導などを組み込んでいく．退院後となるフォローアップ期は，退院後も介入を行うスタッフや事業所との情報を交換し，場合によっては居宅療養管理指導，外来栄養指導などを通じて患者の望む生活を継続して支援する視点が必要である．

回復期リハ病棟でのリハ栄養実践と栄養ケアプロセス

回復期リハ病棟で求められる栄養ケア体制は，栄養状態を踏まえたリハおよびリハを踏まえた栄養管理が実践できる体制であり，リハ栄養ケアプロセスの活用が有用である．リハ栄養ケアプロセスは，障害者やフレイル高齢者の栄養状態・サルコペニア・栄養素摂取・フレイルに関連する問題に対して，質の高いリハ栄養ケアを行うための体系的な問題解決手法である[14]．以下に当院におけるリハ栄養実践の流れを，図2に回復期リハ病棟における栄養ケアプロセスの例を示す．

(1) 準備期（入院前）

入院前日までに退院支援看護師による急性期病院からの栄養管理内容や食物アレルギーなどの申し送り，もしくは電子カルテに連携パスが添付される．当院はケアミックス病院のため，大腿骨近位部骨折などの整形疾患で手術後に転入する場合は，急性期病棟での栄養管理状況を当該病棟担当管理栄養士や計画書などから確認している．

(2) 入院中

入院初日，医師は診療情報を確認したうえで診察を行う．入棟時に看護師が身長（立位不可の場合は入院時は前医からの情報を利用し，後日メジャーもしくは膝高計測にて測定），体重（ストレッチャーの場合は専用体重計使用）を測定して電子カルテに入力する．その後，医師，看護師，セラピスト，メディカルソーシャルワーカー，管

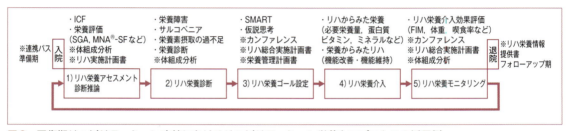

図2　回復期リハビリテーション病棟におけるリハビリテーション栄養ケアプロセスの活用例

栄養※	身長#1:(　　　)cm, 体重:(　　　)kg, BMI#1:(　　　)kg/m² #1 身長測定が困難な場合は省略可 栄養状態: □問題なし, □低栄養, □低栄養リスク, □過栄養, □その他(　　　) 栄養補給方法(複数選択可): □経口 (□食事, □補助食品), □経管栄養, □静脈栄養(□末梢, □中心) 嚥下調整食の必要性: □無, □有(学会分類コード:　　　) 【「問題なし」以外に該当した場合、以下も記入】 必要栄養量: (　　　)kcal, たんぱく質(　　　)g 総摂取栄養量#2(経口・経管・静脈全て含む): (　　　)kcal, たんぱく質(　　　)g #2 入院直後等で不明な場合は総提供栄養量でも可

※回復期リハビリテーション病棟入院料1を算定する場合は必ず記入のこと(リハビリテーション実施計画書(2)の担当者一覧に管理栄養士の氏名も記載)

図3　リハビリテーション(総合)実施計画の栄養項目　(厚生労働省)[15]

理栄養士らによる多職種で合同評価を行い，ADL動作を中心とした心身機能や活動能力を把握する．これらの情報に加え，参加状況や環境・個人因子などICFを用いて評価したうえで，入院生活上の自立度を判定し，具体的なケア計画，リハ実施計画，リスク管理を含めた入院診療計画を立案し，ゴールを含めた方針をチームで決定・共有する．入院時の栄養評価は当院では看護師によるSGA (Subjective Global Assessment)と，管理栄養士もしくはセラピストによるMNA®-SF (Mini Nutritional Assessment® Short Form)を用いている．管理栄養士は，必要な活動量を加味したうえで必要栄養量と蛋白質量を決定し，リハ実施計画書の栄養項目(図3)[15]を記入し，診療報酬上求められている「管理栄養士を含む医師，看護師その他医療従事者が，入棟時の患者の栄養状態を確認」している(→リハ栄養アセスメント・診断推論)．

その後，各職種でさらに必要な情報を面接・検査・測定・評価などにより専門的な視点で収集し，職種ごとの計画を立案し，必要に応じて患者・家族の指導を行うが，管理栄養士は，リハ実施計画書を基本として，入院後の喫食率や血液検査値などから栄養状態を評価し，栄養管理計画書を作成する．当院では，回復期脳卒中患者の低栄養リスク判定基準(表)[16]を参考に，GNRIなどを組み合わせて多職種で評価している．リスク判定に基づき，栄養評価の介入頻度を決定する．サルコペニアの有無は，年齢，握力と下腿周囲長から簡易判断している．体組成分析機器を用いれば，より詳細な評価が可能である(→リハ栄養診断)．

入院後7日以内を目途に，すべての患者を対象として多職種による入院時カンファレンスが実施される．カンファレンスは患者の全体像(健康状態，機能，活動，リスクなど)を多職種で共有し，リハや栄養管理の目標および目標達成のための職種別の介入計画について協議する．事前に各職種で課題を整理しておく．短期目標と長期目標を設定し，病態やICFの評価に基づいた共同目標を定め，具体的な活動の自立度と達成までの期間を設定してリハおよび栄養介入を実施する．カンファレンスは通常，入院時・一カ月ごと・退院時に実施され，その結果はリハ総合実施計画書に反映される(→リハ栄養ゴール設定)．

管理栄養士は栄養アセスメントに基づき，栄養代謝能と栄養状態を評価し，リハや活動量を加味した必要栄養量を算出し，適切な栄養ルートを用いたリハ栄養ケアプランを作成する．何を・どこ

表　回復期脳卒中患者の低栄養リスク判定基準例

リスク分類	低リスク (下記の項目にすべて該当する場合)	中リスク (下記の項目に一つでも該当する場合)	高リスク (下記の項目に一つでも該当する場合)
BMI	75歳未満は22kg/m²以上 75歳以上は25kg/m²以上	75歳未満は22kg/m²未満 75歳以上は25kg/m²未満	―
体重減少率	変化なし (減少3%未満)	1カ月に3～5%未満 3カ月に3～7.5%未満 6カ月に3～10%未満	1カ月に5%以上 3カ月に7.5%以上 6カ月に10%以上
血清アルブミン値	3.6g/dl以上	3.0～3.5g/dl	3.0g/dl未満
食事摂取量	良好(90%以上)	不良(90%未満)	
栄養補給方法	―	―	経腸経管栄養法 静脈栄養法
褥瘡	―	―	褥瘡 (DESIGN-R®の深さd2(真皮までの損傷)以上の褥瘡)
下痢	―	―	継続した下痢

(日本医療研究開発機構研究費研究班によるコンセンサスガイドライン)[16]

から・どのくらい摂取(投与)するかを具体的にすることが重要である．回復期リハの場合，消化管の機能に加え摂食嚥下機能・能力により栄養ルートを決定する．

必要栄養量の設定は当院ではHarris-Benedict式に活動係数1.4，ストレス係数1.0を基本に初期設定し，モニタリングしながら調整している．低栄養や低体重など，回復のエネルギーが必要な場合は，算出した栄養量にさらに追加(例：体重1kg増加≒7,000kcalを1カ月で増加とすると250kcal/日追加)して経過を確認し，調整する．蛋白質は，非蛋白質熱量比(NPC/N)100～150をもとに1.0～1.5g/kgで患者に応じて設定している．病態により蛋白質代謝や排泄障害を認める場合は，疾患別診療ガイドラインなどに準じて設定する．その他にも，脂質や炭水化物，ビタミンやミネラル，水分など，必要に応じて調整する．このとき重要なのは実際に患者に面談し，会話を行い，患者の肌に触れ，リハ場面を確認することである．患者や多職種と接することで画面上ではわからないことを得ることが多い．

セラピストもまた，患者の栄養状態を踏まえて評価を行い，機能改善，機能維持のどちらを目標とするかを検討したうえでゴール設定を行い，計画・介入する(→リハ栄養介入)．

患者の栄養状態はリスク判定に基づき設定した頻度でモニタリングする．栄養障害(高リスク)や栄養障害が予測される場合(中リスク)は，週1回(症例により週1回以上)とし，身体所見，看護師による体重測定と喫食率，栄養障害の場合はさらに理学療法士による下腿周囲長と握力測定，症例によっては創傷面の状態や検査値などを評価項目としている．当院では週2回の摂食嚥下カンファレンス時に医師を含めた多職種で検討している．モニタリングによりリハ栄養介入の効果を評価し，現在のリハ栄養介入を継続するか否かを評価する．継続しない場合は，新たなリハ栄養計画を検討する．これら一連の評価や計画，検討内容は電子カルテに記録して共有している．

また，回復期リハ病棟入院患者は少なくとも月1回チームカンファレンスが実施され，各職種がそれぞれの専門分野に関連する項目を分担・協力する．管理栄養士は栄養管理計画書を同じタイミングで再評価して準備する．カンファレンスで共有された患者の全体像と目標，目標達成のための介入計画をリハ総合実施計画書に反映させている(→リハ栄養モニタリング)．

(3) 退院時

退院30日前から想定される退院後期では，在宅への適合・調整を目的としたアプローチを行う．この時期は患者のエネルギー出納は入院初期と比較すると概ね安定しているが，患者によって

は自主練習の頻度が増して体重が減少する場合や，行動範囲が広がり間食などが増え体重が増加する例があるので気をつけたい．退院が決定したら，退院時カンファレンスが実施される．管理栄養士は栄養管理計画書の最終評価を行い，リハ栄養管理サマリーを作成する．リハ（総合）実施計画書の栄養関連項目にサルコペニアの有無，ADLを追記すると作成しやすい．まずは情報提供からはじめ，地域・在宅でもリハ栄養管理を継続して取り組めるよう支援していくことも必要であろう．

おわりに

回復期リハビリテーション病棟のあり方指針[13]には，「回復期リハ病棟において"多職種協働"は，その中核的な要素のひとつであり，"協業"と"分業"が体系的で有機的に行われていることが重要」とされている．分業は各職種の専門性の発揮であり，ADL向上のための多職種による協業の一つがリハ栄養ともいえる．

リハ栄養管理には，管理栄養士の専門性の発揮が不可欠である．フードサービスとの連携も含めて栄養に関する全体像を把握し，リハとそれに見合った栄養ケアの実践により骨格筋量を適正に保ち，体重減少を予防することが重要と考える．低栄養やサルコペニアの改善はリハに有用であり，ADL向上，そして在宅復帰・社会復帰へとつながっていく．

栄養障害を認める患者に対して，リハ計画の段階から管理栄養士が参画し，個別の栄養管理を多職種で実施することでリハアウトカムが向上することが期待されている．病棟に管理栄養士が常駐することで患者が得られるメリットを発信し，回復期リハ病棟におけるリハ栄養の効果を確立するためにも，今後はエビデンスの集積が必要である．

【文献】

1) 厚生労働省：中央社会保険医療協議会総会(第365回)資料：https://www.mhlw.go.jp/file/05-Shingikai-12404000-Hokenkyoku-Iryouka/0000182077.pdf
2) 西岡心大・他：本邦回復期リハビリテーション病棟入棟患者における栄養障害の実態と高齢脳卒中患者における転帰，ADL帰結との関連．日静脈経腸栄会誌 30：1145-1151，2015.
3) Matsuo H et al：Contribution of physical impairment or imaging findings in the prediction of ADL outcome in stroke patients with middle cerebral artery infarction. Jpn J Compr Rehail Sci 7：119-129, 2016.
4) 一般社団法人回復期リハビリテーション病棟協会：回復期リハビリテーション病棟の現状と課題に関する調査報告書（平成30年2月），2018.
5) Takayama M et al：Multicenter survey of dysphagia and nutritional status of stroke patients in Kaifukuki (convalescent) rehabilitation wards. Jpn J Compr Rehail Sci 9：11-21, 2018.
6) Yoshimura Y et al：Prevalence of sarcopenia and its association with activities of daily living and dysphagia in convalescent rehabilitation ward inpatients. Clin Nutr pii：S0261-5614(17) 31341-9, 2017.
7) Nishioka S et al：Malnutrition risk predicts recovery of full oral intake among older adult stroke patients undergoing enteral nutrition：Secondary analysis of a multicenter survey (the APPLE study). Clin Nutr 36(4)：1089-1096, 2017.
8) Nishioka S et al：Nutritional Improvement Correlates with Recovery of Activities of Daily Living among Malnourished Elderly Stroke Patients in the Convalescent Stage. J Acad Nutr Diet 116：837-843, 2016.
9) Nishioka S et al：Relationship between weight gain, functional recovery and nutrition monitoring in underweight tube-fed stroke patients. Jpn J Compr Rehabil Sci 9：3-10, 2018.
10) Nishioka S et al：Nutritional Status Changes and Activities of Daily Living after Hip Fracture in Convalescent Rehabilitation Units：A Retrospective Observational Cohort Study from the Japan Rehabilitation Nutrition Database. J Acad Nutr Diet 118(7)：1270-1276, 2018
11) Yoshimura Y et al：Effects of Nutritional Supplements on Muscle Mass and Activities of Daily Living in Elderly Rehabilitation Patients with Decreased Muscle Mass：A Randomized Controlled Trial. J Nutr Health Aging 20(2)：185-191, 2016.
12) 西岡心大：ICFで評価する低栄養；管理栄養士はリハ栄養において何ができるのか？ 臨床栄養別冊 リハビリテーション栄養UPDATE，医歯薬出版，2017，pp167-171．
13) 一般社団法人回復期リハビリテーション病棟協会：回復期リハビリテーション病棟のあり方指針 第1版：http://rehabili.jp/point guide/point vol-1.pdf
14) 若林秀隆：なぜ栄養ケアマネジメントではなくリハビリテーション栄養ケアプロセスなのか．リハ栄養 1(1)：6-10，2017.
15) 厚生労働省：留意事項【通知】別紙様式21群及び23群（一部を除く）．
16) 日本医療研究開発機構研究費研究班によるコンセンサスガイドライン（2015.5.12改訂）．急性期および回復期における脳卒中患者を対象とした栄養管理および摂食嚥下機能訓練に関するコンセンサスガイドラインの有用性の検討—多施設共同単群介入試験—version1.1．

特集 セッティング別のリハビリテーション栄養

【回復期リハビリテーション病棟（リハ医の視点）】
回復期リハビリテーション病棟に求められるダイナミックなリハ栄養

森脇美早

Key Words 　回復期リハビリテーション病棟　多職種協働　リハビリテーション科専門医

Abstract 　回復期リハ病棟では医療の質を維持・向上させることが大きな課題となっている．超高齢社会では疾病構造が変化し，複数の疾患を併せもつことも多い．運動量や心身機能が大きく変化していく回復期リハ病棟においてはダイナミックな変化に応じたリハ栄養が重要である．そのためには，リハ科専門医などのリハ医学を学んだ医師を含めた多職種協働で，よりタイムリーで密度の濃いチーム医療が必要である．

回復期リハビリテーション病棟で求められること

1．はじめに

　回復期リハビリテーション（以下リハ）病棟とは急性期を経過した患者の生活機能向上，在宅復帰を目的に医療や集中的なリハを提供する機能を有する病棟である．回復期リハ病棟の制度が2000年に創設されて以降，病床数は増えており，2015年には約12万病床となり，2025年には厚生労働省の推計値で37.5万病床に達すると予想されている．

　急激に増加したことでその医療の質を維持・向上させることが大きな課題となっており，診療報酬でも充実加算が廃止となり実績指数が評価され，質の向上が求められるようになってきた．回復期リハ病棟の役割はADL拡大だけではなく，心身機能向上，参加促進にもアプローチし，患者が退院後に生活者として安全・安心な環境で生きがいのある暮らしを続けることを包括的に支援することであり，多角的な視点と多職種協働が求められる．

2．リハビリテーション栄養の必要性

　リハ医療において栄養管理はベースとなる．回復期リハ病棟の65歳以上の高齢者において中等度以上の栄養障害患者が44%生じていたとの報告があり[1]，入院中にリハを行う患者の半数はサルコペニアだとする報告もある[2]．そして栄養失調とサルコペニアが脳卒中患者，股関節部骨折患者，入院関連機能障害においてADLが改善しなかったことに影響し[3]，栄養改善が回復期リハ病床の脳卒中患者においてADL改善に有効だったという報告がある[4,5]．

　つまり，低栄養がADL改善に悪影響を与え，栄養改善がADL改善に好影響を与えている可能性がある．さらにリハ栄養でサルコペニアを改善・予防することができるため，よりよい身体状況で退院後の生活を迎えることができ，退院後の機能悪化を防ぐことも期待できる．リハ栄養の考え方では常に多角的な視点を必要とするため，多職種協働を実行しやすいという利点もある．

Misa Moriwaki
社会医療法人祐生会みどりヶ丘病院リハビリテーション科

3. 合併症を防ぐ

脳血管疾患では片麻痺や摂食嚥下障害をきたすだけでなく，消化管運動障害や神経因性膀胱をきたすことがある．回復期リハ病棟のサルコペニアをきたしている患者は，骨折など外傷の原因として入院前からすでにサルコペニアをきたしていることもあれば，急性期病棟で痛みや治療などによる安静や必要消費量に満たない栄養管理などによりサルコペニアを新たにきたした場合もある．サルコペニアが悪化すれば筋力が低下するため，明らかな麻痺がなくても嚥下障害，呼吸障害，歩行障害などが引き起こされる．さらに，高齢者では疾病構造が複雑化しており，糖尿病，慢性閉塞性肺疾患，パーキンソニズム，認知症，関節の変形，抑うつ，ポリファーマシーなどの問題が重なっていることがある．

これらにより，回復期リハ病棟入院中の患者は誤嚥性肺炎，尿路感染症，腸閉塞，胆嚢炎，転倒による外傷，褥瘡などの合併症を起こしやすい．これらの合併症が起こるとリハの中断を余儀なくされ，場合によっては合併症悪化→機能悪化→合併症悪化…の悪循環にも陥るので合併症を起こさないための予防と合併症が起きた後のスムーズな対処の両方が必要である．そのためにも，より包括的な視点で介入できるようリハ科専門医などのリハ医学・医療の教育を受けた医師[6]の介入を含めた多職種協働が求められる．

4. ダイナミックな変化

回復期リハ病棟入院中は身体組成，身体機能，栄養状態，心肺機能，精神状態などの心身機能がダイナミックに変化する．その変化に合わせたタイムリーな栄養管理を含めたリハ計画が必要である．

機能障害や能力低下を改善する際に基本となるのは運動学習の原則である．習得したい動作になるべく近い練習動作をより多く繰り返すことが重要となる．そして課題の7割くらい成功する程度に難易度を調整してリハ計画を立てる．課題ができるようになれば徐々に難しい課題に変えていく．練習の量も質もどんどん変化させていくのである．活動量や今後のゴールとする状態，その時点での身体組成などによって必要栄養量も刻々と変化するため，日々身体計測や栄養評価を行い目標を多職種で共有し，栄養管理を含めたリハ計画を実行する．

また，高齢者では，入院疾患が廃用症候群だったとしても骨関節疾患をすでにもっていることもあるので，たとえば膝装具を処方するなどの代償的介入を適時に行い，活動の幅を広げられるようにしていく．

回復期でのリハビリテーション栄養の基本

1. 必要栄養量

必要エネルギー量の算出方法としては基礎エネルギー代謝量（BEE）をHarris-Benedictの式で求めることが多い．ただしこの公式は21〜70歳の人を対象に作られた式であり，誤差もあるので，定期的な身体計測や血液検査，体組成管理を行い，補正していくのがよいだろう．また，筋肉量増加や体重増加を目指す場合は，一日エネルギー必要量＝一日エネルギー消費量＋エネルギー蓄積量（200〜750kcal）とする[7]．機能改善を目指す場合はより多くの蛋白質を必要とする．特に持久力訓練やレジスタンストレーニングをする患者には蛋白質1.2g/kg体重/日が必要との報告がある[8]．このように計算していくと回復期リハ病棟では提供量が2,000kcalを超えることが珍しくない．むしろそれ以下が大半であれば，何か課題があるかもしれないので病院・施設の栄養管理システムを振り返ってみてほしい．

2. リハビリテーション医療の視点での栄養管理

まず機能改善に向けてどれくらい何を行ったらどの程度の機能になるかといった機能予後予測を行い，本人・家族の意向を確認し目標を決める．そのうえで次の2種類の介入を意識してリハ計画を立てる．1つ目は伸びしろをみつけ，機能改善

を目指して「治療的介入」を行うこと，2つ目は福祉用具や装具，食形態，姿勢や環境などを整えるといった「代償的介入」を行うことである．治療的介入では運動量，運動の質は随時変化させていくものであり，先に述べたようなダイナミックな変化に対応したリハ栄養を行うとよい．

　低栄養は退院時のADLに悪影響を与えるので低栄養をきたしている場合は入院時からもれなく介入し，身体計測，摂取量，運動量，排泄状況，血液検査結果などを定期的にモニタリングして低栄養の改善と予防を図る．

　一方，回復期リハ病棟では積極的な機能訓練を長時間行うため，入院時のサルコペニアの有無にかかわらず，退院時の身体機能は拡大しても骨格筋量が低下していることがある．そのため筆者が勧める回復期リハ病棟では入院時に明らかなサルコペニアがなくとも高BCAAを含む経口補助食品の投与を考慮するようにしている．退院後によりよい生活を送るためにも，退院時に筋肉量が低下していることを避けるのが望ましい．

● 食事摂取時

1．口腔状態の確認

　食事摂取の前にまず口腔衛生状態や口腔機能を確認する．痛みはないか，歯や入れ歯はそろっているか，動揺歯はないか，歯は自分で磨けるか，痰は貯留していないか，乾燥していないか，舌はどのように動くかなどを診る．片麻痺患者の場合は咬合に左右差が出ることもあり，脳卒中下肢装具のように義歯の左右の高さを微調整していくことを検討してもよい．院内に歯科医師がいない場合はかかりつけ歯科医師などに往診を依頼する．口腔衛生の自立を目指していくので作業療法士を含めた多くの職種が口腔衛生にかかわるとよいだろう．

2．摂食嚥下障害が疑われる場合

　摂食嚥下障害が疑われる場合は安易な禁食を避け，速やかに医師や言語聴覚士などが嚥下スクリーニングテストを行い，場合によっては客観的検査としてVF（嚥下造影検査），VE（嚥下内視鏡検査）を行い，嚥下機能に合わせた食形態と摂取しやすい姿勢の検討をする．

　食事姿勢で重要なのは頸部を伸展させないことである．花の香りを嗅ぐような自然な頸部前屈とする．過度のあご引きはかえって飲み込みにくい．しばしば見かける失敗例としては，腰にアプローチしないまま頸部に高い枕を詰め込みすぎた結果，頸部伸展・頭部前屈となっていることがある．その場合，咽頭腔は非常に狭くなり飲み込みにくくなる．そうならないためにも腰のS字カーブができるように骨盤を前傾し，腰部を軽く伸展させ姿勢よく座ると自然な頸部前屈が得られやすくなる．さらに腹部の圧迫もとれ胃食道逆流も起こりにくくなる．座位の場合は，足はフットレストから降ろし，前に投げ出すのではなく少し膝より内になるよう足を引くと体幹が若干前傾して食事を自己摂取しやすくなる．

　また，回復期では原因となる疾患などにより嚥下機能は改善していく場合もあれば，あまり変わらない場合もあるので嚥下機能の機能予後予測が必要である．てんかんを発症した場合は，いったん嚥下障害をきたしても比較的早く改善していくことが多い．また脳卒中，とりわけ初発発症のテント上病変では，嚥下機能は早期に回復がみられるのが一般的である[9]．薬剤性パーキンソニズムがみられた場合，原因薬剤の中止などにより嚥下機能が改善する場合もある．しかし，なかには摂食嚥下障害が遷延する場合もあり，高齢者の遷延する摂食嚥下障害においては複数の疾患やサルコペニアの合併によるものがあることを考慮すべきである．

　サルコペニアの対策をするには「のど」だけをみるのではなく，全身をみて，活動性や提供栄養量にアプローチする必要がある．また嚥下機能の評価としてVF，VEなどの検査に頼り切りというのは得策ではない．検査はレントゲン室で行ったり，鼻からファイバーが入って違和感があったりと，特殊な環境で行うものであり，また食事全量を摂取するわけではないので，平常時の嚥下状

態のすべてを表してはいない．また，検査を行った数日後，数週間後には嚥下機能が変化していることもある．機能予後予測をし，それぞれの問題点にそれぞれ対策しながら検査を適時に行えるようにタイミングを図り，検査結果と本人の状態を併せみて，本来の嚥下機能を評価するのがよい．

3. 回復期リハビリテーション病棟でよくみられる食思不振の原因とその対策

経口摂取の場合，摂取量をモニタリングするのは必須である．食事摂取量に影響する因子は多数ある．食形態不適合，咀嚼力低下，痛みで座位が保持できない，コルセットによる胸腹部圧迫，円背による腹部圧迫姿勢，便秘症，味が好みでない，注意障害で集中できない，持久力が低下して途中で疲れる，などがあげられる．これらは複数が重なっていることもある．多職種で問題を共有し，相互乗り入れ型チームアプローチで多角的に対策するとよいだろう．管理栄養士に一任するのでなく，医師，療法士，看護師，薬剤師などが多角的に食事場面をみて自分がかかわれることはないか考えるようにする．多職種協働はある課題が自分の課題でもあり，他者の課題でもあることに気づくことから始まる．

(1) 脊椎圧迫骨折

脊椎圧迫骨折ではしばしば痛みを訴え，痛みにより座位姿勢が保てず食事摂取が進まないことがある．その場合は必ずしも座位での摂取や自力摂取にこだわらず，痛みの出にくい姿勢を検討するとよい．重い枕を使用している病院ではベッドをギャッジアップする際は，枕が重りにならないように配慮してポジショニングを行う．痛みにより長時間食事姿勢をとり続けにくい場合は，間食として経口補助食品を準備し，随時摂取ができるようにする．また，円背により座位姿勢が保てず前滑りする姿勢となると，腹部を圧迫し食欲がわかないということもある．摂取できずにサルコペニアが進行すると痛みが持続しやすいので十分栄養補給ができるようにみていく．

(2) 脳卒中後うつ

食思不振の原因の一つに脳卒中後うつがある．脳卒中後うつの有病率は脳卒中亜急性期～慢性期（脳卒中発症から1カ月～1年）患者で24.1%だったという報告がある[10]．脳卒中治療ガイドライン2015でも「脳卒中後のうつは日常生活動作（ADL）や認知機能の改善を阻害するため十分な評価を行い，治療を行うことが勧められる（グレードB）．うつ状態に対して，早期に三環系抗うつ薬，選択的セロトニン再取り込み阻害薬，セロトニン・ノルアドレナリン再取り込み阻害薬などの抗うつ薬を開始することが勧められる（グレードB）」[11]と記載されており，Hamilton Rating Scale for Depression（HAM-D），Beck Depression Inventory（BDI），Zung Self-rating Depression Scale（SDS）などの質問票で評価して，適切に治療を開始するとよい．

(3) 便秘

便秘のために食思が低下することがある．脳血管疾患や脊髄損傷の場合，排便反射や腸蠕動運動が低下することで排便障害をきたしやすい．また，おむつ内に排泄している場合は，寝たままの姿勢での排便を強いられることで便秘となることがある．腹筋や呼吸筋の筋力低下，さらに集団生活のストレスや，トイレ介助を頼みにくいといった心理的な要因も重なる．薬物療法の他に，食事内容，水分摂取量に留意し，腸蠕動を促すためにも離床を促し活動を保つようにする．そして排便姿勢にも配慮する．便座に座り，クッションやバーを用いて前かがみにし，足がしっかりと床につく姿勢をとる．前かがみで腰を落とす姿勢となるようにすることで直腸―肛門角が開き排便がしやすくなる．

退院後の生活に向けた準備

1. 献立作成と調理訓練

本人が食事をつくる場合，入院中に調理訓練を行うことがある．その際，再発予防を意識した減塩食やサルコペニア改善のための蛋白質の豊富な食事といった，バランスのよい献立をつくる練習も意識するとよい．管理栄養士の助言を元に本人

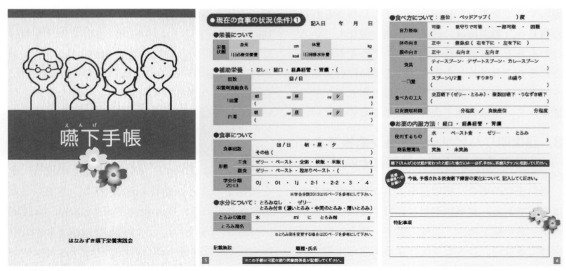

図　嚥下手帳
（はなみずき嚥下栄養実践会で作成したもの）

が中心となり献立を作成する．そして，買い物を行い，調理をする．嚥下障害のある方は食事形態に工夫をする．麻痺のある方は自助具を工夫する．退院後買い物に行きにくい場合は食材配達サービス，配食サービスを検討する．医師，管理栄養士，作業療法士，理学療法士，言語聴覚士など多くの職種でかかわり調理訓練を行う．

2．活動量の予測

回復期リハ病棟では6～9単位のリハが受けられ，活発な生活となる．退院後もできるだけ活発さを維持し，日常生活のなかでさらに機能向上，参加を目指していくことが望ましい．

回復期リハ病棟退院後も活発な日常生活を送ることがリハとなり，さらに機能改善が得られる場合がある．特に脳卒中片麻痺患者ではtransfer packageを入院中に習得できると，退院後も長期にわたり身体機能の拡大が得られることがある．transfer packageとは自分で運動学習をし，それによって改善した機能をADLに次々に転移させる戦略であり，とても達成感を伴うものである．慢性期脳卒中上肢麻痺患者にCI療法を行うとtransfer packageが身につき，療法終了した後に半年にわたり身体機能が拡大したという報告がある[12]．このように退院後の生活の方が入院中より活発となる場合は必要栄養量が増えていくことがあるので，それをふまえて栄養指導を行うとよい．

逆に，介助量が多かったり，個人因子や環境因子などが影響したりすることで退院後に不活発な生活となる場合がある．そのような場合はサルコペニアになりやすく，るい痩や肥満が進行しないようにリハ栄養の視点で退院後の運動と栄養について入院中から指導や準備を行う．

3．連携

入院中からケアマネジャーやかかりつけ医，かかりつけ歯科医などとカンファレンスや合同診療などでコミュニケーションをとり，退院後の医学的管理，ケア，リハの継続など，必要なサポートができるように連携を行う．管理栄養士，歯科衛生士，薬剤師による訪問も検討し，退院後も安全で安心した生活ができるように計画を立てる．

地域の医療従事者と情報提供をする場合は連携ツールとして診療情報提供書やサマリーなどが用いられるが，患者や家族への退院時指導にはそれらは使用しにくい．嚥下障害をきたした場合は食形態だけでなくさまざまなことを本人・家族に説明する必要があり，情報量は膨大となる．そのため患者が参照できるタイプの情報共有ツールを活用すると便利である．大阪北地域における，筆者

が代表を務める「はなみずき嚥下栄養実践会」では，嚥下手帳という情報共有ツール（図）を作成した．一人ひとりの患者に合った必要栄養量や食事形態，姿勢，水分形態，食べ方，口腔衛生方法などの情報を，経過を追って記録できるシステムにしている．そして実際にこの手帳を使用する患者さんやご家族が簡単に参考にできるように，平易で親しみやすいものとなるよう工夫している．

おわりに

運動量や心身機能が大きく変化していく回復期リハ病棟においてはダイナミックな変化に応じたリハ栄養が必要であり，そのためには多職種の密度の濃い協働が求められる．

【文献】

1) 西岡心大・他：本邦回復期リハビリテーション病棟入院患者における栄養障害の実態と高齢脳卒中患者における転帰，ADL帰結との関連．日静脈経腸栄会誌 30（5）：1145-1151，2015．
2) Sánchez-Rodríguez D et al：Sarcopenia in post-acute care and rehabilitation of older adults：A review. Eur Geriatr Med 7（3）：224-231, 2016.
3) Wakabayashi H, Sakuma K：Rehabilitation nutrition for sarcopenia with disability：a combination of both rehabilitation and nutrition care management. J Cachexia Sarcopenia Muscle 5（4）：269-277, 2014
4) Nii M et al：Nutritional improvement and energy intake are associated with functional recovery in patients after cerebrovascular disorders. J Stroke Cerebrovasc Dis 25（1）：57-62, 2016.
5) Nishioka S et al：Nutritional improvement correlates with recovery of activities of daily living among malnourished elderly stroke patients in the convalescent stage：A cross-sectional study. J Acad Nutr Diet 116（5）：837-843, 2016.
6) 百崎 良：回復期リハビリテーション医療におけるリハビリテーション科専門医の意義．Jpn J Rehabil Med 55（4）：323-326, 2018.
7) 若林秀隆：高齢者の廃用症候群の機能予後とリハビリテーション栄養管理．静脈経腸栄養 28（5）：1045-1050, 2013.
8) Bauer J et al：Evidence-based recommendations for optimal dietary protein intake in older people：A position paper from the PROT-AGE study group. J Am Med Dir Assoc 14（8）：542-559, 2013.
9) Oto T et al：Predicting the chance of weaning dysphagic stroke patients from enteral nutrition：a multivariate logistic modelling study. Eur J Phys Rehab Med 45（3）：355-362, 2009.
10) 加治芳明・他：本邦におけるPost Stroke Depressionの多施設共同研究による実態調査．神経治療 34（1）：37-42, 2017.
11) 日本脳卒中学会脳卒中ガイドライン委員会（編）：脳卒中治療ガイドライン2015，協和企画，2015, pp19-20.
12) Takebayashi T et al：A 6-month follow-up after constraint-induced movement therapy with and without transfer package for patients with hemiparesis after stroke：a pilot quasi-randomized controlled trial. Clin Rehabil 27（5）：418-426, 2013.

特集 セッティング別のリハビリテーション栄養

【長期療養型病棟】

長期介護を要する高齢者の低栄養，嚥下障害，サルコペニア

山内杏奈[1)]　吉村芳弘[2)]　松本由美[3)]

Key Words　サルコペニア　低栄養　嚥下障害　高齢者　長期療養型病棟

Abstract　長期療養型病棟の高齢者には低栄養や嚥下障害，サルコペニアの合併が多い．これらは長期介護を要する高齢者の日常生活動作（ADL）や死亡リスクと関連する．そのため，長期介護を要する高齢者に対しては全身管理および併存疾患のリスク管理を行いつつ，リハと栄養ケアを同時に行う「リハ栄養」のコンセプトとその実践が重要である．長期療養型病棟では医療必要度や要介護度が高く，認知症のある寝たきり高齢患者が多いため，リハ栄養の目的は機能改善ではなく，機能やADLの維持および向上である．本領域では，リハ栄養によるエビデンスがほとんどないため，わが国でのリハ栄養の実践とエビデンスの蓄積が必要である．

はじめに

長期療養型病棟の高齢者には低栄養や嚥下障害，サルコペニアの合併が多い．長期介護を要する高齢者の系統的レビューでは，低栄養と嚥下障害の有症率はそれぞれ12～54％，9～40％と報告されている[1)]．わが国の長期療養病棟におけるサルコペニアの詳細な研究は現時点で知られていないものの，骨格筋量のみで診断したサルコペニアの有症率は100％であった[2)]．また，「サルコペニア診療ガイドライン2017年度版」では，「施設入所高齢者では，14～33％がサルコペニアに該当」すると報告されている[3)]．さらに，低栄養や嚥下障害，サルコペニアは長期介護を要する高齢者の日常生活自立度や死亡リスクと関連すると報告されている[4-6)]．そのため，長期介護を要する高齢者に対しては全身管理および併存疾患のリスク管理を行いつつ，リハビリテーション（以下リハ）と栄養ケアを同時に行う「リハ栄養」[7)]のコンセプトとその実践が重要である．

本稿では，長期療養型病棟および長期介護を要する高齢者における低栄養，嚥下障害，サルコペニアについて先行研究をレビューし，実践すべきリハ栄養アプローチについて述べる．

長期療養病棟の現状

長期療養型病棟では，特別養護老人施設や介護保健福祉施設へ入所が困難な医療行為を必要とする高齢患者が多い．介護療養型病棟では「要介護4」が33.0％，「要介護5」が54.7％であり，「要介護4」と「要介護5」の合計が88.0％にのぼり，長期介護を要する高齢者では要介護度が高い患者が大半を占めている[8)]．要介護の割合は介護老人福祉施設，介護老人保健施設などの施設入所者より

1) Anna Yamanouchi
長崎リハビリテーション病院
2) Yoshihiro Yoshimura
熊本リハビリテーション病院
3) Yumi Matsumoto
医療法人愛風会さく病院

表1 長期介護高齢者の嚥下障害と低栄養の頻度

サンプル数（人）	年齢（歳）	嚥下障害（%）	低栄養（%）	嚥下障害＋低栄養（%）	著者
128,514	≧60	18	12	3	Challa et al. 2007
780	88.3±6.4	9	12	-	Flacker et al. 1998
136,794	≧65	9	54	-	Flacker et al. 2003
398	≧65	7	32	7	Jurschien et al. 2010
40	55〜92	23	13	-	Kumlien et al. 2002
156	51〜105	7	19	7	Morley et al. 1994
2,114	平均82	40	29	28	Suominen et al. 2005
5,221	84.9±9.8	26	17	18	Tannen et al. 2012
27	≧60	63	100	63	Germain et al. 2006
51	79.8±10.8	100	-	-	Leihovitz et al. 2002
45	81.5±6.9	100	21	21	Leihovitz et al. 2004
30	78.8±10.2	100	-	-	Leihovitz et al. 2005
95	80.0±7.8	100	75	75	Leihovitz et al. 2007
29	18〜95	90	96	96	Ramage et al. 1998

(Namas vayam et al, 2015)[1]を改変

多い[9].

また，近年の診療報酬の改定で，医療区分2と3の患者が入院患者の8割以上を占めないと診療報酬上の療養病棟入院基本料1を算定できない事情もあり，療養病棟では医学的重症度が高い高齢者の占める割合が高くなっている．そのため，長期療養型病棟の高齢者は，治療が必要な疾患の他にも，慢性的な基礎疾患を複数罹患し，さまざまな臓器の機能低下を合併している場合が少なくない．さらに，こうした疾患の影響で二次性の低栄養，嚥下障害，サルコペニアの併発リスクが高いと考えられる．

長期介護高齢者の低栄養，嚥下障害，サルコペニア

長期介護を要する高齢者では低栄養や嚥下障害，サルコペニアを多く認める．これらは日常生活動作（ADL）の低下の直接的あるいは間接的な要因となり得る．さらに，低栄養や嚥下障害，サルコペニアの相互の因果関係も指摘されている．

1．低栄養と嚥下障害

長期介護高齢者の嚥下障害と低栄養の頻度を表1に示す[1]．米国で60歳以上の高齢者128,514人を対象としたThe Minimum Date Set（MDS）研究によると，低栄養をWHOの規定するBMI＜18.5 kg/m^{2}とした場合，15,563人（12%）が該当した．嚥下障害は嚥下調整食を摂取している割合で18%に認められ，低栄養と嚥下障害を合併している患者はわずか3%であった．Flacker, KielyらはMDS研究のデータを使用しBMI＜22.0 kg/m^{2}を低栄養と定義したところ12%に認めたと報告している．その後，5年後に行われた136,794人を対象とした研究では≦BMI23.0 kg/m^{2}に引き上げられ54%が低栄養であった．Tannenらの多施設研究では5,221人の対象者のうち低栄養をBMI20 kg/m^{2}としたところ17%が該当した．また，Morleyらは，体重減少率3カ月以上で少なくとも5 kg以上の低栄養患者は19%であり，Kumlienらは，脳卒中患者40人を対象に体重減少率30日で5%以上，または180日で10%以上を低栄養としたところ，13%に認めている．Suominenら，JurschienらはMNAを使用して低栄養を評価したところ，それぞれ29%，32%に認めた．

低栄養の診断としてBMI，体重減少率やMNAを用いて評価しているが統一した基準ではない．また，嚥下障害の基準は明確でなく嚥下調整食の摂取，嚥下困難であるか本人への聞き取りや食事中のムセ，食物，液体の摂食困難を評価している．唯一，Tannenらの研究では，Care Dependency Scaleを用いているが，低栄養と同様に統一された診断基準，ツールが使用されていない

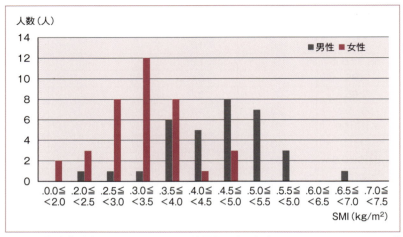

図1 長期療養型病棟における四肢骨格筋量（SMI）の頻度 （Yamanouchi et al, 2016）[2]

め，一概に比較することは困難である．しかし，低栄養と嚥下障害を合併している可能性が多く，潜在的にこれらのリスク状態にある患者も多いと推察される．そのため，長期介護を要する高齢者に対して全員に妥当性が検証されたスクリーニングツールを用いて低栄養と嚥下障害のスクリーニングを行い，必要時は早期の予防的あるいは治療的介入が必要である．

2. サルコペニア

長期療養型病棟では，嚥下障害を有するサルコペニア患者が多い．加齢に関連する生理学的変化による嚥下機能の低下に加え，嚥下関連筋群の減少，つまりサルコペニアの嚥下障害を認める．長期介護高齢者の74％以上に嚥下障害が認められると報告されており，嚥下障害はサルコペニアに関連している．急性期病院入院中のサルコペニア発症率は14.7％であり，長期臥床，低BMI，低SMIが発症のリスク因子であった[11]．長期間にわたり入院している要介護度が高い高齢者では，身体機能の低下を認めるためサルコペニアを発症するリスクが高い．長期ケアを必要とする患者250人を対象とした先行研究では，サルコペニアの有病率は29％であり身体機能，併存疾患がサルコペニアと関連していた[12]．わが国におけるResearch on Osteoarthritis/Osteoporosis Against Disability (ROAD) study.によると，65歳以上の高齢者1,773人を平均54年間フォローアップ後，サルコペニアの発症率は男性2.0，女性2.5/100人/年であった．低体重（BMI＜18.5kg/m^2），肥満（27.5kg/m^2），低筋力，身体機能の低下がリスク因子であると示唆されている[13]．

わが国における長期介護を有する高齢者のサルコペニアの有症率は明らかとなっていない．そのため，筆者らの施設で，Asian Working Group for Sarcopenia（AWGS）[14]の基準を用いて四肢骨格筋指数（SMI）のみでサルコペニアを評価した[2]．対象患者の平均年齢は81歳で，平均在院日数は935日（四分位464〜1,660日）であった．SMIは生体電気インピーダンス法（BIA法，InBodyS10）を用いて評価した．結果としてSMIは男性4.9kg/m^2，女性3.3kg/m^{2}であり，AWGSのSMIのカットオフ値以下であった（図1）[2]．また，サルコペニアとは直接関連しなかったが，栄養アクセスが経口摂取であることとエネルギー摂取量がそれぞれ認知レベル，身体自立度に関連していた．

サルコペニアはADLおよび嚥下障害と独立して関連し[15]，骨格筋量減少とサルコペニアは嚥下障害のリスク因子であることが示唆されている[16]．最近報告されたシステマティックレビューでは，サルコペニアがあると嚥下障害は約4倍多く認められ，身体機能，栄養状態が嚥下障害に関連していることが報告されている[17]．平成29年度厚生労働省の報告で，死因の第5位が肺炎，誤

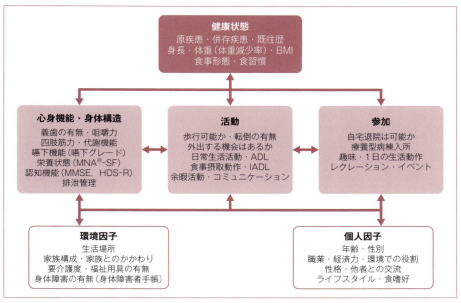

図2　長期療養型病棟でのICF評価

嚥性肺炎は第7位であり，その大半が高齢者である[18]．わが国における多施設前向き研究では，肺炎のうち誤嚥性肺炎は60歳代で約50％であったが，80歳以上では90％以上に認められたと報告している[19]．肺炎後廃用症候群の低栄養は98％にのぼり，さらに絶食から嚥下障害を認める．わが国においても，嚥下機能低下，筋肉量低下，サルコペニアの関連性が示唆されており[20]，低栄養と嚥下障害，さらにサルコペニア評価を行い，サルコペニアの嚥下障害に対する介入を行うことが必要である[21,22]．

長期療養型病棟でのリハビリテーション栄養による予防と治療介入

長期療養型病棟の患者は，高齢で要介護度が高く身体機能の低下を認め，医療行為の必要性が高く，併存疾患を多く合併していることが多い．そのため，ICF（図2）により全人的に評価し，低栄養やサルコペニア，嚥下障害の原因に応じたリハ栄養介入が重要である．長期療養型病棟におけるリハ栄養の目的は機能改善ではなく，機能やADLの維持および向上である．リハ栄養のツールとしてリハ栄養ケアプロセスを用いると評価や目的，介入方法，モニタリングが多職種で共有し

やすくなる．ここでは栄養サポートとリハの視点から具体的介入方法について述べる．

1．栄養サポート

長期介護高齢者では低栄養の改善と嚥下障害へのアプローチが重要である．しかし，約50％の長期介護高齢者は個別的で適切な栄養ケアを受けておらず，嚥下障害の合併も多い[23]．栄養ケア介入は栄養状態悪化だけでなく嚥下障害とも関連しており，栄養状態改善は入院期間，医療コストを削減できる可能性が示唆されている[23]．栄養状態のスクリーニングは定期的なケアの一部であるため，日々の栄養状態，食事摂取状況をモニタリングすることが重要である．

長期介護高齢者の低BMIは死亡リスクが高く，意図しない体重減少は臨床転帰に負の影響を与える（表2）[24]．また，低栄養高齢者では食欲不振，食事摂取量減少，嚥下障害を2.5倍多く認める[25]．嚥下機能に応じた食形態の選択と栄養の「量」だけでなく栄養の「質」を考慮した栄養管理を行う必要がある．特に嚥下調整食はエネルギー蛋白質の含有量が低く，栄養改善には不十分である．また慢性腎臓病の併発も多いため，高蛋白質の提供には限界がある．わが国における高齢者

表2 意図しない体重減少に関連するリスク

サンプル数(人)	期間	アウトカム	著者
12	-	遅延過敏症皮膚試験の障害	Bistrian et al. 1997
134	2週間	入院期間の延長(20日 vs 12日), 死亡率増加(13% vs 4%)	Weinsier et al. 1979
215	29日	術後合併症増加(31% vs 9%)	Warnold/Lundholm. 1984
-	-	低栄養は褥瘡に関連	Pinchocofsky-Devin et al. 1986
202	-	術後合併症の増加	Detsky et al. 1987
335	4年	4.5kgの体重減少は死亡率増加に関連	Dwyer et al. 1987
102	-	敗血症, 肺炎の増加, 入院期間の延長	Windsor/Hill. 1988
-	-	摂取栄養量減少は褥瘡に関連	Berlowitz/Wilking. 1989
199	5年	10%の体重減少は死亡, 機能障害に関連	Chang et al. 1990
-	-	自己摂取困難は褥瘡に関連	Brandeis et al. 1990
61	2カ月	死亡率の増加	Thomas et al. 1991
-	-	術後合併症の増加	Windsor. 1993
146	2年	10%の体重減少が死亡を予測	Murden/Ainslie. 1994
5	-	免疫不全障害, CD4および, Tリンパ球減少	Kaiser et al. 1994
72	28カ月	上腕三頭筋皮下脂肪厚は死亡を予測	Franzoni et al. 1996
264	3年	低BMIに死亡率増加または, 入院3カ月以内の体重減少	Berkhout et al. 1997
780	2年	体重減少と低BMIは死亡に関連	Flacker/Kiely. 1998
9,264	23カ月	低栄養は死亡の独立した予測因子(リスク比 1.31)	Gambassi et al. 1999
400	2年	5%の体重減少は6カ月の死亡率の予測因子	Perry et al. 1999
102	3カ月	より高い死亡率(相対リスク, 8.0)および, 90日死亡率(相対リスク, 2.9)	Sullivan et al. 1999

(Thomas et al, 2000)[24]を改変

188人を対象とした横断研究では嚥下調整食摂取と骨格筋量減少の関連性が報告されている[26]. 一方, 脳卒中後の高齢者に対し, 分岐鎖アミノ酸(BCAA)やロイシンで筋肉量増加, ADLが改善することが示唆されている. 蛋白質の質を考慮した栄養管理が筋肉量維持, 向上につながる可能性があるため, 今後は具体的なエネルギー量や蛋白質量を明らかにすることが必要である. ESPENガイドラインによると, サルコペニア高齢者に対する必要蛋白質は1.2〜1.5g/kg/日が推奨されており[27], 一食で必要な蛋白質は, 高齢者では若年者の約2倍必要とされている[28]. 高齢者では食事摂取量が減少するため食事自体の栄養量アップが望ましい. 調理する際に中鎖脂肪酸(MCT)オイルやパウダー, 蛋白質パウダーを混ぜることで容量を増やさず栄養量を増加させることが可能である. MCTはサラダ油や調合油などの長鎖脂肪酸油に比べ消化吸収が早く, 素早くエネルギーに変換される. さらに, 認知症改善への有効性や食欲増進作用が示唆されており, 低栄養改善とともに

さらなる効果が期待される. サルコペニアの診療ガイドラインによると, 栄養介入は必須アミノ酸摂取により膝伸展筋力の改善効果があるが, 長期的アウトカムは明確ではないと報告されている[3]. しかしながら, 長期介護を要する高齢者を対象としたリハ栄養介入研究はほとんどないため, 本領域でのエビデンスの蓄積が望まれる.

長期介護高齢者では経管栄養患者が多い. 日本慢性期医療協会の調査によると, 経管栄養を実施している割合は約6割であり, そのうち胃瘻が最も多かった[29]. 経管栄養では消化器合併症を起こさないよう栄養サポートを行う必要がある. 下痢を認める場合は, 投与速度を遅くすることを第一選択とする. 脂肪吸収障害を認める場合は脂質含有量の少ない栄養剤へ変更する. また, 浸透圧の高い栄養剤では水を引き込むため水分が大腸に溜まり下痢を引き起こすこともあるため, より浸透圧の低いものを選択する. 便秘を認める場合は, グアーガム分解物(PHGG)などの水様性食物繊維を多く含有する経腸栄養剤に変更する. 長期的

に経腸栄養管理を必要とする患者が多いが原因に応じた対策を行うことで改善が見込まれる．

長期介護を要する高齢者では，嚥下障害，嘔気，嘔吐，下痢，便秘などにより食欲不振，食事摂取量減少を認める．体重減少の原因は何か，低体重に陥っていないか，日々の変化を見逃さずモニタリングし栄養管理に反映させることが重要である．

サルコペニアに関しては，最近の2つの系統的レビューによるとアミノ酸を単独で投与しても骨格筋量が増大しないと報告されている[30,31]．そのため，長期介護を要する高齢者であっても可能な範囲のレジスタンス運動と栄養サポートの併用でサルコペニアの予防や治療の推進が必要である．

2．リハビリテーション

長期介護を要する患者は，要介護度が高く身体機能が低下している患者が多い．また，長期療養型病棟は回復期リハ病棟や地域包括ケア病棟のようにリハの人員や時間が充実しているとは言い難い．そのため，長期介護高齢者のリハの目的は身体機能改善というより，身体機能やADLの維持，向上である．長期介護を要する患者を対象としたリハ介入効果をみた14のRCTのシステマティックレビューとメタ解析によると，ADLの自立，身体機能改善の有効性が示されている[32]．さらに，リハ介入は転倒リスクを予防し，少なくとも1～3カ月，または6カ月間に週に2～3回さまざまな種類のリハ内容を組み合わせることでより効果があった[33]．また，リハ介入は施設入所高齢者や入院高齢者の転倒を減少させる[34]．

健常人において安静臥床1週間で筋肉量は1.4kg減少し，2週間で蛋白質合成速度は50％減少する．加齢により筋蛋白分解の亢進，合成の低下を認めるため[35]，長期介護高齢者においては筋肉量が容易に減少することが示唆される．長期療養型病棟は，回復期リハ病棟に比べリハ介入時間が少ない[36]が，日常生活活動で，できる限り離床し安静臥床を防止することが重要である．たとえば，病棟でのレクリエーションを行い他者との交流を増やすことやベッド上での経腸栄養投与ではなく，車椅子に移乗して座位で行うことで離床を促すなど，病棟看護師や介護士，リハ職種と取り組めることを話し合うことが必要である．管理栄養士による栄養状態の評価，リハ職種による身体機能の評価，看護師，介護士と日常生活活動などの情報共有し，個人に応じた機能やADLの維持，向上に対するゴール設定を行い介入することが重要である．

本稿で言及できなかった長期介護を要する高齢者の臨床上重要と思われるその他のテーマとして認知症やポリファーマシーなどが挙げられる．認知症やポリファーマシーについてもリハ栄養やリハ薬剤[37]のアプローチが重要であることを付言しておく．

おわりに

本稿では，長期療養型病棟の高齢者における低栄養，嚥下障害，サルコペニアの現状についてレビューし，リハ栄養アプローチについて述べた．高齢で要介護度が高く，認知症のある寝たきり患者が多い病棟であるが，多職種と日々の状態変化について情報交換し，可能性を見逃さずアプローチを継続していくことが重要である．Rehabilitationとは，Re「再び」+habilis「人にふさわしい」からなり，Rehabilitation Nutritionとは，その人にとって再びふさわしい状態になるためのリハと栄養管理の相互アプローチである．

長期療養領域ではリハと栄養介入によるエビデンスがほとんどないのが現状である．そのため，今後ますます高齢化を迎えるわが国でのリハ栄養の実践とエビデンスの蓄積が望まれる．

【文献】

1) Namasivayam AM, Steele CM：Malnutrition and Dysphagia in long-term care：a systematic review. *J Nutr Gerontol Geriatr* 34（1）：1-21, 2015.
2) Yamanouchi A et al：Severely Decreased Muscle Mass among Older Patients Hospitalized in a Long-Term Care Ward in Japan. *J Nutr Sci Vitaminol (Tokyo)* 6（4）：229-234, 2016.
3) サルコペニア診療ガイドライン作成委員会：サルコペニア

診療ガイドライン2017年度版，ライフサイエンス出版，2017.
4) Cereda E et al：Nutritional risk, functional status and mortality in newly institutionalised elderly. Br J Nutr 110 (10)：1903-1909, 2013.
5) Lubart E et al：Mortality after nasogastric tube feeding initiation in long-term care elderly with oropharyngeal dysphagia--the contribution of refeeding syndrome. Gerontology 55 (4)：393-397, 2009.
6) Landi F et al：Prevalence and risk factors of sarcopenia among nursing home older residents. J Gerontol A Biol Sci Med Sci 67 (1)：48-55, 2012.
7) Wakabayashi H, Sakuma K：Rehabilitation nutrition for sarcopenia with disability：a combination of both rehabilitation and nutrition care management. J Cachexia Sarcopenia Muscle 5 (4)：269-277, 2014.
8) 厚生労働省：平成29年度介護サービス施設・事業所調査の概況，2017.
9) 厚生労働省：平成28年度介護サービス施設・事業所調査の概況，2016.
10) Namasivayam AM, Steele CM：Malnutrition and Dysphagia in long-term care：a systematic review. J Nutr Gerontol Geriatr 34 (1)：1-21, 2015.
11) Martone AM et al：The incidence of sarcopenia among hospitalized older patients：results from the Glisten study. J Cachexia Sarcopenia Muscle 8 (6)：907-914, 2017.
12) Kovács É et al：Prevalence and associated factors of sarcopenia among older adults living in institutions providing long-term care. Orv Hetil 157 (46)：1847-1853, 2016.
13) Akune T et al：Incidence of certified need of care in the long-term care insurance system and its risk factors in the elderly of Japanese population-based cohorts：the ROAD study. Geriatr Gerontol Int 14 (3)：695-701, 2014.
14) Chen LK et al：Sarcopenia in Asia：consensus report of the Asian Working Group for Sarcopenia. J Am Med Dir Assoc 15 (2)：95-101, 2014.
15) Yoshimura Y et al：Prevalence of sarcopenia and its association with activities of daily living and dysphagia in convalescent rehabilitation ward inpatients. Clin Nutr pii：S0261-5614 (17) 31341-31349, 2017.
16) Maeda K et al：Sarcopenia is an independent risk factor of dysphagia in hospitalized older people. Geriatr Gerontol Int 16 (4)：515-521, 2015.
17) Zhao W T et al：Systematic Review and Meta-Analysis of the Association Between Sarcopenia and Dysphagia. J Nutr Health Aging 1-7, 2018.
18) 厚生労働省：平成29年人口動態統計月報年計（概数）の概況，2017.
19) Teramoto et al：High incidence of aspiration pneumonia in community- and hospital-acquired pneumonia in hospitalized patients：a multicenter, prospective study in Japan. J Am Geriatr Soc 56 (3)：577-579, 2008.
20) Wakabayashi H et al：Swallowing function, skeletal muscle mass and sarcopenia in older adults requiring long-term care. Geriatr Gerontol Int 16 (10)：1175-1176, 2016.
21) Maeda K, Akagi J：Treatment of Sarcopenic Dysphagia with Rehabilitation and Nutritional Support：A Comprehensive Approach. J Acad Nutr Diet 116 (4)：573-577, 2016.
22) Mori R et al：Sarcopenia Is a Possible Independent Risk Factor of Cognitive Decline in Community-Dwelling Older People. J Am Med Dir Assoc 17 (6)：559-560, 2016.
23) Pezzana A et al：Nutritional Care Needs in Elderly Residents of Long-Term Care Institutions：Potential Implications for Policies. J Nutr Health Aging 19 (9)：947-954, 2015.
24) Thomas DR et al：Nutritional management in long-term care：development of a clinical guideline. Council for Nutritional Strategies in Long-Term Care. J Gerontol A Biol Sci Med Sci 55 (12)：M725-734, 2000.
25) Lelovics Z et al：Nutritional status and nutritional rehabilitation of elderly people living in long-term care institutions. Orv Hetil 150 (44)：2028-2036, 2009.
26) Shimizu A et al：Texture-modified diets are associated with decreased muscle mass in older adults admitted to a rehabilitation ward. Geriatr Gerontol Int 18 (5)：698-704, 2018.
27) Morley JE et al：Nutritional recommendations for the management of sarcopenia. J Am Med Dir Assoc 11 (6)：391-396, 2010.
28) Moore DR et al：Protein ingestion to stimulate myofibrillar protein synthesis requires greater relative protein intakes in healthy older versus younger men. J Gerontol A Biol Sci Med Sci 70 (1)：57-62, 2015.
29) 日本慢性期医療協会：医療が必要な要介護高齢者のための長期療養施設の在り方に関する調査研究事業，2016.
30) Thomas DK et. Greig CA. Protein Supplementation Does Not Significantly Augment the Effects of Resistance Exercise Training in Older Adults：A Systematic Review. J Am Med Dir Assoc 17 (10)：959.e1-9, 2016.
31) Beaudart C et al：Nutrition and physical activity in the prevention and treatment of sarcopenia：systematic review. Osteoporos Int 28 (6)：1817-1833, 2017.
32) Crocker T et al：The effect of physical rehabilitation on activities of daily living in older residents of long-term care facilities：systematic review with meta-analysis. Age Ageing 42 (6)：682-688, 2013.
33) Silva RB et al：Exercise for falls and fracture prevention in long term care facilities：a systematic review and meta-analysis. J Am Med Dir Assoc 14 (9)：685-9.e2, 2013.
34) Cameron ID et al：Interventions for preventing falls in older people in care facilities and hospitals. Cochrane Database Syst Rev 12：CD005465, 2012.
35) Volpi E et al：The response of muscle protein anabolism to combined hyperaminoacidemia and glucose-induced hyperinsulinemia is impaired in the elderly. J Clin Endocrinol Metab 85 (12)：4481-4490, 2000.
36) 公益社団法人全日本病棟協会：医療ニーズを有する高齢者の実態に関する横断的な調査研究事業 報告書，2014.
37) 若林秀隆・他：リハビリテーション薬剤のコンセプトと展望．リハ栄養 2 (1)：116-112, 2018.

特集 セッティング別のリハビリテーション栄養

【入所介護型施設】
リハビリテーションも栄養も不十分な現状

藤本篤士

Key Words　介護老人福祉施設　介護老人保健施設　介護療養型医療施設

Abstract 入所介護型施設のうち介護老人福祉施設，介護老人保健施設，介護療養型医療施設におけるリハと栄養の現状について考察した．これらの施設は13,270施設あり，約96万人が在所している．在所者はいずれも85歳以上が半数を超え，75歳以上が9割前後という状況であり，認知症高齢者の日常生活自立度ランクⅢ以上の割合はそれぞれ74.9％，55.4％，88.4％であり，寝たきり者はそれぞれ77.8％，70.7％，96.3％であった．職員数は管理栄養士が0.9人，1.0人，0.9人であり，PT，OT，STの総数はそれぞれ0.2人，3.4人，3.0人であった．食事の種類は1種類のみが，69.2％，62.4％，46.4％であり，7日間におけるリハ・機能訓練の実施状況は，個別形式，集団形式それぞれが44.8分と30.4分，44.5分と25.6分，70.2分と18.1分と1日当たり10分以下という状況であった．今後は入所介護型施設の在所者の状況に合わせた具体的なアプローチ方法とその効果を明らかにすることが求められていると考えられる．

はじめに

　介護施設は介護認定を受けたうえで介護保険を用いて被保険者である利用者にサービスを提供できる介護保険施設と，介護保険とは関係なく入所できる施設がある．このうち介護保険施設は，在宅介護型施設と入所介護型施設に分けられ，入所介護型施設としてはグループホーム（認知症対応型共同生活介護適用施設），介護老人福祉施設（特別養護老人ホーム），介護老人保健施設（老健施設），介護療養型医療施設，介護医療院，さらに特定施設入居者生活介護を受ける際の指定を受けた有料老人ホームや軽費老人ホームなどがある．

本稿では介護老人福祉施設，介護老人保健施設，介護療養型医療施設についてリハと栄養の現状について考察する．

介護保険施設の現状

　2017（平成29）年12月の「介護保険事業状況報告（暫定）」[1]によると，要介護（要支援）認定者数は641.9万人（男性：200.7万人，女性：441.1万人）であり，このうち施設サービス受給者数は93.4万人となっている．また，「平成28年介護サービス施設・事業所調査の概況」〔2016（平成28）年10月1日現在〕[2]によると，介護保険施設の施設数，定員は介護老人福祉施設が7,705施設，定員約53.0万人，介護老人保健施設が4,241施設，定員約37.0万人，介護療養型医療施設が

Atsushi Fujimoto
渓仁会札幌西円山病院歯科

表1 介護保険施設の施設数と定員

	施設数	定員(人)
介護老人福祉施設	7,705	530,280
介護老人保健施設	4,241	370,366
介護療養型医療施設	1,324	59,106

(厚生労働省)[2]

1,324施設,定員約5.9万人となっている(表1)[2].

在所者の状況

「平成28年介護サービス施設・事業所調査の概況」によると,これらの施設の在所者の年齢は3施設いずれも85歳以上が半数を超え,75歳以上が9割前後という状況であった(図1)[2].また,要介護度別在所者数の構成割合(図2)[2]をみてみると,介護老人福祉施設では91.6%,介護老人保健施設では69.6%,介護療養型医療施設では要介護度5で半数以上,要介護3,4,5では95.5%が該当した.さらに在所者の認知症と寝たきりの現状(図3)[2]をみると,認知症高齢者の日常生活自立度ランクⅢ(日常生活に支障をきたすような症状・行動や意思疎通の困難さがみられ,介護を必要とする)以上の割合は,介護老人福祉施設,介護老人保健施設,介護療養型医療施設では,それぞれ74.9%,55.4%,88.4%であり,寝たきり者はそれぞれ77.8%,70.7%,96.3%であった.また認知症がランクⅢ以上かつ寝たきりの者の割合は,83%,80.0%,98.1%であった.またランクⅡ以下および認知症でない者で寝たきり者の割合は63.7%,59.4%,82.8%であった.以上のように3施設では在所者の年齢も要介護度も高く,認知症や寝たきり者の割合が非常に高い状況が明らかになっている.

施設職員の現状

介護保険施設の1施設・事業所当たりの医師,看護師,理学療法士,作業療法士,言語聴覚士,介護職員,管理栄養士,歯科衛生士の常勤換算従

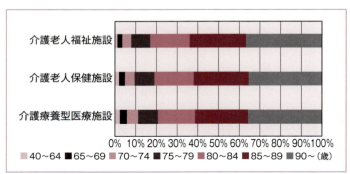

図1 年齢階級別在所者数の構成割合 (厚生労働省)[2]

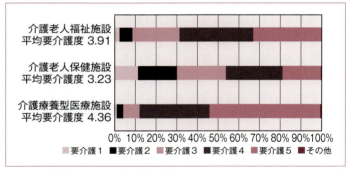

図2 要介護度別在所者数の構成割合 (厚生労働省)[2]

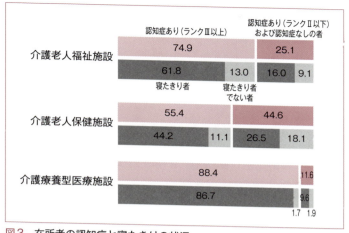

図3 在所者の認知症と寝たきりの状況 （厚生労働省)[2]

表2 1施設・事業所当たり常勤換算従事者数

	介護老人福祉施設	介護老人保健施設	介護療養型医療施設
医師	0.2	1.1	2.7
看護師	0.2	5.1	6.7
理学療法士	0.1	1.8	1.7
作業療法士	0.1	1.3	0.9
言語聴覚士	0.0	0.3	0.4
介護職員	29.9	27.8	13.8
管理栄養士	0.9	1.0	0.9
歯科衛生士	0.0	0.1	0.1
総数	44.9	52.2	35.7

（厚生労働省)[2]

事者数を表2[2]に示す．リハビリテーション（以下リハ）の専門家である理学療法士，作業療法士，言語聴覚士は介護老人福祉施設，介護老人保健施設，介護療養型医療施設ではそれぞれ0.2人，3.4人，3.0人であり，管理栄養士は0.9人，1.0人，0.9人であった．

栄養管理の現状

柴田らの報告によると，介護保険施設での栄養管理（エネルギー量の設定状況）について介護老人保健施設，介護老人福祉施設，介護療養型医療施設でみると，性・年齢などにかかわらず1種類のみが，69.2％，62.4％，46.4％であり，個別対応をしているのは全施設ともに10％以下としている．また性・年齢・身体活動等で段階分けしている施設は，それぞれ16.2％，24.1％，37.7％であり，個別対応は3.2％，5.3％，3.9％となっている（図4)[3]．医療対応が最も充実している介護療養型医療施設においても，半数以上の施設で栄養管理が十分とはいえない現状であると考えられる．

リハビリテーションの現状

全日本病院協会の報告によると，介護保険施設での7日間におけるリハ・機能訓練の実施状況は，施設職員が実施する個別形式，集団形式のリハそれぞれが，介護老人福祉施設は44.8分，30.4分，介護老人保健施設は44.5分，25.6分，介護療養型医療施設は70.2分，18.1分となっており，1日3〜10分のリハしか行われていないとしている（表3)[4]．

また，リハを提供する医療職は理学療法士，作業療法士が中心となっているが，言語聴覚士がどの施設でも7日間で10分以下と実施時間が著しく少ない．これは施設での大きな問題の一つであり，栄養問題やQOLに直結する摂食嚥下障害への専門家による対応が難しい状況であることが推察される（表4)[4]．

一方，リハ療法士以外の介護職員やその他の職種によるリハ・機能訓練の実施時間は，介護老人

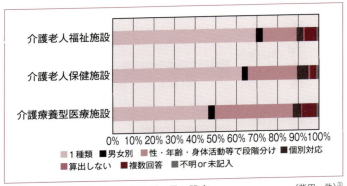

図4 介護施設別の食事エネルギー量の設定 (柴田・他)[3]

表3 7日間のリハビリテーション・機能訓練の実施時間(形式別)

		介護老人福祉施設	介護老人保健施設	介護療養型医療施設
個別形式	施設職員が実施	44.8分	44.5分	70.2分
	外部職員の派遣により実施	0.5分	0.1分	0.1分
	施設外サービスを利用	0.6分	0.1分	0.0分
集団形式	施設職員が実施	30.4分	25.6分	18.1分
	外部職員の派遣により実施	0.7分	0.0分	0.0分
	施設外サービスを利用	0.0分	0.0分	0.0分

(公益社団法人全日本病院協会)[4]

表4 7日間のリハビリテーション・機能訓練の実施時間(職種別)

	介護老人福祉施設	介護老人保健施設	介護療養型医療施設
理学療法士	6.9分	27.9分	39.5分
作業療法士	2.0分	27.6分	33.8分
言語聴覚士	0.3分	2.7分	7.4分
介護職員	16.9分	0.1分	4.9分
その他の職種	50.9分	12.1分	2.8分

(公益社団法人全日本病院協会)[4]

福祉施設では67.8分と全実施時間の88.1％を占めている(表4)[4]．これに対し，介護老人保健施設では12.2分(17.3％)，介護療養型医療施設では7.7分(8.8％)となっている．これらの施設で比較的必要性が高いと考えられる機能維持を目的としたリハは，エビデンスのある数値基準はないのが現状であるが，若林は一つの目安を提案している[5]．

■機能維持目的のリハの目安
・運動強度：1.5〜2.0METs
  (関節可動域訓練，ポジショニング，ストレッチ，物理療法，座位訓練など)
・時間：20分以内

この機能維持目的のリハを最低限の目標として，リハ療法士以外の看護師やケアスタッフが中心となり日常生活のなかで積極的に体を動かすことや，集団での体操などを施設全体で実施することなどが現実的なリハ介入方法の一つと考えられる．

栄養管理とリハビリテーションの必要性[6,7]

大村は高齢者の栄養管理の最重要目標は，骨格筋量を維持して日常生活活動度の低下を防止することであると述べている[8]．一方，Wakabayashiらは慢性期施設で多くみられる廃用症候群における筋萎縮は，サルコペニアを考慮したリハと栄養の両視点からのアプローチが重要であるとしている[9]．

虚弱(fraility)高齢者に対する運動療法の効果を

みた13論文の系統的レビューでは，複数の併存疾患を有する高度の虚弱高齢者は除いて，運動や身体活動プログラム（特に中等度の負荷で複数の要素のプログラム）は安全に筋力と機能を改善させることが示されている[10]．一方，最近になって栄養療法と並行して運動療法を行うことが，筋蛋白合成をより刺激することにつながり[11]，身体機能や栄養状態，筋力，除脂肪体重，QOLを改善し炎症状態を抑制するとの報告がある[12,13]．また，廃用症候群での栄養とリハ予後の関連について後ろ向きコホート研究で調査したところ，低栄養患者よりも栄養状態が正常な者がリハによるADLの改善がよい報告があり[14]，低栄養患者に対するリハは栄養改善と並行して行うことが効果的であるとされている．

おわりに

入所介護型施設の介護老人保健施設，介護老人福祉施設，介護療養型医療施設においては高齢の認知症（ランクⅢ以上）在所者が多く，ほぼ8割が寝たきりで要介護度が非常に高いと推察される．人員面ではリハを担うリハ職も少なく，実際のリハ実施時間も少ないことや，個別性の高い栄養管理は半数以下でしか行われていないということが報告されていた．

これら入所介護型施設の現状が積極的な栄養管理とリハを必要とする状況であるにもかかわらず不十分な状況となっているのは，人員や他の業務との兼ね合いによるのか，重要性と必要性などが施設に十分に理解されていないから実施されていないのか，積極的な介入の必要性が低いと考えられてるのか，もしそうならその判断基準は何なのかなど多くの疑問がある．

いずれにしても，Wakabayashiの提唱するリハ栄養の考え方を基本とした栄養管理とリハをリンクした概念[9]と実際のアプローチを，入所介護型施設に啓発していくことが第一段階となるであろう．そのためには入所介護型施設の在所者の状況に合わせた具体的なアプローチ方法とその効果を示すことが求められていると考えられる．

【文献】

1) 厚生労働省：介護保険事業状況報告（暫定）平成29年12月分．http://www.mhlw.go.jp/topics/kaigo/osirase/jigyo/m17/1712.html
2) 厚生労働省：平成28年介護サービス施設・事業所調査の概況．http://www.mhlw.go.jp/toukei/saikin/hw/kaigo/service16/index.html
3) 柴田克己（主任研究者）：平成21年度厚生労働科学研究費補助金（循環器疾患等生活習慣病対策総合研究事業）日本人の食事摂取基準を改定するためのエビデンスの構築に関する研究―微量栄養素と多量栄養素摂取バランスの解明―平成19年度～21年度 総合研究報告書 1総合研究報告：13．介護保険施設での栄養摂取状況に関する調査．
4) 公益社団法人全日本病院協会：医療ニーズを有する高齢者の実態に関する横断的な調査研究事業 報告書．平成26年（2014年）3月．
5) 若林秀隆：栄養不良とリハビリテーション．リハビリテーション栄養ハンドブック，医歯薬出版，2010，pp12-14．
6) 藤本篤士：慢性期のリハビリテーション栄養管理．静脈経腸栄養 31（4）：967-974，2016．
7) 藤本篤士：栄養管理とリハビリテーションを両輪としたアプローチの重要性．臨床経営エキスパート 2（2）：32-35，2017．
8) 大村健二：高齢者における栄養管理のポイント．日外会誌 111（6）：353-357，2010．
9) Wakabayashi H, Sashika H：Malnutrition is associated with poor rehabilitation outcome in elderly inpatients with hospital-associated deconditioning a prospective cohort study. J Rehabil Med 46（3）：277-282, 2014.
10) Nash KCM：The effects of exercise on strength and physical performance in frail older people：a systematic review. Rev Clin Gerontol 22（04）：274-285, 2012.
11) Mallinson JE, Murton AJ：Mechanisms responsible for disuse muscle atrophy：potential role of protein provision and exercise as countermeasures. Nutr Aging 29（1）：22-28, 2013.
12) Abizanda P et al：Effects of an Oral Nutritional Supplementation Plus Physical Exercise Intervention on the Physical Function, Nutritional Status, and Quality of Life in Frail Institutionalized Older Adults：The ACTIVNES Study. J Am Med Dir Assoc 16（5）：439, 2015.
13) Rondanelli M et al：Whey protein, amino acids, and vitamin D supplementation with physical activity increases fat-free mass and strength, functionality, and quality of life and decreases inflammation in sarcopenic elderly. Am J Clin Nutr 103（3）：830-840, 2016.
14) Wakabayashi H, Sashika H：Association of Nutrition Status and Rehabilitation Outcome in the Disuse Syndrome：a Retrospective Cohort Study. General Med 12（2）：69-74, 2011.

特集 セッティング別のリハビリテーション栄養

【通所介護型施設】

介護施設から在宅へ―高齢者が望む生活を支える通所リハビリテーション栄養

西田有里

Key Words　介護保険制度　通所リハビリテーション　要介護者　栄養ケアプロセス

Abstract　在宅において要介護者は身体機能の維持・向上のために，通所介護，通所リハを利用する．通所リハを利用する要介護者は脳卒中，骨折が多く，サルコペニアや低栄養の影響が強い．要介護者が在宅で望む生活を送り続けるための課題は多岐にわたる．適切なアセスメントに基づき目的を定めてゴール設定し，リハからみた栄養管理と，栄養からみたリハであるリハ栄養を実践することによって，より効果的に要介護者の生活機能を高めることができる．

はじめに

　わが国では高齢化が進むにつれ，介護を必要とする高齢者の増加や核家族化の進行，介護による離職が社会問題となり，家族の負担の軽減や介護を社会全体で支えることを目的に2000年に介護保険制度が創設された．介護保険の被保険者は，65歳以上（第1号被保険者）と，40歳から64歳までの医療保険加入者（第2号被保険者）に分けられる．第1号被保険者は，原因を問わず要支援，要介護の認定を受け，介護サービスを利用することができる．また，第2号被保険者は，加齢に伴う疾病（特定疾病）が原因で要支援，要介護の認定を受けた場合，介護サービスを利用することができる．

　本稿では通所サービスとリハビリテーション（以下リハ）栄養が在宅生活を続けている要介護者に与える役割について考える．

リハビリテーションとは

　リハとは，単純に障害に対しての機能訓練だけではなく，身体的な健康，精神的な健康，社会的な健康を目指す手段の一つといえる．これはWHOが提唱する「健康の定義」と一致する[1]．

通所リハビリテーション（デイケア）の現状

　わが国における通所リハの定義は，居宅要介護者について，介護老人保健施設，病院，診療所その他厚生労働省令で定める施設に通わせ，当該施設において，その心身の機能の維持回復を図り，日常生活の自立を助けるために行われる理学療法，作業療法その他必要なリハを行うものである[2]と定められている．通所リハで提供されるサービスは，食事，入浴，レクリエーションや身体介護など，通所介護（デイサービス）と大きな違いはないと思われるが，通所リハには必ず医師が在籍し，医師の指示に基づいてリハが専門職により提供されている．平成27年度介護報酬改定

Yuri Nishida
介護老人保健施設さやまの里

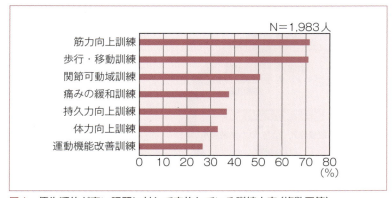

図1 優先順位が高い課題に対して実施している訓練内容（複数回答）
（厚生労働省）[5]を改変

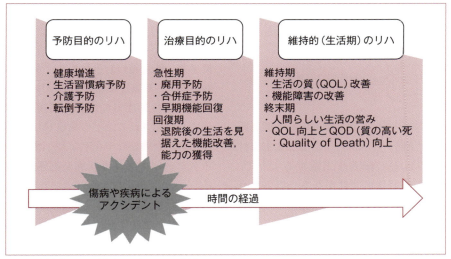

図2 高齢者のリハビリテーションの目的

の検証を調査した結果では，通所リハ事業所に設置されている理学療法士・作業療法士・言語聴覚士の平均設置人数は2.7人と，介護職員（7.2人）に続いて多かった[3]．

通所サービスを利用している要支援・要介護者は，年度累計で通所介護が2,200万人強，通所リハが660万人であった[4]．通所リハを利用するに至った原因は，上位から脳卒中39.8％，骨折25.3％，関節炎・骨粗鬆症20.6％であり[2]，通所リハの最も優先順位が高い日常生活上の課題に対する訓練の上位は，全身の骨格筋量，骨格筋力に関連していた（図1）[5]．

高齢者の脳卒中，骨折はサルコペニア，フレイルの罹患率が高い疾患で知られている[6-11]．通所リハを利用する高齢者は，サルコペニアやフレイルを合併している可能性があると疑って評価するべきである．高齢者のリハは時間の経過とともに目的やアプローチ方法が変化し，個人の社会的背景に応じたリハが求められている（図2）．

先行文献によると，セラピストがリハを実施した場合，質の高いリハを提供することで効果を得ることができ[12]，疼痛の減少や身体能力の向上を認めた[13]．通所リハには維持期にある高齢者の生活を支える役割がある．

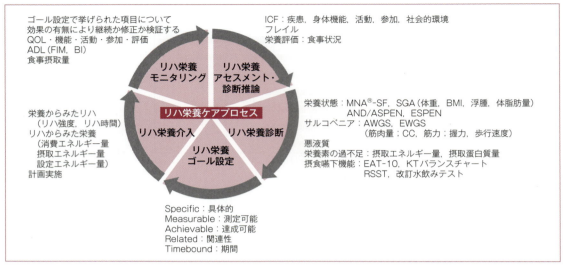

図3 リハビリテーション栄養ケアプロセス

リハビリテーション栄養と通所リハビリテーション

通所リハ下においては，要介護者の心身機能低下予防，合併症予防，再入院の予防などを主な目的としている[14]．リハ栄養を実践することで，QOLを最大限に高める可能性がある．以下リハ栄養ケアプロセス（図3）に基づき，通所リハにおけるリハ栄養を考えていく．

(1) 栄養障害を認めるか

通所リハでは身体計測を定期的に実施することができるため，どの職種がどのタイミング（月初めの1週間の間など）で測定するかを明らかにしておくと，スムーズに評価できる．

平成30（2018）年度の介護報酬改定では，通所サービスで栄養スクリーニングを行い，栄養状態に係る情報をケアマネジャーに文書で共有した場合に加算が算定されることとなった．スクリーニングの例として，body mass index（BMI）が18.5 kg/m^2を下回っていないか，6カ月間で体重が3％以上減少していないか，食事摂取量が通常の75％以下になっていないかなどである．その他，簡易な栄養スクリーニングツールのひとつにMini Nutritional Assessment®-Short Form（MNA®-SF）がある．MNA®-SFは6項目の合計点数によって低栄養，低栄養のおそれあり，栄養状態良好と判断される．6項目には過去3カ月の食生活や体重の推移，移動能力や疾患，精神状態，BMIの数値で点数化される．どの職種でも容易に使用できるため，介護施設や在宅など，専門職に限りのあるステージでも栄養状態を把握することができる．

(2) サルコペニア・悪液質を認めるか

サルコペニアを認めた場合：重度の栄養障害で積極的な運動療法を実施すると，エネルギーを消費させ，栄養状態の改善が阻害され筋肉量は減少する．そのため，栄養不良の程度とサルコペニアの原因を確認する必要がある．また，レジスタンストレーニングなどの運動療法や適切な栄養管理の効果を予後予測する．通所サービスや居宅サービスの利用サービス内容を確認し，介入するタイミングや内容を検討するのが望ましい．

悪液質を認めた場合：悪液質はがんや慢性消耗性疾患に伴う栄養不良により，衰弱した状態である．食思不振や体重減少が著明な要介護高齢者の場合，摂取栄養量だけをみて栄養改善を試みても，単独のアプローチでは改善が難しい．栄養療法，運動療法，心理療法や薬物療法など，単独ではなく多方面のアプローチを行う必要がある．家族やケアマネジャーなど多職種と情報を共有し，

要介護者本人がアプローチを負担に感じないよう，食事や運動のタイミング，内容に配慮するよう心掛け，QOLの低下を防ぐ．

（3）摂食嚥下障害を認めるか

高齢者が低栄養に陥ると，嚥下障害の原因となる[15]．嚥下機能の低下を判断するにはいくつかの簡便なツールが存在する．質問紙法のEAT-10は，10の質問の合計点数が3点以上もしくは実施できない（認知症や失語症など）場合，摂食嚥下機能に問題を認めるとしている[16]．KTバランスチャートは，多職種による多面的評価ツールで，食支援の方向性がみえるアセスメントツールである[17]．その他，30秒間に唾液を何回飲み込めるか確認し，3回以下の場合，嚥下機能に障害の疑いがあると判断される反復唾液嚥下テスト（RSST）や，3mlの水を飲んで嚥下機能を評価する改訂水飲みテストがある．摂食嚥下障害を認めた場合，姿勢修正や食具が適切かどうか，テーブルの高さや距離が適切かどうかを見極めたうえで，必要であれば食形態の見直しを行う．在宅で食べている食事と施設で用意する食事形態が乖離していることは少なくないので注意する．

（4）現在の栄養管理は適切か，今後の栄養状態はどうなるか

在宅で食環境が整っておらず，食事の準備をする人がいない，宅配弁当に手をつけない，食欲が低下し食事に時間を要するなどといった場合，エネルギー不足のため栄養状態が低下する可能性がある．通所リハでの食事時間だけでは情報が不足するため，家族や在宅ケアマネジャーを中心に訪問介護，訪問看護などとの情報共有を積極的に行い，多職種による適切な栄養管理を目指す．

（5）リハビリテーション栄養診断・リハビリテーション栄養ゴール設定

リハ栄養アセスメントの結果をもとにリハ栄養診断を行う．リハ栄養診断によって得た結果を踏まえ，要介護者の達成可能なゴール設定をする．たとえば低栄養を認め，ADLが低下した要介護者について考えると，いつまでに（何カ月後など）必要栄養量（○kcalなど）をどれだけ摂取することができるようになるなどと設定する．その結果，低栄養が改善したことによってADL（歩行動作の自立など）が向上すれば，それが要介護者の生活の質が高くなるためのゴール設定だといえる．

（6）リハビリテーション栄養介入

「リハからみた栄養管理」とは，リハ内容や日常生活の活動量を把握し，必要栄養量の算出に反映させた栄養管理である．通所リハは毎日通うとは限らないため，リハ内容を把握しづらい．気づいたときにはリハ内容が大幅に進んでいることがある．たとえば，平行棒での歩行練習から歩行器歩行，バギー歩行へと進み，自宅での移動範囲や移動手段が変化すると，活動量が増加してくる．リハの様子を観察し，他職種から情報収集を行い把握する．必要栄養量が確保できていない食生活を送っていると，体重減少が起こるため注意が必要である．低体重で体重蓄積量を加味した必要栄養量を設定している場合は，低体重の原因が食欲不振や食生活の偏りだったと考えられるため，特に活動量の変化に留意してもらいたい．

「栄養からみたリハ」とは，栄養管理や栄養状態を考慮したうえで，運動強度や時間を配慮した目的に合ったリハ内容を決定することである．通所リハでは全量摂取していても，自宅では食事を1日に3食摂取できる環境とは限らない．逆に通所リハでは食事が進まないが，自宅では好きな時間に好きなものを，好きなだけ摂取している場合もある．要介護者本人や家族からの聞き取り，他職種からの情報取集，実際の食事時間の観察などから総合的に判断し，目標ADLに近づけるためのリハプログラムを提供する．

（7）リハビリテーション栄養モニタリング

「リハからみた栄養管理」と「栄養からみたリハ」の効果を判定する．栄養量の不足がないか，リハが確実に行えているか，精神的・身体的に変化はないか，自宅での環境に変化はないかを評価する．高齢者は変化に適応する能力が低下しているため，多職種による総合的な評価が求められる．達成できなかった目標は，達成可能な目標に修正する．

(8) リハビリテーション栄養を実施するうえでの問題点

在宅での生活スタイルは千差万別である．食生活は，同居人や介護者の有無によって食事のタイミング，質，量などの内容が違ってくる．在宅で要介護者に必要な栄養管理，生活リハを実施するには，本人の意欲，生活環境，社会的環境が大きく影響する．在宅要介護者本人と多職種が合致した目標設定にしなければ，絵に描いた餅となる．

通所リハに通う在宅要介護者と携わる立場，職種は多岐にわたる．医師，介護士，看護師，理学療法士，作業療法士，言語聴覚士，管理栄養士，薬剤師，歯科医，歯科衛生士などは，在宅サービスでかかわり，通所リハや短期入所でもかかわる．主となる本人，家族の意向を軸にケアマネジャーのケアプランに基づいて目標が設定される．リハ栄養の目的は，リハの視点からみた栄養管理と，栄養の視点からみたリハを行うことにより，要介護者の生活機能を高めることである．多職種カンファレンスでリハからみた栄養管理，栄養からみたリハを念頭に置いた発言ができれば，要介護者の生活機能の向上につながるリハ栄養の道筋ができる．

症例提示

(1) 症例

89歳，女性．障害のある長女と同居していた．自宅のフローリングで転倒後，言動異常や物盗られ妄想が出現していた．転倒の翌月，近隣に住む次女が説得し病院を受診した．MRIの結果，右慢性硬膜下血腫を認め手術目的で入院した．リハを行うことで歩行器歩行で移動できるまで改善したが，自宅で安全に生活できるレベルには至らなかった．在宅復帰するための環境が整っていないこと，移動動作の確立のためにリハ目的で当施設に入所となった．

(2) 入所時所見・経過

身長138cm，体重37kg（健常時体重44.5kg），BMI 19.5kg/m^2，MNA®-SFは6点だった．障害のある長女が一人で自宅にいることを気にし，帰宅願望が強かった．自宅で安全に生活ができるためとリハを行う目的を繰り返し説明したが納得せず，リハを拒否することが多かった．偏食があり，平均食事摂取量は5割と必要栄養量を充足していなかった．早期在宅復帰に向けて多職種で検討し，次女，在宅ケアマネジャー，本人を交えてカンファレンスを行った．高齢で以前から自宅で転倒していたことから，引き続き安全な自宅生活を送るためのリハが必要という結果となった．介護サービスの利用項目を追加して当施設通所リハに登録し，リハスタッフ，通所リハスタッフにより訪問指導を実施した．その後，自宅での環境が整ったと判断し，在宅復帰となった．

(3) 通所リハビリテーション

リハビリテーション栄養アセスメント：ICFに基づいた患者の現状を図4に示す．通所リハに登録した当初は，朝に起きられない，家から出たくないという理由で欠席が多かった．しかしリハへの誘いの電話や送迎を根気よく継続したため，通所リハに通うことが日常となった．栄養評価はMNS®-SF 9点で低栄養あり．低栄養の診断は，ESPENによる低栄養の診断的定義[18]で判断した．妥当性のある栄養スクリーニングで低栄養のリスクがあり，体重は39.2kgであった．健常時体重から11.9％の減少率であったため，3カ月以内に5％以上であると判断した．また，年齢が70歳以上でBMIが22kg/m^{2}未満であったため低栄養と判断した．

リハビリテーション栄養診断：栄養状態は，低栄養あり．サルコペニアの診断には，AWGS[19]を用いた．握力は9.0kgであったため，筋力の低下を認めた．自力歩行は不能であったため，身体機能低下の可能性があった．筋肉量の評価はMaedaら[20]のCCのカットオフ値（女性29cm未満）を代用し，CC 24.0cmでカットオフ値を下回ったためサルコペニアの疑いがあると判断した．悪液質は認めなかった．栄養素摂取の過不足は，偏食があり病院，老健では必要栄養量を満たしていなかったが，在宅に戻り嗜好に合ったものを準備することにより満たしている可能性があると判断した．

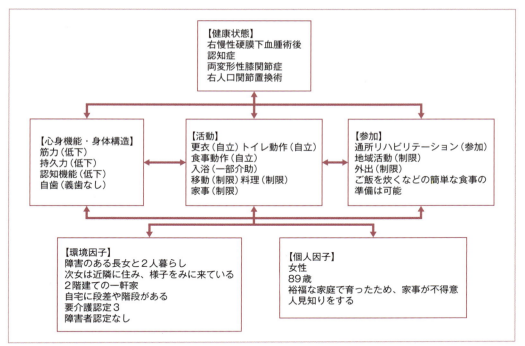

図4 ICFに基づいた患者の現状

リハビリテーション栄養ゴール設定：短期目標は通所リハに通う，必要栄養量の確保による体重の維持，拒否なくリハを行うこと，3カ月で体重を1kg増加，自宅でバギー歩行が安全に行えることとした．長期目標は，6カ月後に在宅生活が安全に継続できるように，体重の維持，転倒予防のための筋力向上，伝い歩きが10m行えることとした．

リハビリテーション栄養介入：リハからみた栄養：患者に必要栄養量を摂取し体重減少を避ける目的で，必要栄養量を摂取しないと転倒した場合に骨折するリスクがあることを説明した．通所リハでは嗜好に合わなければ全く手を付けないため，希望に沿ったものを提供できるよう準備し，必要栄養量を満たせるようにした．

栄養からみたリハ：自宅に帰ったことで，食べたいものが食べられる環境になり，食事摂取量の改善がみられた．転倒によって病院に再入院することを恐れ，通所リハに積極的に参加するようになった．患者も協力的になってきたため，積極的に在宅生活の維持を見据えた床上動作，伝い歩きの安定，階段昇降の安定などのリハ内容が提案された．

経過：通所リハに登録して9カ月後，リハでは歩行状態の安定，円滑な在宅生活を維持するために筋力増強訓練を行った．筋力増加が確認できたと同時に，階段昇降や杖歩行，タンデム訓練，独歩歩行へと訓練内容が移行した．CCは25.5cm，握力は9.0kgであった．体重は37.2kgだった．そのため，栄養補助食品を1日1本（200kcal/本），自宅で摂取することにした．その後自宅では安定して伝い歩きができるようになりADLは改善し，転倒回数も減少した．ただ，幻覚症状が出現し，在宅で異常行動がみられるようになり，自宅での介護サービスの利用項目は増加した．

まとめ：通所リハとは，要介護者が自宅生活を続けるために必要な心身機能の維持，向上を担う役割がある．栄養管理とリハがそれぞれ別々の目的をもって実施すると，自宅生活を続けるために必要な心身機能の維持，向上の手助けには力不足である．リハ栄養を実施するうえでの目的であるQOLを最大限高めることを成し遂げるには，リ

ハと栄養それぞれを考慮した全人的な視点が求められている．

おわりに

人は，培ってきた長年の生活スタイルを守りたいと思うことが多いが，疾患やそれに伴う障害などの人生のイベントによって，長年守り続けてきた生活が継続できなくなることがある．障害者や高齢者がリハを行うのは，自分が望む生活を送り続けるためである．リハ栄養ケアプロセスを用いることにより，その人が望む場所でより効果的なリハを実施することができる．

【文献】

1) United Nations Principles for Older Persons : http://www.ohchr.org/EN/ProfessionalInterest/Pages/OlderPersons.aspx
2) 厚生労働省：第141回社会保障審議会介護給付費分科会 資料4　通所リハビリテーション．http://www.mhlw.go.jp/stf/shingi2/0000168709.html
3) 厚生労働省：平成27年度介護報酬改定の効果検証及び調査研究に係る調査．リハビリテーションと機能訓練の機能分化とその在り方に関する調査研究事業　報告書：http://www.mhlw.go.jp/file/05-Shingikai-12601000-Seisakutoukatsukan-Sanjikanshitsu_Shakaihoshoutantou/0000125482.pdf
4) 厚生労働省：平成27年度介護保険事業状況報告：http://www.mhlw.go.jp/topics/kaigo/osirase/jigyo/15/index.html
5) 厚生労働省：平成25年国民生活基礎調査概況：http://www.mhlw.go.jp/toukei/saikin/hw/k-tyosa/k-tyosa13/
6) Yu R et al : Incidence, reversibility, risk factors and the protective effect of high body mass index against sarcopenia in community-dwelling older Chinese adults. Geriatr Gerontol Int 14 (1) : 15-28, 2014.
7) Carda S et al : Sarcopenia or muscle modifications in neurologic diseases : a lexical or patophysiological difference ? Eur J Phys Rehabil Med 49 (1) : 119-130, 2013.
8) Shiraishi A et al : Prevalence of stroke-related sarcopenia and its association with poor oral status in post-acute stroke patients : Implications for oral sarcopenia. Clin Nutr 37 (1) : 204-207, 2018.
9) Maeda K, Akagi J : Cognitive impairment is independently associated with definitive and possible sarcopenia in hospitalized older adults : The prevalence and impact of comorbidities. Geriatr Gerontol Int 17 (7) : 1048-1056, 2017.
10) Monaco M et al : Presarcopenia and sarcopenia in hip-fracture women : prevalence and association with ability to function in activities of daily living. Aging Clin Exp Res 27 (4) : 465-472, 2015.
11) Hong W et al : Prevalence of Sarcopenia and Its Relationship with Sites of Fragility Fractures in Elderly Chinese Men and Women. PLoS One 10 (9) : e0138102, 2015.
12) Friesner D et al : Benchmarking patient improvement in physical therapy with data envelopment analysis. Int J Health Care Qual Assur Inc Leadersh Health Serv 18 (6-7) : 441-57, 2005.
13) Wang WT et al : Effectiveness of physical therapy for patients with neck pain : an individualized approach using a clinical decision-making algorithm. Am J Phys Med Rehabil 82 (3) : 203-218 ; quiz 219-221, 2003.
14) 前田圭介：リハビリテーション栄養とは．臨床栄養別冊リハビリテーション栄養UPDATE，医歯薬出版，2017, pp8-13.
15) Hudson HM et al : The interdependency of protein-energy malnutrition, aging, and dysphagia. Dysphagia 15 (1) : 31-38, 2000.
16) 若林秀隆，栢下淳：摂食嚥下障害スクリーニング質問紙表EAT-10の日本語版作成と信頼性・妥当性の検証．静脈経腸栄養 29：871-876, 2014.
17) Maeda K et al : Reliability and Validity of a Simplified Comprehensive Assessment Tool for Feeding Support : Kuchi-Kara Taberu Index. J Am Geriatr Soc 64 (12) : 248-252, 2016.
18) Cederholm T et al : Diagnostic criteria for malnutrition-An ESPEN Consensus Statement. Clin Nutr 34 : 335-340, 2015.
19) Chen LK et al : Sarcopenia in Asia : consensus report of the Asian Working Group for Sarcopenia. J Am Med Dir Assoc 15 : 95-101, 2014.
20) Maeda K et al : Predictive Accuracy of Calf Circumference Measurments to Detect Decreased Skeletal Muscle Mass and European Society for Clinical Nutrition and Metabolism-Defined Malnutrition in Hospitalized Older Patients. Ann Nutr Metab 71 : 10-15, 2017.

特集 セッティング別のリハビリテーション栄養

【訪問診療・訪問看護】
訪問診療・訪問看護におけるリハビリテーション栄養

佐々木 淳

Key Words　QOL　QOD　予防医学的支援　多職種連携

Abstract　訪問診療は継続的な医学管理が必要であるが，一人で通院できない人が対象になる．訪問診療を利用している患者は，老年症候群によるものが多いが，小児難病や精神疾患，悪性新生物など，年齢や病状は多岐にわたる．多くの人が治癒困難な病気や障害とともに生活しており，人生の最終段階にいる人も少なくない．したがって訪問診療のアウトカムは，病態生理学的な栄養状態の改善というBiologicalな視点のみならず，生活の質（QOL），人生の継続，最期の時を納得して迎えられること（QOD）など，よりBiographicalな視点も重要になる．Biologicalな視点においても，患者の多くは回復力が低下していることから，治療的介入よりも予防的介入のほうがより重要になる．このようなセッティングにおいて，リハ栄養の概念は極めて重要である．治療としてのリハ栄養と，緩和としてのリハ栄養．この2つをバランスよく組み合わせられることが望まれる．

訪問診療・訪問看護とは

　訪問診療は，住み慣れた場所で病気や障害とともに「よりよく生きる」ことを支援する．したがって，継続的・計画的な医学管理が主たる職務である．そのために医師は定期的に自宅や施設を訪問し（訪問頻度は一般的には月1～2回，病状によっては最大で週3回まで），疾病の治療にとどまらず，療養生活のアドバイスやワクチン接種など，健康管理全般を担当する．不安な体調変化が生じたときには24時間体制で電話対応し，必要があれば往診（緊急訪問）を行う．認知症やがんとともに生きている人も多く，家族も含めた横断的な支援が必要になる．そして，最期まで自分で選択した生活・人生を生きられるよう，地域の医療介護専門職や病院，行政機関などさまざまなセクターと連携しながら，包括的に支援にかかわる．

　訪問看護も概ね職務内容は同様である．一般には訪問診療よりも早いタイミングで患者とかかわり始め，より高い頻度で患者の療養支援に関係する．緊急時に訪問看護がファーストコールをとることも少なくない．療養支援は本来，看護師の専門性の一つでもあり，在宅医療においては，訪問診療よりも生活支援の側面が強くなる．多職種チームにおいては医療・介護・福祉の連携のハブとしても機能する．

訪問診療（訪問看護）の対象とリハビリテーション栄養のかかわり

　訪問診療（訪問看護）は，自宅での生活を継続

Jun Sasaki
医療法人社団悠翔会

するために計画的な医学管理が必要だが，定期的な通院が困難な方が対象である．主に老年症候群（老衰）によるフレイルの高齢者と，疾病（神経疾患・がん・その他の難病など）による心身の機能低下の大きく2群に分かれ，それぞれの訪問診療のかかわり方は異なる．

1. 老年症候群によるフレイルの在宅高齢者

　老年症候群は，年単位でゆっくりと経過していく．長い経過のなかで誤嚥性肺炎や骨折などを発症し，入退院を繰り返しながら要介護度が徐々に悪化していく．そして，心身の機能低下に伴い摂食能力や食欲，食事量も低下し，栄養や水分の代謝も落ちていく．訪問診療は，心身の機能が低下しても，その人が選択した生活が継続できるよう，包括的に支援をしていくことになる．この老年症候群を訪問診療でみていくうえで5つの重要な視点を以下に述べる．

(1) 予防医学的な視点

　訪問診療の対象となる高齢者（以下，在宅高齢者）は一人では通院できない，つまりフレイル以降の脆弱性の顕在化した状態にある．フレイルの高齢者は入院により身体機能・認知機能が低下する（入院関連機能障害）[1]．高齢者にとっては，特に急性期病院での侵襲の高い治療が要介護度を悪化させる一つの要因になっている．予防医学的な支援により，入院が必要な状況の発生を予防し（一次予防），早期発見・早期治療で入院が必要になる前に治療し（二次予防），どうしても入院が必要であれば，1日も早く退院できるよう在宅療養環境の調整を行う（三次予防）．

　在宅高齢者の緊急入院の主たる要因は，誤嚥性肺炎などの感染症，そして骨折である．在宅高齢者が誤嚥性肺炎で入院すると，約30％が入院中に死亡し，退院できた患者は平均で要介護度が1.72悪化する．骨折でも10％弱が入院中に亡くなり，退院できた患者の要介護度は1.54悪化していた[2]．骨折はもちろん，誤嚥性肺炎の発症にも低栄養やサルコペニアがかかわっていることが明らかになりつつある[3]．在宅医療においては，予防医学的なかかわりは極めて重要であり，その手段としてのリハビリテーション（以下リハ）栄養の役割は大きい．

(2) 退院直後の集中的な支援

　前述のとおり，フレイルの高齢者は入院関連機能障害により，身体機能・認知機能が低下する．その主たる要因は，禁食・安静・治療の侵襲などによる低栄養・サルコペニアの急速な進行と，リロケーションダメージ（環境変化によるストレス）である．後者は退院により自動的に脱することができるが，前者は入院から時間が経てば経つほど可逆性は低下していく．そのため，できるだけ早期の支援開始が重要になり，退院前共同指導などを活用し，退院と同時に最適なリハ栄養が開始できるよう準備しておく．特に食支援については，摂食機能や環境調整を含め，十分な体制をつくって望む必要がある．

　高齢者の脆弱性に配慮した入院治療を行う病院も増えてはきているが，まだ少数である．入院の段階で，病院・在宅の両方で退院目標を共有するとともに，在宅や施設での受け入れ能力の強化を行い，できるだけ早期退院につながるよう，双方で努力をすべきである．

(3)「老衰」と低栄養・サルコペニアの判断

　老衰という言葉は，さまざまな場面で曖昧な形で使われているが，ここでは，加齢による老化に伴って恒常性の維持が困難となり，個体を形成する細胞や組織の能力が低下した状態と定義する．在宅高齢者の場合，その心身機能の低下が，老衰なのか，それとも低栄養やサルコペニアによるものなのかによって，支援の方向性が大きく変化する．したがって，慎重にアセスメントする必要がある．その人の生物学的なポテンシャルのなかで，その人の人生の可能性を最大化することは訪問診療・訪問看護の重要な仕事であるはずだが，残念ながら「年齢相応」という言葉で，アセスメントが放棄され，適切なリハ栄養につながっていないケースも少なくない．ここはしっかりと意識をしていく必要がある．

(4) 定期的な客観的アセスメント

　安定した老年症候群の患者は経過が年単位になる．在宅主治医あるいは訪問看護師として長くか

かわっていると，少しずつ食事量や体重が減っていくことに気づけないことがある．これは本人や家族も同様である．定期的に専門職がかかわっているにもかかわらず，いつの間にか低栄養やサルコペニアが進行していた，ということは珍しくない．これを避けるためには，栄養状態を含むフィジカルアセスメントを定期的に行うことが重要である．

(5) 動脈硬化性疾患に対する食事制限とのコンフリクト

在宅高齢者の多くは生活習慣病を有しており，それに対する薬物療法や食事指導（食事制限）を受けている．体重を減らす，塩分やコレステロールを減らす，加えてカリウムや蛋白質の摂取を制限されている高齢者もいる．しかし，在宅高齢者に対する生活習慣病の食事療法は，低栄養のリスクを高める危険性がある．そもそも在宅高齢者は基本的に低栄養・低体重であると考えてよい．筆者ら（医療法人社団悠翔会）が訪問診療している患者は，MNA®スコアで49％が低栄養，40％がAt Riskであった．訪問看護の対象患者に対する調査では，60％がBMI 18.5未満であったという報告もある．高齢者の低体重が要介護や死亡のリスクを高めることは世界的に明らかになっている．

一方，在宅高齢者は生活習慣病の有無にかかわらず，すでに進行した動脈硬化の状態にある．フレイルの高齢者に対する高血圧[4]や糖尿病[5]の治療ガイドラインは，厳格なコントロールのベネフィットよりもリスクが大きいことを指摘し，高齢になってからの塩分制限は，死亡のリスクをあまり下げないことがわかっている[6]．

リハ栄養を考えるうえでも，動脈硬化リスクと低栄養リスクのバランスを考えながら支援していく必要がある．

2. 疾患による心身の機能低下

悪性新生物，中枢神経疾患，運動器疾患，心不全や呼吸不全などの疾患により心身の機能が低下している場合，それぞれの病態や予後の見通しに応じて支援の方向性は大きく変化する．小児や良性疾患の場合，老年症候群に合併している場合などは，長く安定した経過になることもあるが，一般的には老年症候群に比べて経過は不安定で短い．悪性新生物の場合には，通院困難になってからの予後は通常1〜2カ月，心不全や呼吸不全の場合は急性増悪による入退院を繰り返しながら，最終的には緩和医療が必要になることも多い．このようなケースにおけるリハ栄養は，高い個別性が求められる．

うっ血性心不全や腎不全，肝不全などでは，病状を悪化させないために一定の食事制限は必要になる．しかし，厳格な食事療法を実施しても残された時間が大きく変わるわけではない．人生が最終段階に近づけば近づくほど，優先順位は疾病管理から人生の納得や満足にシフトしていく．

一方で積極的な栄養治療がQOLを改善するケースもある．経過中に栄養状態の悪化を伴う悪性新生物に対しては，リハ栄養により予後が改善することが示されている[7,8]．末期の悪性新生物に伴う悪液質においても，たとえばn3系不飽和脂肪酸で症状の改善が得られること[9]，体重減少も抑制できることが示されている[10]．症状改善・緩和のための栄養ケア，本人と家族の楽しみのための栄養ケアをバランスよく提案・提供することで，本人にとって最善の選択が可能になる．

訪問診療・訪問看護におけるリハビリテーション栄養の課題と対応

訪問診療・訪問看護のセッティングにおけるリハ栄養には病院や施設とは異なるアプローチが求められる．在宅では多職種連携が中心となり，アウトカムのセッティングも非常にフレキシブルで個別性が高い．個々の専門職の役割については他の筆者に譲り，ここでは在宅におけるリハ栄養の全体像とその特色について述べたい．

(1) 在宅患者の多くはフレイルに加えて低栄養・サルコペニアをオーバーラップしている

低栄養やサルコペニアの存在を認識できなければ，弱っていくのをただ見守ることになってしまう．認識できたとしても，リハ単独，栄養ケア単独では，結果は出せない．適切なアセスメント

と，十分な支援能力をもった専門職によるチームアプローチが重要になる．

訪問診療（在宅医）の主たるミッションは，可逆性のある低栄養・サルコペニアをしっかり診断し，しかるべき専門職に責任をもってつなぐとともに，その後の経過をチームリーダーとして責任をもってフォローしていくことにある．訪問看護は在宅医やその他の専門職と連携し，より高い頻度で患者にかかわりながら，アプローチの妥当性を継続的に評価するとともに，自らリハを提供し，栄養アセスメントや食支援にもかかわる．

(2) フィジカルなアセスメントとアプローチでは根本的な解決にならない

在宅患者の病状は，病状と生活能力・生活環境が密接にかかわっている．重要なのは，栄養状態や身体機能などのフィジカルアセスメントだけでは，具体的な解決策は立てられないことである．特に留意すべきは，表のような点である．

問題解決のために正論を押し付けてもうまくいかない．その人の病状に対する理解，経過の見通しに対する思い，家族の対応力，経済的状況，かかわる多職種の意識や知識のレベルの差，さまざまな個別の要因がかかわるなかで，現実的かつ継続可能な支援の計画を立てる必要がある．そのためにも，それぞれの専門職がそれぞれの視点でアセスメントをしながら，それを統合していく作業が必要になる．必要に応じて，医療や介護以外のリソースへの接続も検討する．

(3) 人生の最終段階の支援が含まれ，必ずしも病態生理学的な改善をゴールとしない

訪問診療・訪問看護の対象患者のなかには，老化や病気の進行に伴い，医療的アプローチをもってしても，近い将来死が訪れるという運命を変えられないフェイズの人たちが含まれる．リハ栄養のアウトカムの設定はおのずとBiologicalなもの（病態生理学的改善・余命の延長）から，Biographicalなもの（生活や人生に対する納得・満足）に変化していく．前者から後者へのシフトはなだらかに起こる．多職種のチームは，双方の価値観を理解し，同時にアウトカムのシフトをチーム内で共有していく必要がある．ゴールが共有できな

表　在宅におけるアセスメントの留意点

認知機能に起因する課題	・不十分な衛生管理 ・非常に偏った食事 ・アパシー，抑うつ，食欲低下 ・生活リズムの消失
不適切な治療に起因する課題	・主治医の無関心 ・入院関連機能障害の影響 ・薬物による作用 ・従来型食事制限へのこだわり
不適切な知識やケアに起因する課題	・誤った現状認識（年だから仕方ない，など） ・誤った健康観（太ってはいけない，など） ・糖質に偏重した食事 ・不適切なポジショニングやシーティング
生活機能・療養環境に起因する課題	・身体機能の低下に応じた生活空間 ・療養支援体制・家族の対応力 ・経済力 ・寂しさ（一人で食べてもおいしくない，など）

いメンバーがいると，チームは目的を達成することができない．

(4) リハビリテーション栄養のアプローチは，スムーズな多職種連携が前提となる

前述のとおり，在宅でのリハ栄養は多職種によるチームで提供される．病院の栄養サポートチーム（NST）と異なり，在宅では，それぞれの専門職が異なる事業所に所属し，異なる指揮系統，異なる財源で稼働する．このバラバラのチームが一体感をもって活動できることが，リハ栄養のアプローチを成功させるうえで最も重要な要素である．

在宅での多職種の指揮系統は医療系と介護系に大きく分かれる．医師・歯科医師以外の医療系専門職（看護師・理学療法士・作業療法士・言語聴覚士・薬剤師・管理栄養士・歯科衛生士）は医師（歯科衛生士については歯科医師）の指示書がなければ動くことができない．介護系（介護福祉士・通所介護・短期入所介護・福祉用具など）はケアマネジャーによるケアプラン作成・給付管理を経由する必要がある．さらに複雑なことに医師の指示書に従う医療系専門職の多くは，給付が介護保険から行われる場合が多く，医療系であってもケアマネジャーの理解と協力が必要になる．したがって，主治医とケアマネジャー，双方のリハ栄養に対する理解がなければ専門職は動くことができない．さらに医療系と介護系で目的・目標を

共有し，スムーズなコミュニケーションが成立しなければ，一体感のあるサポートはできない．

(5) 在宅で活動する専門職が不足している

専門職の不足により，多職種のチームが形成できない地域もある．特に在宅で活動できる管理栄養士や歯科衛生士は少なく，訪問言語聴覚士は都市部でも確保が難しい．訪問診療や訪問歯科診療を提供する医療機関が存在しない基礎自治体もある．超高齢社会では，リハ栄養が必要な人はどんどん増えていく．在宅で活躍する専門職を増やす努力も進めていかなければならないが，チームメンバーがいない地域では，他の専門職が活動範囲を広げる，専門職を擁する病院や施設と連携するなどの工夫でクリアしていくしかない．高齢者人口も減少傾向にあり，将来的に専門職の増加が見込めない地域は，訪問看護や訪問介護が専門的な技術や知識を身に着け，カバーできる領域を増やしていくことも重要であると考える．

在宅でのリハビリテーション栄養への専門職のかかわり方

訪問診療・訪問看護において最も大切なことは，在宅医療は病気の治療ではなく，生活・人生の継続を支援するために存在しているということである．「在宅」は医療現場ではなく，患者・家族の生活空間である．自宅においては，医療者の指示に従順に従う患者ではなく，自分の意思と優先順位で自由に生きる生活者である．食事も運動も彼らの生活の一部であり，誰もコントロールされることは望まない．

私たち専門職は，生活者を患者にしないよう，リハ栄養も専門的なケアではなく，患者・家族の日常生活の一部として収束させていくことを意識しなければならない．専門職がいなくても，日々の生活のなかで自然に実践できるようになっている．患者・家族のそんな自立した生活こそが，真のゴールであると思う．

【文献】

1) 田邊翔太，矢野彰三：入院関連機能障害（Hospitalization-Associated Disability：HAD）の現状と危険因子の検討．日農医誌 65（5）：924-931, 2016．
2) 佐々木淳，林裕子：緊急入院させないための在宅リハビリテーション栄養．Med Alliance 1（1）：71-77, 2015．
3) Maeda K, Akagi J：Sarcopenia is an independent risk factor of dysphagia in hospitalized older people. Geriatr Gerontol Int 16（4）：515-521, 2016．
4) 日本老年医学会「高齢者の生活習慣病管理ガイドライン」作成ワーキング：高齢者高血圧診療ガイドライン 2017．日老医誌 54：1-63, 2017．
5) 高齢者糖尿病の治療向上のための日本糖尿病学会と日本老年医学会の合同委員会：高齢者糖尿病の血糖コントロール目標について（2016年5月20日）．
6) Bibbins-Domingo K et al：Projected effect of dietary salt reductions on future cardiovascular disease. N Engl J Med 362：590-599, 2010．
7) Wakabayashi H, Sakuma K：Rehabilitation nutrition for sarcopenia with disability：a combination of both rehabilitation and nutrition care management. J Cachexia Sarcopenia Muscle 5：269-277, 2014．
8) 若林秀隆：リハビリテーション栄養ハンドブック，医歯薬出版，2010．
9) Barber MD et al：The effect of an oral nutritional supplement enriched with fish oil on weight-loss in patients with pancreatic cancer. Br J Cancer 81（1）：80-86, 1999．
10) Fearon KC et al：Effect of a protein and energy dense N-3 fatty acid enriched oral supplement on loss of weight and lean tissue in cancer cachexia：a randomised double blind trial. Gut 52（10）：1479-1486, 2003．

特集 セッティング別のリハビリテーション栄養

【訪問栄養指導】

「在宅リハビリテーション栄養」を実践するセッティングを整えるために

塩野崎淳子

Key Words　在宅医療　訪問栄養指導　在宅リハビリテーション栄養

Abstract　筆者が在宅医療の現場に飛び込んでから5年が経過した．これまでさまざまな家庭や居住型施設を訪問してきたが，在宅医療における食支援の難しさを日々感じている．病院や施設の管理栄養士が栄養管理を行う場合，エネルギーなら100kcal単位，蛋白質は10g単位で食事内容を調整し，かつ病態ごとの治療食や嚥下調整食を用意することが可能だ．しかし，在宅医療においては，食生活を「管理」することは求められていない．限られた環境のなかで，生活のなかに栄養ケアを落とし込むためのチームアプローチが必要である．

在宅療養者には終末期や神経難病などにより改善の可能性が低い患者もいるが，明らかな低栄養と廃用により衰弱している患者も存在する．そのような患者に「在宅リハ栄養」を実践する環境を整えるにはどうすればよいのか，読者とともに考えてみたい．

クリニックの紹介

筆者が勤務している「むらた日帰り外科手術WOCクリニック」は，日帰り手術が可能な外科診療所である．外来診療を主としているが，訪問診療も行っており，外科医，皮膚・排泄ケア認定看護師，管理栄養士で構成される「在宅褥瘡対策チーム」を結成し，難治性重度褥瘡を有する在宅療養者の治療にあたっている．また，地域における「在宅栄養ケアの拠点」を目指し，院内に「訪問栄養サポートセンター仙台」を開設した．このセンターでは，介護保険における管理栄養士の居宅療養管理指導を実施しており，現在は一月に約10名の患者を訪問している．これまでに18カ所の診療所や病院から訪問栄養指導の指示を受けた．訪問栄養指導依頼時の疾患別内訳は，全体の約半数が嚥下障害である（図1）．たとえば，「低栄養状態の改善」との依頼を受け，栄養アセスメントを実施した結果，低栄養の原因が「嚥下障害」ということもあるが，その場合は「低栄養」に分類されている．

また，近隣の地域包括支援センターや町内会などが主催している介護予防教室や料理教室の講師，地域ケア会議のアドバイザーの依頼もあり，「介護が必要となる前」からの地域高齢者への啓発活動にも力を入れている．

平成24年度老人保健健康増進等事業において，在宅療養高齢者990名を対象として，栄養評価や摂食状況，身体状況，生活状況等について，国立長寿医療センターが調査を実施した結果，MNA®-SFによる評価で「低栄養」「低栄養の恐れあり」が合わせて7割であった[1]．さらに同調査で

Junko Shionozaki
むらた日帰り外科手術WOCクリニック
訪問栄養サポートセンター仙台

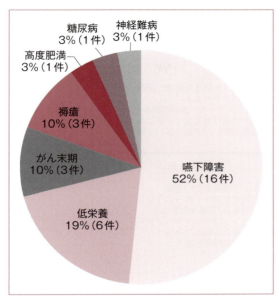

図1 2016年から2年間に実施した訪問栄養指導（31例）の疾患別内訳

は，低栄養の患者は摂食嚥下障害，誤嚥性肺炎，褥瘡のリスクが高いと報告されている．また，厚生労働省が行った「居宅サービス利用者における食事の心配や困りごと」の調査では，食事内容，食事の準備や料理，食事形態についての困りごとが上位を占め[2]．在宅療養者とその介護者が，日々の食事づくりに悩み，体重低下や生活習慣病などの栄養障害に対して，「どのように対処したらよいのかわからない」という状況が想像できる．

食思不振や食事量の低下を訴える高齢者の生理状態が「老衰」による不可逆的なものなのか，それとも栄養ケアで改善するものなのかどうか，医療介護者が判断に苦しむことも多い．ケアにかかわる全員が「もうターミナル期だ」とほぼ諦めていた90歳代の女性が，小さなゼリーを食べ始めたことがきっかけで徐々に食事を摂りはじめ，長年悩まされていた難治性褥瘡が治癒し，寝たきりの状態から回復，やがて車椅子に移乗しリビングで微笑んでいるのをみたときには，生命力の底力をみせられたようだった．逆に食事摂取量が増えて改善の兆しがみえていたのに，あるとき急にスイッチが切れるように最期を迎えた方もいた．しかし，少しでも可能性があるのなら，栄養ケアを

トライしてみる価値はあると筆者は考えている．

在宅療養者のセッティングは十人十色

当院では，週に1回「在宅褥瘡対策チーム」として地域の重度褥瘡患者の褥瘡ケアにあたっているが，重度褥瘡は患者と介護者のQOLを著しく低下させる．したがって，患者も介護者も「なるべく早く褥瘡を治癒させたい」という思いが強い．しかし，介護者がこちらの提案をすべて受け入れるとは限らない．経済的に余裕があるのかどうか，「介護食や栄養強化食」を自宅で調理できるかどうかの介護力の高低によって，そのセッティングは異なってくる．在宅におけるセッティングについて，筆者独自の考えを図にまとめた．（図2）

経済的に余裕があり介護力も高い場合に，牛ヒレ肉や赤身の刺身など良質蛋白質を豊富に含む食品を介護者に提案すると，介護者はそれらを積極的に取り入れて食生活そのものを改善するよう努力し，栄養補助食品についても高価なものであっても惜しみなく購入することが多い．しかし，経済力も介護力も低下している患者の場合は，栄養補助食品どころか，食費を削るために欠食していることさえある．これは褥瘡患者に限ったことではない．高齢者のみの世帯や，無職の子どもとその親のみの世帯など，貧困に苦しんでいる家庭でも起こり得る．そのような家庭に，高価な栄養補助食品を勧めることはできない．たとえば，低栄養患者の栄養補給に活用されることの多い「中鎖脂肪酸100％のオイル」は，市販のゴマ油の約5倍の価格（筆者調べ）である．ゴマ油にはない栄養学的価値を力説したとしても，経験上，貧困家庭において購入につながったことはない．では，どうすれば安価で簡単でおいしく栄養強化ができるのか．それが在宅訪問管理栄養士の腕の見せ所といえる．

病院と在宅，施設と在宅をつなぐ栄養ケア

筆者が訪問している患者のうち，1人の要介護者にかかわっている最も多い事業所数は12カ所

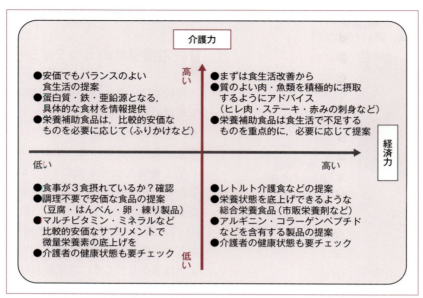

図2　経済力と介護力の高低によるセッティングの違い

である．生活の根幹となるケアプランに基づき，医療介護の専門職が毎日のように利用者宅を訪問し，さまざまなサービスを提供している．どんなに重度な障害をもっていたとしても，「入院しない」ということを目標に生活を組み立てている患者が複数存在する．

しかし，基礎疾患や感染症の悪化のために自宅療養が困難になり，入院治療が避けられないケースもある．ケアマネジャーと病院MSWによるコーディネートにより，退院時カンファレンスにおいて，病院管理栄養士と在宅訪問管理栄養士が直接情報を共有することができた事例では，退院後に嚥下調整食や治療食がスムーズに導入され，介護者が安心して在宅療養生活を開始できた．「病院給食だからできる高度な栄養管理」が在宅療養においては非現実的な場合もあり，治療食を継続するためにはどうすればよいか，どこまでを許容範囲とするのかについて，患者にかかわる医療・介護の担当者が智恵を絞る必要がある．

筆者が訪問看護ステーション所属の介護支援専門員として仕事をしていたころ，患者に栄養的な課題があるにもかかわらず，退院時カンファレンスに管理栄養士が参加しない病院が多いことに危機感を覚えた．「栄養の病診連携」を進めるのであれば，まずは病院管理栄養士が当たり前に退院時カンファレンスに参加できるような環境づくりが必要ではないかと感じている．退院先が自宅なのか，それともグループホームや小規模多機能型施設か，またはサービス付高齢者住宅や有料老人ホームなのかによって，食支援のセッティングも異なるが，これらの施設の違いを理解している病院管理栄養士はどれほどいるのだろうか．筆者は，病院管理栄養士として勤務していたころ，これらの違いを全く知らないまま一方的な退院時食事指導をしていた．患者が暮らす環境によって，食生活が大きく変わるということに気づいたのは，介護支援専門員として仕事を始めてからであった．

入院時にNST（nutrition support team）の介入があった患者や，退院後も継続した栄養ケアが必要な患者に対しては，退院時カンファレンス時に病院と在宅双方の管理栄養士が参加することが理想的ではあるが，現実的に難しい場合が多い．退院時カンファレンスに管理栄養士が参加できなくても，ケアマネジャーなどから「栄養サマリー」の提供を病院管理栄養士に依頼すれば，入院時の

食事摂取量の推移や療養食の種類などのほか，栄養素別の設定値を確認することができる．また，嚥下食などの指示があった場合，その食物形態にした根拠（嚥下評価の結果など）を示してもらうことで，その患者の嚥下機能を知ることもできる．なかには，入院前には常食を食べていたにもかかわらず，誤嚥性肺炎で入院したために自動的にミキサー食となり，結局入院時には摂食嚥下機能評価がないまま「理由なきミキサー食指示」で退院してきた患者がいて，退院後に食物形態の変更を提案することもあった．

しかし，栄養サマリーを受け取る相手によっては，内容が専門的すぎて有効活用されていないことがある．ある患者が退院時に持参した「NSTサマリー」には，病院給食の種類が「さわやか食」と記載されていた．患者や家族に確認するも，何が「さわやか」なのかわからず，サマリーの内容を読み込んでみても，栄養学的な意図が全くわからなかった．読み手の立場に立ってサマリーを作成していれば，このような文書にはならないはずである．栄養サマリーを受け取ったケアマネジャーや訪問看護師が，その内容を理解して在宅における栄養ケアを実践できるよう，わかりやすい情報提供が求められる．

また，患者が通所やショートステイなどを利用している場合，それらの施設の看護師や管理栄養士と連携することも大変重要である．「通所（ショートステイ）に行くと食べなくなる」ことがあるが，その逆に「通所（ショートステイ）ではよく食べる」ということもある．なぜ，一方では食べ，もう一方では食べないのか．多職種の視点で原因を掘り下げていく必要がある．

ある特別養護老人ホームにおいて，患者が低栄養状態で食事摂取量が少なく，栄養補助食品の利用が望まれる場合であっても，「施設入所者」には栄養補助食品の提供が可能だが，「ショートステイ利用者」には利用費の関係で「栄養補助食品を提供できない」という事例があった．同じ施設を利用しているのにもかかわらず，その入所形態によって栄養ケアに格差が生じてしまうのである．このような場合には，ショートステイ利用前に栄養補助食品を手配し，持参してもらうこともある．患者が自宅を離れどんな場所で過ごしていても，継続的な栄養サポートを受けられるよう，セッティングを整えることが重要である．

在宅リハビリテーション栄養の「初めの一歩」を踏み出すには

「在宅リハビリテーション（以下リハ）栄養を実践しよう」とよびかけると，「訪問リハがサービスに入っていないからできない」「在宅訪問管理栄養士がいないからできない」などといった声が聞かれる．リハ栄養の最終目標は，障害や疾病をもっていても，患者の機能・活動・参加を通して「生きることの全体」を支えることである[3]．

生活のなかにリハや食（栄養）があるのだから，必ずしもセラピストや管理栄養士が登場しなくても，リハ栄養を実践することは可能であると筆者は考えている．

在宅医療の現場では，「老々介護」や認知症の家族が認知症の患者を介護する「認認介護」などによって，「寝たきりだから寝かせっぱなし」にされている要介護者を目にすることがある．そのような状態を放置すると，褥瘡や誤嚥性肺炎を引き起こし，急性疾患による入院となれば，自宅退院が不可能になる「脆弱な家庭」が少なくない．まずは体を起こし，離床するだけでもリハとなり得ることを，介護者に伝える必要がある．リハ栄養の「初めの一歩」を踏み出すには，生活をコーディネートするケアマネジャーや身体介助を行う訪問介護員の協力が不可欠である．

事例紹介

褥瘡と廃用によりADL低下するも褥瘡が治癒し歩けるようになった事例

90歳代，男性，A氏．要介護4．
主病名：レビー小体型認知症，仙骨部重度感染褥瘡（DESIGN-R®：26点）．
妻，息子夫婦と同居しているが，85歳の妻がA氏の食事を用意していた．

義歯の適合は良好だが咀嚼力は低く，固い食べ物は残す．嚥下障害はない．
食欲はあり，自力摂取可能．身長154.6cm　体重41kg　BMI：17.2

表　介入時〜6カ月後の血液検査データの推移

	介入時	1カ月後	3カ月後	6カ月後
ヘモグロビン(g/dl)	10.7	10.7	11.6	11.2
総蛋白(g/dl)	6.6	6.7	6.8	6.6
アルブミン(g/dl)	3.5	3.4	3.8	3.7
血清亜鉛(μg/dl)	40	54	60	56
TTR(mg/dl)	13.7	14.8	15.7	17.3

　A氏は，仙骨部に発生した重度感染褥瘡の治療で介入した患者であった．1カ月前までは手引き歩行が可能であったが，介入時には日中のほとんどをベッド上で過ごしていた．褥瘡が急激に悪化したころから歩行困難となり，移動は車椅子を使用していた．週3回のデイサービスを利用し，個別の機能訓練や入浴介助を受けていた．A氏は歌うことが好きで，褥瘡の処置の間に朗々と民謡を歌っていたのが印象的であった．以前は長年八百屋を営んでおり，とにかく野菜が好きで，野菜と白いご飯ばかりを食べていた．肉や魚はあまり好まず，これらの食材をほとんど食べていないことが判明した．魚や肉の料理を残してしまうため，いつしか家族はA氏に蛋白源の食品を提供しなくなっていた．デイサービスの昼食時も状況は同じで，野菜料理とご飯は食べるが，主菜である肉や魚などは残してしまう．そこで，A氏の介護者とデイサービスに提案した栄養ケアのポイントは以下の3つである．
①野菜料理に蛋白源の食品を多めに混ぜる．
　（例：豚肉多めの豚汁，挽肉やハムを加えた野菜炒め，ほうれん草の白和えなど）
②デイサービスではご飯から食べてしまうので，おかずを先に食べてもらう．
③蛋白源となる食品の摂取量が少ない場合は，栄養補助食品（コラーゲンペプチド含有飲料等）で栄養を補充する．

　栄養強化を始めて1カ月後の採血では栄養状態の改善はみられなかったが，褥瘡の壊死組織は減少し，ポケットは縮小，良質肉芽が増殖していた．2カ月後には，ベッド上で端座位がとれるようになり，デイサービスでのリハも継続したことで，再び手引き歩行ができるようになった．自宅で過ごすときもベッドからトイレまでの5mほどの距離を何往復もすることで，少しずつ足腰の動きがスムーズになっていった．その後2度に及ぶポケット切開を経て，6カ月後に創は閉鎖した．血液検査データの推移を表に示す．

　褥瘡治癒後，A氏は手引きなしで自室のベッドからトイレへ歩けるようになった．リハと栄養強化でADLが向上したことを目の当たりにした家族は，「今回のことで，栄養の大切さがとてもよくわかりました．自分たちも含めて，しっかり栄養を摂って健康を維持していきたい」と語っていた．

　冒頭で在宅訪問管理栄養士は病院や施設のような栄養管理が難しいことを述べたが，A氏のように介護者や介護保険事業所のサポートが得られ，オーダーメイドの栄養ケアをセッティングできれば，どんな場所でも栄養サポートが可能であることを学んだ事例であった．

【文献】

1) 国立長寿医療研究センター：平成24年度老人保健健康増進等事業　在宅療養患者の摂食状況・栄養状態の把握に関する調査研究．http://www.ncgg.go.jp/ncgg-kenkyu/documents/roken/rojinhokoku4_24.pdf

2) 芳賀めぐみ：在宅療養者の暮らしを支える栄養・食生活支援．日在宅栄管理会誌 4(2)：117-122，2017．

3) 日本リハビリテーション栄養研究会監修：在宅リハビリテーション栄養，医歯薬出版，2015，p21．

特集 セッティング別のリハビリテーション栄養

【訪問薬剤師】
足し算・引き算では解決しない在宅の「薬と栄養」

豊田義貞

Key Words　訪問薬剤管理　ポリファーマシー　リハ薬剤　生活機能

Abstract 訪問薬剤管理においては，生活状況の把握から得られる暮らしと薬の結びつきから，薬効をアセスメントするという，「『暮らし』が先にくる思考回路」が重要とされている．その課題の一つとしてポリファーマシーがあげられるが，有害性を訴える報告は多数あるものの，介入自体についてその臨床アウトカムを示す質の高いエビデンスは現状確認できず，単に数の問題ではなく処方適正化を案じた質を求めるのが妥当とする意見も近年聞かれるところである．とりわけ在宅医療の現場においては紙面の薬効薬理情報では解決できず，ICFでいう個人・環境因子が薬物療法の結果に大きく影響することを多く経験するため，当事者の全人的理解を進めつつ処方設計に当たる必要がある．これは在宅栄養管理にも同様の傾向があり，今後の在宅リハ栄養の発展・拡大には社会的資源の活用をも念頭に置いた地域包括ケアシステムとの連動が必要不可欠であると考える．

はじめに

　在宅医療において，薬物療法が主たる介入方法の一つであることはいうまでもない．しかし，処方された薬剤が予測できない・望ましくない事象を引き起こしてしまうことも決して稀ではなく，時として当事者の生活機能を脅かす．薬剤師はこれを未然に防ぎ，薬物療法において「その効果を最大限に，そのリスクを最小限とする」ための薬学管理を検討し実行するものと考える．とりわけキュアよりケアを重視する在宅医療では，治療よりむしろ当事者の希望に沿った療養環境の構築と生活機能の維持・改善が重要視されるため，それを促進し，また妨げない薬物療法が求められることが多い．よってICFによる全人的評価に基づき当事者のパフォーマンスを最大限に高めるリハビリテーション栄養（以下リハ栄養）の概念およびマネジメント手法は訪問薬剤管理業務の質をより高めることに有効である可能性が高く，近年若林より「リハ薬剤」という概念も提唱されている[1,2]．

　そのなかで本稿では，在宅において薬剤師がリハ栄養の思考プロセスを活用した際，どのような患者ケアが可能かについて考察したことをまとめた．また，リハ栄養学会員のほとんどが病院関係者であることから，保険薬局における訪問薬剤業務そのものについてもこの機会をもって触れておきたい．

訪問薬剤業務の変遷

　かつて商店街にある薬店の主人が，リアカーに

Yoshisada Toyoda
株式会社龍生堂本店地域医療連携室

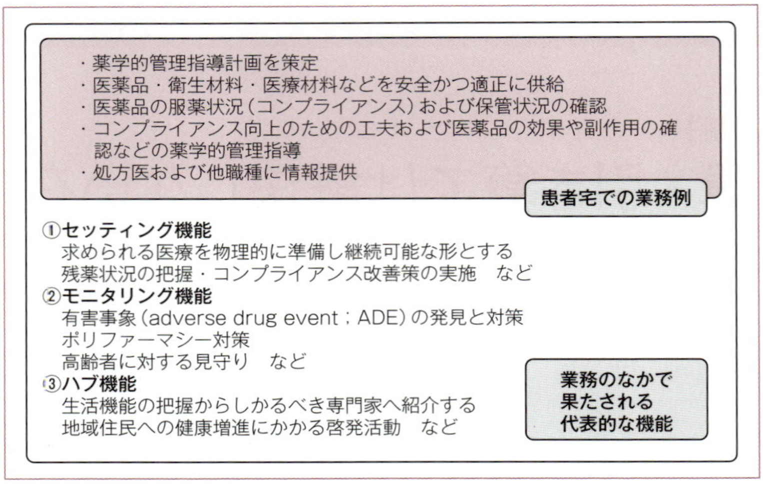

```
┌─────────────────────────────────────────────────┐
│  ・薬学的管理指導計画を策定                      │
│  ・医薬品・衛生材料・医療材料などを安全かつ適正に供給 │
│  ・医薬品の服薬状況（コンプライアンス）および保管状況の確認 │
│  ・コンプライアンス向上のための工夫および医薬品の効果や副作用の確認などの薬学的管理指導 │
│  ・処方医および他職種に情報提供                  │
│                                    ┌─────────┐  │
│                                    │患者宅での│  │
│                                    │業務例    │  │
│                                    └─────────┘  │
│  ①セッティング機能                              │
│    求められる医療を物理的に準備し継続可能な形とする │
│    残薬状況の把握・コンプライアンス改善策の実施 など │
│  ②モニタリング機能                              │
│    有害事象（adverse drug event；ADE）の発見と対策 │
│    ポリファーマシー対策                          │
│    高齢者に対する見守り など                     │
│                                    ┌─────────┐  │
│  ③ハブ機能                         │業務のなかで│ │
│    生活機能の把握からしかるべき専門家│果たされる │ │
│    へ紹介する                       │代表的な機能│ │
│    地域住民への健康増進にかかる啓発活動│        │ │
│    など                             └─────────┘  │
└─────────────────────────────────────────────────┘
```

図1 訪問薬剤業務と機能

薬のほか洗剤・オムツなどの雑貨・衛生品をも積んで高齢者宅まで配達に行っていた時代がある．そして医薬分業元年（1974年）から1990年以前においても，薬剤師が患者宅まで，院外処方箋によって交付された薬剤を持参して服薬指導に赴く場面が少なからずあった．これらは当時，調剤報酬には反映されない行為で，薬剤師の好意や義務感，または当時の人間関係などにより細々と行われていたものであった．

大きく状況が変わったのは1992年，「医療を受ける者の居宅」という言葉が医療法改正時に導入され，「居宅」が医療提供の場としてはじめて法的に位置付けられてからになる．1994年に医療保険下において在宅患者訪問薬剤管理指導料が新設され，そして2000年の介護保険制度施行時には，介護保険下においても薬剤師が居宅に訪問し業務に当たること（図1）が居宅療養管理指導の一つとして評価されるに至った．

これに加え，超高齢社会，薬物療法の高度化・複雑化など幾つかの因子が交わることによって薬局薬剤師による在宅訪問業務は拡大の一途をたどり，近年においては保険薬局が地域包括ケアシステムに参画するうえでの必須業務の一つとして考えられている．現在，図2にあるようないくつかのパターンを経て，保険薬局より薬剤師が訪問している．また，医師や看護師による訪問と診療報酬体系が若干異なる点があり，特に「介護優先」であること，つまり介護保険サービスを受けるもの（要支援・要介護認定を受けているもの）は介護保険である居宅療養管理指導を適用し訪問に当たらなくてはならないというルールがあることに留意してもらいたい．

リハビリテーション栄養と薬剤師

在宅栄養管理は多職種による横断的介入であることがほとんどで，管理栄養士をはじめとする一定の職種のみが担うことは現状ほとんどない．病院のように本来必要とされる職種がすべて揃っていることは極めて少ない．こうした環境下では訪問医，訪問看護師，そして時に薬剤師が当事者の栄養管理を行うことになるが，普段の食事に加え，処方箋で交付される医療用医薬品としての経腸栄養剤や市販の栄養補助食品などを利用し，日常的に摂取してもらう必要があるためケアマネジャー・ヘルパーなど介護職種との連携も積極的に実施する必要がある．

一例としてあげるならば，胃瘻を利用しているようなケースでは，栄養剤の供給を薬剤師が担うことが多く，薬剤性の摂食嚥下障害に対する改善策の検討と並行し，その栄養管理に深くかかわることで当事者の機能改善に貢献できる可能性が高

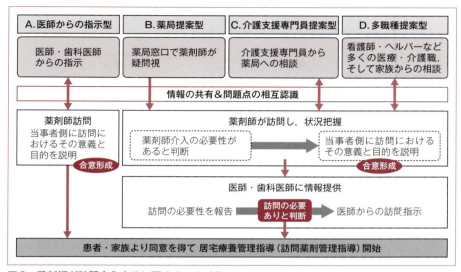

図2　薬剤師が訪問介入するに至る4つのパターン
　　　（日本薬剤師会：在宅医療における薬剤師向け支援ツール「在宅服薬支援マニュアル」）を元に作成

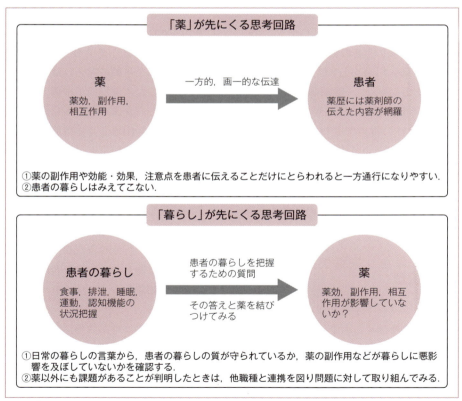

図3　「暮らし」が先に来る思考回路
　　　（日本薬剤師会：在宅医療における薬剤師向け支援ツール「在宅服薬支援マニュアル」）を元に作成

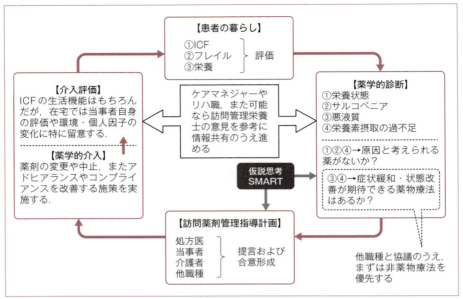

図4 リハビリテーション栄養ケアプロセスと在宅薬剤管理

い[3]．加えて，まず生活状況を把握したうえで，そこから得られる暮らしと薬の結びつきから薬効をアセスメントする，「『暮らし』が先にくる思考回路」も重要である（図3）[4]．薬剤師は在宅栄養管理に対して主に供給者という立場でかかわり，また生活機能（リハ）の視点で薬物療法の適正化に努めることで，在宅というセッティング下で，主たる実践者というよりむしろリハ栄養ケアプロセス－サイクルの潤滑剤，ひいては促進者（ファシリテーター）という立場にあるものと考えられる．

リハビリテーション栄養ケアプロセスと在宅薬剤管理

リハ栄養のマネジメント手法を在宅薬剤管理に当てはめてみたものを図4に示す．前述した「『暮らし』が先にくる思考回路」からアセスメントを開始し，栄養状態・サルコペニア・悪液質などリハ栄養のなかで重要とされる診断項目を他職種と協働のうえで検討する．他職種と異なるのは，暮らしから伺える生活機能に影響を及ぼす薬剤の有無や，薬物療法によって是正可能なものがあるかどうかを考える点にある．このなかにはコンプラ

イアンス不良であるために起こっていることも含まれ（患者が薬をうまく使えないということ），単に薬効のみを単純に考えれば良いというものではない．このため環境因子や個人因子の評価も重要になり，普段介護に当たる家族やヘルパー，薬剤師自身が評価困難な身体機能や訪問している間では知り得ない情報をもつケアマネジャーや訪問看護師，またリハにあたる他職種との情報共有は欠かせない．また，発見された問題に対して何でも薬で解決しようというものでもない．非薬物療法によって解決が見込めるものであるならば，そちらを優先的に行うべきだが，そうした判断は薬剤師のみでは難しく，やはり普段からの情報共有から互いに相談しやすい環境をつくっておくことが重要である．

リハ栄養ケアプロセスを活用することによる薬剤師業務のメリットは，添付文書に解説されているような薬効・副作用の有無に終始していた状態から，患者の生活機能全般を主眼においた包括的な薬学管理への脱却ではないかと考える．「痛み」が治れば外出できる，「血圧コントロール」が良好となればデイサービスでの入浴が可能となる，「食欲」が戻れば栄養管理やリハがより積極的に

行える.「薬剤性口腔乾燥症」が改善すれば口腔機能の回復からより多種多様な形態の食事を摂れるようになる,などといった当事者にも明確に示しやすいゴール設計も可能である.このような発想のもと業務を実践する薬剤師はすでに多く存在するものと考えるが,栄養状態やサルコペニアなど医学的にも評価可能(数値的なアウトカムを示しやすい)なものをこれまで在宅薬剤管理に活用してこなかった点は否めない.処方された薬が生体においてどのような影響を及ぼしているのかといった物理・化学的な思考は薬剤師にとって極めて重要だが,在宅においてそれを実際に評価し介入の成果とするには,「薬効の先にあるもの」を暮らしから見極める感性が必要である.そしてリハ栄養ケアプロセスはその感性を磨くことにおいて大きな助けになるものと考える.

訪問薬剤師の視点で考える在宅リハビリテーション栄養の課題

1. 薬物治療

　生活機能を維持・改善し,かつそれらを損なわない薬物治療が求められるが,特に高齢者においては薬物動態の加齢変化や多疾患併存,また服薬アドヒアランスの低下などが障害となりやすい.特に多疾患併存は複数投薬・受診医療機関増加・処方カスケードなどといったことからポリファーマシーに至りやすく,薬剤有害事象(adverse drug event;ADE)の大きな要因ともなっている[5].在宅医療においては訪問開始・退院時に薬剤の見直しを行う場合が多いが,特に問題になりやすいのが在宅医療移行前に通院していた前医との関係性と個人の医療に対する価値観で,これらを考慮せずに一方的に減薬を行うとその後の信頼関係に影響したり医療そのものに対する不信感につながったりすることも少なくないため注意を要する.

　一方,ポリファーマシーとADEとの関連は多くの疫学研究によって示されているものの,減薬介入によって予後が改善したという点について質の高いエビデンスは確認されない.たとえば,アジアにおける観察研究で10種類以上の内服薬が大腿骨頸部骨折リスクをオッズ比8.42(95% CI 4.73〜15.0)と有意に上昇させるという報告がある[6].またベンゾジアゼピン系睡眠薬や抗うつ薬,抗コリン薬などをはじめとする転倒リスクを増大させる薬剤群(fall-risk-increasing drugs;FRIDs)については,眩暈症状や姿勢制御に関連している可能性を示唆する報告が数多く存在し[7,8],大腿骨骨折後にFRIDsを4剤以上使用している場合に,90日以内の死亡はオッズ比1.56(95% CI 1.19〜2.04)と,生存者が有意に減少するという報告もある[8].しかし,今のところFRIDsの中止やポリファーマシーへの介入によって転倒や骨折を減らしたというエビデンスはなく,高齢者の薬物治療においてFRIDsは注意すべき薬剤ということに異論はないが,根本的な対処方法については検討の余地を残すところになっている.

　こうしたところから,在宅にかかわらず薬剤処方はその量よりも質を問うべきところと考えられ,先にも述べたが在宅では当事者の背景因子の影響が大きくかかわってくる.薬剤師が生活機能をきめ細かく観察し,その背景を以って全人的な理解を試みるというPCCM(patient-centered clinical method)の概念に通じる地道な作業を続けていくのが今のところ重要であるという,その一言に尽きる.

　このPCCMとは直接的関係はないものの,こうした薬剤師による在宅業務の質を可視化すべく日豪共同薬局研究(JP-QUEST)が2018年度よりはじまる[9].45種類の指標(訪問薬剤師が日常的に行うべきとされる項目)を運用することとなっており,まだ各項目の実用可能性を探る段階ではあるが,そのなかには嚥下機能の確認や長時間型ベンゾジアゼピン系薬剤の処方理由の確認,その転倒リスクの評価など,リハ栄養・リハ薬剤に関係すると考えられるものが多数あり,今後の進捗に注目したいと考える.

2. リハビリテーション栄養

　在宅におけるリハ栄養の実践については課題を

多く抱えるところにある．特に栄養管理について，単純に医学管理における「栄養の足し算」が全例に効果的ではない点に着目したい．胃瘻や中心静脈栄養による栄養管理であるケースを除き，在宅高齢者の栄養管理は主に食事で対応される．食事量が低下する要因が疾患やADEであれば医療者によって対応することに一考の価値はあるが，心の問題や社会的要因によるものである場合では，それを薬や栄養剤などといった「モノ」で解決に導こうとしても，状況をさらに悪化させてしまう可能性が高いことは想像に難くない．そして在宅医療の現場ではそうした事例が非常に多い．孤食（一人で食事を摂っていること）や食品多様性（肉や野菜，穀物類や乳製品など適度に多様な食材を使用し食事としていること）の低下などが，高齢者における低栄養の中間的な要因となっている[10]．これは生活機能とも関連しており，在宅における当事者のパフォーマンス維持・改善は，リハ栄養の肝所の一つであるICFを活用できる医療・介護従事者と，近年の地域包括ケアシステムにある「自助・互助・共助・公助」といった社会システムとの連動によって功を成す可能性が高い．日常の医療業務に加えて対外的な活動を要することから，この実現には多大な労力・個々人のエネルギーを消費する必要があるが，このためにも今後より多くのリハ栄養学会員に在宅医療への興味をもってかかわってもらい，その知己とともに「その人のために一肌脱ぐ」文化を流布していただきたいと願うところである．

【文献】

1) 若林秀隆：リハ薬剤の考え方．薬事 60：1444-1448, 2018.
2) 若林秀隆：リハビリテーション薬剤のコンセプトと展望．リハ栄養 2：106-112, 2018.
3) 長谷川 聰：薬剤師からみた在宅経腸栄養患者のリハビリテーション栄養．リハビリテーション栄養ケーススタディ―臨床で成果を出せる30症例（若林秀隆編著），医歯薬出版，2011, pp140-144.
4) 日本薬剤師会（編）：生活機能と薬からみる 体調チェック・フローチャート 解説と活用，第2版，じほう，2011.
5) Hajjar ER et al：Polypharmacy in elderly patients. *Am J Geriatr Pharmacother* 5：345-351, 2007
6) Lai SW et al：Polypharmacy correlates with increased risk for hip fracture in the elderly：a population-based study. *Medicine (Baltimore)* 89：295-299, 2010.
7) Harun A et al：The Use of Fall Risk Increasing Drugs (FRIDs) in Patients With Dizziness Presenting to a Neurotology Clinic. *Otol Neurotol* 36：862-864, 2015.
8) de Groot MH et al：The effects of fall-risk-increasing drugs on postural control：a literature review. *Drugs Aging* 30：901-920, 2013.
9) 藤田健二・他：日豪共同薬局研究（JP-QUEST）：http://www.jp-quest.com
10) 武見ゆかり・他：高齢期における低栄養予防の必要性および今後の対策：地域高齢者等の健康支援のための配食事業と共食の場の充実．保健医療科 66：603-611, 2017.

特集 セッティング別のリハビリテーション栄養

【訪問歯科】
訪問歯科診療から要介護高齢者の「食べる力」をサポートする

長谷剛志

Key Words　訪問歯科診療　食べる力　食支援

Abstract 脳血管障害やパーキンソン病に代表される疾患を背景とした摂食嚥下障害のみならず，加齢に伴う生理機能や認知機能の低下，あるいは生活環境の変化によっても「食べる力」は影響を受ける．「食べる力」が低下すると栄養状態が悪化するだけでなく，食べる喜びや楽しみの喪失により心理的満足が得られず，孤独化にもつながる．一方，在宅療養の現場において食事を支援すること（食支援）は重要なケアであるとともに介護する側にとって負担の大きいケアでもある．さらに，病期を急性期・回復期・生活期・終末期と分けて考えた場合，Evidence-based medicine から Narrative-based medicine に比重が変化する過程で，食支援に対する取り組みも査証重視から物語重視へとパラダイムシフトする感性も大切にしたいと考える．全国各地で地域包括ケアシステムが構築されるなか，歯科は口腔医療の専門家として口から食べることに障害や不安を抱えた在宅療養者に対し「食べる力」を支援する診療を地域で展開したい．

はじめに

　訪問歯科診療とは，要介護高齢者が在宅や施設に居ながら受けられる歯科診療である．厚生労働省の平成17年（2005）患者調査[1]によると，要介護高齢者の多くは歯科的な問題を抱えているにもかかわらず，これまでの歯科医院の受診率は70〜74歳をピークに，その後急速に減少する実態であった[1]．歯科治療をはじめとする口腔機能の維持管理は，食べる機能の維持・向上により生きる力やQOLの向上に寄与することが明らかになってきた．在宅療養高齢者は，歯科医院の通院受診が困難な場合であっても治療をあきらめないことが重要である．

　訪問歯科診療で行われる診療内容は歯科医院で行われるものとほとんど同じであるが，治療時の姿勢の保持や照明などの制約があり，リスクマネジメントを考えると治療内容によっては歯科医院の受診が必要となる場合もある．そして，訪問歯科診療を行う歯科医療従事者は，何よりも患者にかかわる職種間の連携構築が重要である．全身状態を把握するために主治医との連携は当然であるが，治療した口腔での食べる機能を評価するためには，栄養状態に関する情報を収集する必要があり，管理栄養士との連携が重要となる．したがって，訪問歯科診療では歯科医院で診療する以上に多職種と密な連携を構築することが求められる．

　一方，全国的に歯科医院の数が多い割には訪問歯科診療を行っている歯科医院数は全体のわずか

Takashi Hase
公立能登総合病院歯科口腔外科

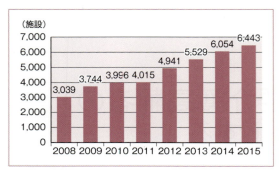

図1 在宅療養支援歯科医院の届け出医療機関数の推移
増加傾向にあるが，全歯科医院の約9％にとどまっている．
(厚生労働省)[2]

在宅療養高齢者の口腔健康管理

　在宅療養高齢者は，ADLや認知機能が低下することにより口腔清掃が疎かとなり，口腔内細菌が繁殖しやすい状態となっていることが多い．また，口腔機能が衰えることによって誤嚥性肺炎などの気道感染症が誘発され，さらに低栄養やQOLの低下につながることが懸念される．つまり，在宅療養高齢者は口から食べることに関して器質的にも機能的にも低下しているものと考えられるため，訪問歯科診療では歯や義歯の治療のみに完結するのではなく，口腔の健康を総合的に管理する視点で診療し，口から食べることをサポートすべきである．

　加齢に伴い，口腔にはさまざまな変化がみられる．長年の食生活や口腔ケアの習慣は，歯や歯肉の変化に影響を及ぼす．具体的には，う蝕や歯周病による歯の喪失，唾液分泌量の低下，舌運動の巧緻性低下，味覚の低下，下顎骨の吸収などがみられ，この状態を放置すると，食べる楽しみが減るだけでなく，全身の健康にも大きな影響を及ぼ

約9％に過ぎない（図1）[2]．また，地域によっても訪問歯科診療の需要と供給には格差がある（図2）[2]．かかりつけの歯科医院がある場合には訪問診療をお願いしてみるとよいが，その歯科医院で対応が難しい場合には，市町村保健センターなどの行政機関や主治医・介護職など身近な担当者に問い合わせれば，地域でのネットワークがすでに整備されていることが多いので解決につながると考えられる．

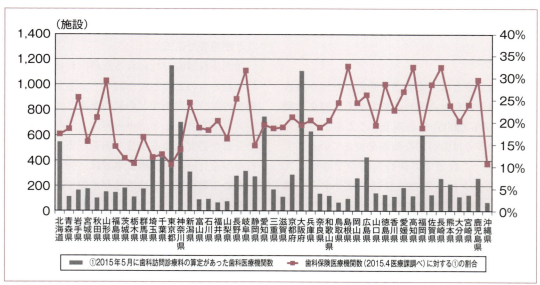

図2 歯科訪問診療の実施状況（都道府県別）
歯科訪問診療を実施している歯科医療機関は12,693施設であり，都道府県別にみると東京都が最も多く1,153施設，最も少ない福井県が64施設であった．
　一方，歯科保険医療機関数（病院歯科含む）に対する割合をみると，最も高い島根県が32.8％であるが，最も低い東京都では10.6％と歯科訪問診療を実施している歯科保険医療機関の割合には地域差が認められる．
(厚生労働省)[2]

表 加齢に伴う口腔の変化

歯	う蝕，歯周炎などで歯数が減少．
口腔粘膜	粘膜上皮は薄くなる．小唾液腺が減少し，口腔粘膜は乾燥しやすくなる．
舌	加齢とともに糸状乳頭は萎縮・消失して，舌表面は平滑化してくる．味蕾の数が減少し，味覚の感受性が低下する．
唾液腺	特に漿液性の唾液分泌が減少して，口腔乾燥症の原因となる大唾液腺の耳下腺の漿液細胞において萎縮・消失が著明である．
下顎骨	歯の喪失により下顎骨は平坦化し，顎関節は脱臼しやすくなる．

すことになる．さらに，体を動かすための筋力が衰え，協調運動もできなくなるため動作が緩慢になりがちである．摂食嚥下機能も同じで，口腔機能が衰えると歯の数が少なくなるだけの問題ではなく，摂食嚥下にかかわる口腔や咽頭の筋力が減弱する．これにより，口腔で食塊を形成しながら咽頭へと送り込み嚥下するという協調性が崩れやすくなり，誤嚥や窒息の原因となる（表）．

そして，口腔の問題のみならず，脳血管障害，神経変性疾患や筋疾患，そのほか複数の疾患がもたらす病態の複雑化，多剤服用による副作用，認知機能の低下など高齢者にみられる摂食嚥下障害の背景は多様である．したがって，訪問歯科診療の現場では多面的な対応が求められ，その遂行に苦慮することも少なくない．さらに，二次的に誤嚥性肺炎を繰り返すことも問題である．そこで，口腔ケアによる感染予防やリハビリテーション（以下リハ）による摂食嚥下機能の改善に対する取り組みが行われているが，その社会的な周知は，いまだ十分とはいえない現状である．

口腔機能を把握する食事場面の観察

訪問歯科診療で大切なことは，治療またはケアを行っている患者の口腔機能を生活レベルで評価することである．病院での入院生活と違って，在宅は生活の場が療養の場でもあり，日常生活における口腔の役割を十分にサポートする．その把握に最も適しているのが食事場面の観察（ミールラウンド）である．食べることはQOLやADLにかかわる口腔の重要な役割の一つであり，捕食する食形態や栄養とも密接に関係しており，必ず評価しなければならない．実際に普段の食事場面を直接観察したいところであるが，現実，なかなか食事時間に合わせて訪問することは困難であるため，家族や周囲のスタッフに依頼し，食事場面を動画で記録してもらい，間接的に観察することも一つの工夫である．

また，日々の食事で食べやすいもの，食べにくいものを調べ，口腔機能との関連を検討することも大切である．特に咀嚼による食塊形成能は嚥下機能に大きく関与することがプロセスモデルで提唱されており[3]，咀嚼しやすい食品と咀嚼しにくい食品が患者ごとに整理できれば，食事指導の際，食事の難易度を食品別に具体的に提示でき，多職種連携にも非常に役立つ．その際，参考指標として「かむかむチェックシート」（図3）[4]を参考にすると咀嚼回数に合わせた食事の献立がイメージしやすいと考える．また，口腔機能向上を目的とした咀嚼訓練の目標値設定にも使用できるため，訪問歯科診療において有効利用できる．

服薬後の口腔観察も忘れずに

口腔機能が低下し，摂食嚥下障害をきたしている高齢者は食事のみならず，内服薬も十分に服用できていないケースが多い．特に錠剤やカプセル剤は口腔や咽頭に残留しやすく，介助者は内服させたつもりでも実際には嚥下できていないことがあるので注意したい．摂食嚥下障害を有する患者は錠剤やカプセル剤に比べて分散錠やOD錠の方が内服しやすいという報告[5]があり，訪問歯科診療では，口腔診察の際に内服薬の残渣が確認された場合は主治医または連携薬剤師にその旨を伝え，薬剤形状の変更の情報を共有することが大切である．

い～とみる®を用いた「食べる力」のみえる化

ミールラウンドにおいて大切なことは，チェックのみで終了しないことである．ミールラウンド

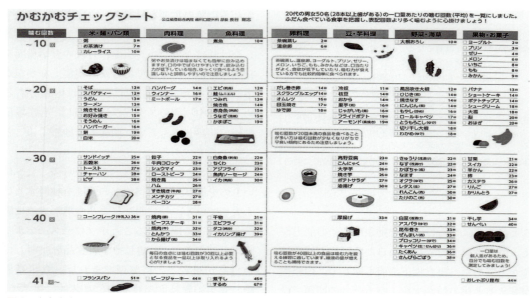

図3 かむかむチェックシート
さまざまな食品一口当たりの咀嚼回数と栄養が一目でわかるため，普段の食事をチェックすることで口腔機能と栄養のバランスがつかめる．
(長谷，2017)[4]

は，所見をチェックすることが目的ではない．観察した所見から，その本質や背景にある事象をしっかり洞察し，現状の対応策や改善策を検討して家族や施設職員に情報をフィードバックする．しかし，食事場面の観察に不慣れだと重要な所見を見落としがちである．また，観察ポイントが定まらないと，その後の対応がはっきりせず，食支援計画がブレてしまう．そこで，ミールラウンドに不慣れな人でも多角的に食支援の方向性が見出せるよう食事観察をサポートするソフト「い～とみる®」を筆者が開発したので紹介する（図4）．ミールラウンドや食事介助の際に，このソフトを使用し，該当所見（全25項目）にチェックを入れると現状の問題点と対応のヒントが自動的に表記される．現状の食べる力のバランスが，①全身状態，②認知機能，③口腔機能，④咽頭機能，⑤姿勢の5つの視点から五角形のレーダーチャートでみえる化されるため，医療専門職以外でも理解しやすく，訪問診療時の家族説明にも便利である．さらに，食に関する情報を多くの職種で共有しやすく，療養環境が変化しても時系列で記録化することも可能である．詳しくはホームページ（https://www.eatmiru.com）を参照されたい．

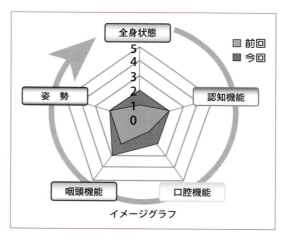

図4 食事観察サポート「い～とみる®」

食べる力をサポートする訪問歯科診療の実際

心原性脳塞栓症（脳幹梗塞）により経口摂取が困難となり，胃瘻造設後に在宅療養となった症例に対して訪問歯科診療が介入した患者を以下に提示する．

患者：68歳，男性．
主訴：食事が飲み込みにくい．

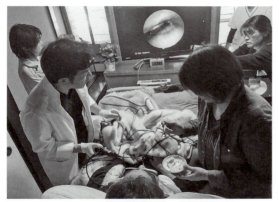

図5 訪問先で嚥下内視鏡検査を行い食塊形成を評価している様子〔写真（図5～8）は患者および家族の同意を得て掲載しています〕

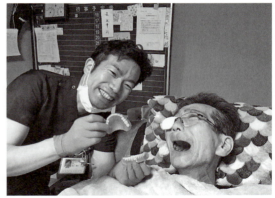

図6 上下顎の総義歯が完成し，食べる練習を始めるところ

現病歴：X年11月脳幹梗塞を発症し，仮性球麻痺にて近隣のリハ病院で加療を継続していた．摂食嚥下障害のためX+1年1月に胃瘻を造設し，同年5月より在宅療養となった．「少しでもいいから口から食べて味を感じたい」という本人の意思表示がみられたため，義歯の作製と摂食嚥下リハの介入を目的として訪問看護ステーションより当院歯科口腔外科に紹介となった．

摂食嚥下障害の原疾患：心原性脳塞栓症（脳幹梗塞）．

既往歴：虫垂炎手術（20歳），異型狭心症（41歳），胃がん手術（61歳）．

服薬内容：イグザレルト細粒分包10mg，1包（1日1回昼食後），エバステルOD錠10mg，1錠（1日1回夕食後），ブロチンシロップ，3.3% 10ml（1日3回毎食後），ムコダインシロップ，5% 15ml（1日3回毎食後）．

誤嚥性肺炎の既往：X年12月，唾液誤嚥による誤嚥性肺炎と診断され，近在病院にて加療入院（2週間）していた．

初診時評価：嚥下内視鏡検査（VE）では，嚥下時の喉頭挙上が不十分であり，咽頭収縮力は低下していた．そして，咽頭全体に喀痰が貯留し，クリアランスは不良であった．中間のトロミは嚥下可能であるが，喉頭蓋谷および梨状窩に溜め込んでから嚥下反射が惹起されていた（嚥下反射惹起遅延）．時折，嚥下後に残留物が唾液とともに気管に流入し顕性誤嚥するが，声門閉鎖は良好で強い喀出が確認され，明らかな食事誤嚥はみられなかった．食事としてまとまった量を摂取できる状態ではないが，今後，義歯を作製し，間接訓練を行うこととした（図5）．

経過：絶食期間が半年間と長いなか，今後の摂取機能療法計画を立案し，2回/月の定期介入とした．診療内容は主に上下顎の総義歯を作製することおよび，歯科衛生士による口腔ケアと訪問言語聴覚士による挺舌訓練・呼吸訓練の介入とした（図6）．介入1カ月後にはムセの頻度や吸痰量が減り，患者の食欲がさらに向上してきた．直接訓練ではゼリー食（嚥下調整食2013の分類：0j）および中間のトロミを訓練食として用い，患者の娘（介護士）が2回/日継続したところ，喉頭挙上が円滑にリズムよく観察されるようになった．ケアマネジャーが計画の遂行状況を確認しながら家族の協力を得て行うことで現場の一体感が出てきた（図7）．X+2年1月より新製した義歯を装着し，一口大にカットしたリンゴをガーゼで包み咀嚼訓練を開始した．固形物としての嚥下を遂行するレベルではないが，義歯により十分にリンゴの咀嚼が可能となった．また，リンゴ以外の食物もガーゼで包んで咀嚼訓練を継続したことで，絶食中にはなかった味覚を感じることで表情が豊かになり，筆談で食べることの喜びを表現するようになった．栄養としてまとまった量を経口摂取でき（るようになったわけでは）ないが，患者が目標

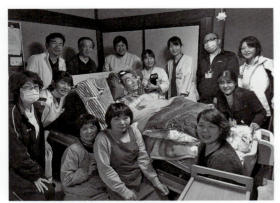

図7 訪問歯科診療では多くの関連職種といかに連携構築できるかがポイントとなる

とする経口摂取を再開できたことにより，その他リハにも意欲的に取り組むようになり，生活の質を向上させる大きなきっかけづくりができた．さらに，食支援と生活の歯車が円滑に回転を始め，介入半年後には患者の娘の介助で端座位をとれるようになった（図8）．

訪問歯科診療での食支援の方向性とパラダイムシフト

そもそも，人間にとって「食べる」とはどういう行動なのか．疾患を背景とした摂食嚥下障害のみならず，加齢に伴う摂食嚥下機能の変化や，その推移にも注目したい．つまり，現状の口腔や咽頭の評価ばかりに固執せず，「食べる」という生命活動としての根源を患者の生活も配慮した多角的視点をもって診察する柔軟さが必要なのである．安全性ばかりを考慮した評価のみでは高齢者のほとんどは「食べてはいけない」という方向に誘導されてしまうことを危惧する．したがって，医療的イメージが強い「摂食嚥下機能」と表記するよりは，生活的要素を考慮して「食べる力」とあえて置換したほうが総合的に食支援の方策を検討でき，地域包括ケアにも落とし込みやすい．

加齢による生理機能の低下，疾病，生活環境の変化により「食べる力」は徐々に衰える．「食べる力」が低下すれば栄養状態が悪化するだけでなく，食べる喜びや楽しみの喪失により心理的満足が得られず，孤独化にもつながる．したがって，「食

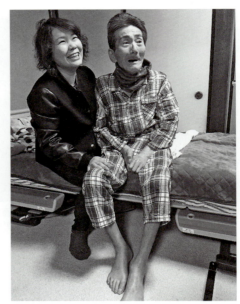

図8 訪問歯科診療が介入して半年後，端座位姿勢が可能となる

べる力」の低下は，社会的孤立や生命予後に大きく関与すると考えられ，健康寿命を維持するために不可欠な機能といえる．一方，介護現場において食事を支援すること（食支援）は，重要なケアであるとともに介護する側にとって負担の大きいケアでもある．病期を急性期・回復期・生活期・終末期と分けて考えた場合，Evidence-based medicineからNarrative-based medicineに比重が変化するなか，食支援に対する取り組みも査証重視から物語重視へとパラダイムシフトする感性も大切になると考える．

地域包括型食支援のキーワード

患者の食支援計画を立案する際に医療と生活の両視点で患者の「食べる力」を支えるためにポイントとなる「カニや白えび」の関係[6]を紹介する（図9）．地域包括ケアにおいて多職種協働で食支援を行う際の羅針盤として是非，覚えていただきたい．これからの時代，歯科医師や歯科衛生士は，この7つのポイントを把握し，足し算引き算しながら有機的な食支援連携を地域のなかで推進していきたい．

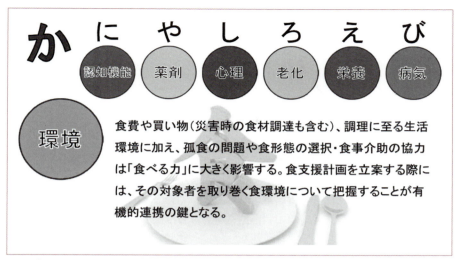

図9 「カニや白えび」の関係

口から食べることは活きる力

「食べる力」は日々の「生活」を支える原動力である．「生活」という言葉には「生きる」と「活きる」という，2つの「いきる」が含まれている．「生きる」が生物学的寿命（平均寿命）とすれば，「活きる」は元気で活動的な健康寿命を意味しているのではないかと考える[7]．

そして，「活」という文字の成り立ちをみると「氵（さんずい）」と「舌」からできていることに気づく．つまり，「活」という文字は，唾液と舌を連想させ，口腔の機能要素を表現している文字といっても過言ではない．歯科医療から口腔機能を向上させ口から食べることによって「生きる」から「活きる」（健康寿命）を導きたい．

【文献】

1) 厚生労働省：平成17年（2005）患者調査．
2) 厚生労働省：NDBオープンデータ．http://www.mhlw.go.jp/stf/seisakunitsuite/bunya/0000177182.html
3) Palmer JB：Bolus aggregation in the oropharynx does not depend on gravity. *Arch Phys Med Rehabil* **79**（6）：691–696, 1998.
4) 長谷剛志：介護予防最前線！高齢者の食の変化に注意しよう．歯衛士 **41**：76–88, 2017.
5) Liu F et al：Acceptability of oral solid medicines in older adults with and without dysphagia：A nested pilot validation questionnaire based observational study. *Int J Pharm* **512**：374–381, 2016.
6) 長谷剛志：「カニや白えび」の関係から"食べる力"を導く!?．臨床栄養 **132**：926–928, 2018.
7) 長谷剛志（監修）：必ず役立つ介護食，北國新聞社，2017.

特集 セッティング別のリハビリテーション栄養

【歯科医院】
歯科医院で行うリハビリテーション栄養

高橋正樹

Key Words　リハ栄養ケアプロセス　サルコペニア　口腔健康関連QOL　ポリファーマシー

Abstract　口腔健康管理は近年重要視されてきているが，それだけでは限界があることは食支援を積極的に行っている歯科医療従事者ならば認識しているであろう．超高齢社会の現在，サルコペニアやフレイルが一般にも認知され歯科医院でもリハ栄養の考えが必要になってきている．リハ栄養ケアプロセスに準じた臨床を歯科医院でも行うことにより，高齢者のサルコペニア・フレイル予防のみならず，健康寿命の延伸，Quality of Lifeの向上に役立つ可能性がある．また，「栄養からみた歯科」という視点も重要である．さらには，近年さまざまな有害事象のリスクとして問題になっているポリファーマシーや潜在的に不適切な処方について，歯科医療従事者も他人事とは考えず，多角的な視点から食支援やリハ栄養の一環として積極的にかかわることにより，人々の生活を支えるよりよい歯科医療が実現できると信じている．

はじめに

　口腔健康管理[1]による誤嚥性肺炎発症抑制，およびそれによる死亡率低下のエビデンスがわが国[2]から世界に発信されて15年以上経過し，口腔の重要性は医療従事者に既に認識されている．しかし，最近のオーラルケア介入の系統的レビュー・メタ解析ではその効果に一貫性があるとはいえず[2]，オーラルケアだけでは誤嚥性肺炎からの死亡を防ぐには限界があることを示唆している．このことからも，歯科でもリハビリテーション（以下リハ）栄養[3]の考えが重要であり，歯科からみたリハ，歯科からみた栄養，またその逆からのアプローチを臨床に取り入れることが患者の健康長寿，QoLの向上に役立つ可能性がある．衛生管理だけでなく機能管理を含む口腔健康管理[1]であったとしても，リハ栄養的なアプローチを導入しなければ限界があるであろう．

　本稿では歯科医院で行うべきリハ栄養についてわかっていることを示しながら述べる．また，近年問題になっているポリファーマシーや潜在的に不適切な処方についても考察する．

リハビリテーション栄養ケアプロセス[3]に準じた歯科医療

1．リハビリテーション栄養アセスメント・診断推論

　国際生活機能分類（ICF）による全人的評価を行うが，待合室から評価は始まっている．歩行速度や歩幅，ふらつきなどに注意する．「付き添いの方はいるか」「継続して治療は可能か」「予約や保険証をよく忘れないか」，また疾患・服用薬およびその数を確認する．医療面接では天候など身近な話をしながら「地域コミュニティなどに参加しているか」「食事は家族としているか」「独りで食べているか」なども確認する．こういった評価は転

Masaki Takahashi
高橋歯科診療所

表1 口腔との関連が報告されている有害事象

口腔健康管理の不良	口腔健康関連QoLの低下
サルコペニア・フレイル	サルコペニア
健康寿命短縮・ADL低下	ADL低下
低い全身健康関連QoL	低い全身健康関連QoL
低栄養	低栄養
嚥下障害	嚥下障害
抑うつ	抑うつ
認知症・認知機能低下	
糖尿病・腎障害・喫煙	
心臓病・がん・肺炎・死亡	

倒・骨折などの医療安全上だけでなくフレイルや認知症，抑うつを疑い適切に対応するためにも重要である．孤食は抑うつと有意に関連したというわが国での報告があり[4]，抑うつは口腔健康の不良[5]やサルコペニア[6]との関連が知られている．因果関係がまだ明らかにされていないものも含まれるが，口腔との関連が報告されている有害事象について表1に示す．

2. リハビリテーション栄養診断

口腔，特に残存歯数や咬合支持減少と低栄養との関連は最近のメタ解析でも示唆されており[7]，また低栄養は誤嚥性肺炎の危険因子でもある[8]．歯科治療時の誤嚥性肺炎リスク管理からも栄養評価は必須である．高齢者の栄養スクリーニングツールはMNA®-SFが有用である．MNA®-SFでの低栄養は1年後の死亡と関連したという報告がある[9]．また，前田は歯科医療従事者向けに日常臨床で使いやすい低栄養診断方法を紹介している[10]．歯科医師だけでなく歯科衛生士もぜひご一読いただきたい．

わが国で65歳以上の歩行可能で意思疎通可能な方を対象とした歯科医院での研究では，MNA®-SFでの低栄養は3.5％，リスクありが17.6％，サルコペニア有病率は30.8％と比較的高い割合であった[11]．低栄養やそのリスク，サルコペニアは歯科医院でも身近な問題である．

サルコペニアは死亡[12]や機能障害[13]，認知障害[14]，転倒[15]の危険因子というだけではなく，摂食嚥下障害[16]を引き起こす可能性もある．また，口腔健康状態[17]や口腔機能[15]，天然歯による咬合支持数の減少[18]，義歯不適合[18]，口腔健康関連Quality of Life（OHRQoL）[11]とサルコペニアとの関連がわが国での報告で示唆されている．これらのことから口腔に問題のある方は有病率が高くなる可能性が推測され，歯科医院でもサルコペニア評価は非常に重要である．よって早期に評価，介入し[19]，予防や治療[19]を行うことが「食べるを支える」歯科にとっても必要である．歩行速度，握力の測定は必須であるが，二重エネルギーX線吸収療法（DXA）や生体インピーダンス法（BIA）でなくても下腿周囲長を代替指標としたわが国での地域在住高齢者を対象とした基準がある[20]．

3. リハビリテーション栄養ゴール設定

たとえば3カ月でOHIP-14（表2）によるOHRQoLを5ポイント以上改善させる[21]，など具体的（Specific），測定可能（Measurable），達成可能（Achievable），切実・重要（Relevant），期限が明確（Time-bound），つまりSMARTなゴール設定を行う．また，明確に期限を決め具体的な体重増加や筋力改善のゴール設定も重要である．

4. リハビリテーション栄養介入

リハ栄養介入とは「リハからみた栄養管理」や「栄養からみたリハ」の計画，実施である．歯科で得意とするのは咀嚼機能の回復である．残存歯や義歯治療によりOHRQoLが改善する可能性がある．①現在歯数20本未満，②オーラルディアドコキネシスによる滑舌低下，③咀嚼能力の低下，④舌圧の低下，主観的評価である⑤「半年前と比べて硬いものが噛みにくくなったと思う」，⑥「お茶や汁物でむせることがあると思う」の6項目のうち3項目以上認めると，将来の身体的フレイルやサルコペニア，死亡と関連することがわが国で報告されている[22]．歯科医院でのオーラルフレイルや口腔機能低下の治療や予防としての介入は重要である．脳卒中の方を対象に，コントロール群，従来のshaker法群，chin tuck against resistance（CTAR）群との3群を比較した研究では，CTAR群が有意にPASスコアと抑うつが改善し

表2 口腔健康関連QoLを評価するOHIP-14

ID：	年齢：	性別：	評価日：	
それぞれの質問（1〜14）について，過去1カ月間で最も近いと思われる番号を□内に記入して下さい． 4＝いつも　3＝よくある　2＝時々ある　1＝ほとんどない　0＝全くない				
（1）歯，口の中，入れ歯，かぶせ物の問題により，発音しにくかった．				
（2）歯，口の中，かぶせ物の問題により，味覚が鈍くなったと感じた．				
（3）口の中につらい痛みを感じた				
（4）歯，口の中，入れ歯，かぶせ物の問題により，食べていて不快な感じがした．				
（5）歯，口の中，入れ歯，かぶせ物の問題により，人前を気にした．				
（6）歯，口の中，入れ歯，かぶせ物の問題により，気が張り詰めたり，緊張したりした．				
（7）歯，口の中，入れ歯，かぶせ物の問題により，食事が十分にとれなかった．				
（8）歯，口の中，入れ歯，かぶせ物の問題により，食事を中断しなければならなかった．				
（9）歯，口の中，入れ歯，かぶせ物の問題により，少しでも恥ずかしい思いをした．				
（10）歯，口の中，入れ歯，かぶせ物の問題により，周囲の人に対して少しでもイライラした．				
（12）歯，口の中，入れ歯，かぶせ物の問題により，日常の家事や仕事に差しさわった．				
（13）歯，口の中，入れ歯，かぶせ物の問題により，日常生活で満足していなかった．				
（14）歯，口の中，入れ歯，かぶせ物の問題により，まったく役目を果たせなかった．				
合計スコア				

たという報告がある[23]．CTARはshaker法と比較して特異的に舌骨上筋群に効果があり[24]，サルコペニアの嚥下障害患者にも行いやすく，使用するゴムボールも安価で入手しやすい．

しかし，既に低栄養の方に対しては咀嚼や嚥下機能の回復は第一目標とすべきなのであろうか．健常者でも風邪やインフルエンザに罹患し，疲労して食欲不振になった際，咀嚼が必要なものよりあまり咬まなくてよい，飲み込みやすいものを好むのではないだろうか．当院では栄養補助食品を低栄養やそのリスクのある方に積極的に提案している．水でむせやすい方などは特に糖質，ロイシンなどのBCAA，蛋白質が含まれるクラッシュゼリーが有用である．サルコペニアと舌圧や咀嚼機能低下との関連を示した報告がある[15]が，サルコペニアやフレイルの方に咀嚼を優先すると，低栄養の悪化や多くの場合，口腔機能低下を伴っているので窒息を引き起こす可能性もある．咀嚼しやすい義歯より嚥下しやすい義歯が好まれる場合もある．「栄養からみた歯科」の視点が歯科でも重要であり，栄養改善を第一とすべき場合もあることを歯科医療従事者は認識すべきである（図）．「患者の個別性」を尊重し評価することにより，その方にとって何が最善かを常に考える必要がある．

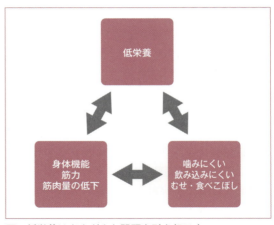

図　低栄養はさまざまな問題を引き起こす

5．リハビリテーション栄養モニタリング

リハ栄養モニタリングではリハ栄養の視点で栄養状態やICF，QoLの評価を行う．介入効果の判定には評価は欠かせず，歯科でも体重の増減に気を配る必要がある．また，歯科で治療の必要性やケアの有効性を評価する重要なパーソンセンタードアプローチであるOHRQoLでモニタリングを行うことにより，その治療が適切か，そうでないかを患者目線で判定することができ，信頼関係の構築にもつながる．口腔の審美改善により外出の頻度，活動が増し，社会参加が増え，サルコペニ

アやフレイルからの脱却・予防につながる可能性がある．言い換えれば，歯科は定期的に通院している方が多いため，その方々にリハ栄養ケアプロセスを導入することにより，口腔健康状態の改善のみならずQoL向上，介護予防，健康長寿につながる可能性があり，患者や歯科の未来が明るくなるであろう．

リハビリテーション栄養とポリファーマシー，歯科と薬

1. リハ栄養とポリファーマシー，リハ薬剤

ポリファーマシーは死亡[25]や転倒[25,26]，入院[25]などのアウトカムと関連が示されているだけでなく，低栄養[27]やADL[25]，サルコペニア[28]，フレイル[29]との関連が示唆され，またリハ薬剤という考えも提唱されているため[30]，リハ栄養を行う歯科でもポリファーマシーを防ぎ，潜在的に不適切な処方対策は必要である．わが国の歯科医院で行われた調査でも，サルコペニアである方の薬剤数は中央値6であったのに対し，サルコペニアでない方の中央値は3であった[11]．サルコペニアと同様にポリファーマシーは無視できる問題ではない．

2. 歯科でよく処方する薬剤と腎障害

歯科で処方する頻度の高い薬剤としてNASIDsがある．NSAIDsは急性薬剤性腎障害のリスクがあることはメタ解析でも示されている[31]．日常臨床で安易に処方される薬剤でもあるため，歯科医はそのリスクについても認識すべきである．ポリファーマシーに歯科医が加担する可能性もあり，超高齢社会で慢性腎臓病（CKD）のある方は増加傾向にあり，処方には特に注意が必要である．患者本人もCKDの自覚がない場合もあるため，血清クレアチニン値を確認し，主治医にコンサルテーションを行う必要がある．なお，クレアチニンクリアランスやeGFRは必要事項を入力すればホームページ上で自動計算できるサイトがいくつかある．リハ栄養の観点からも，CKD患者の適切な量や栄養素摂取量[32]の確認のために知っておくべき重要な情報である．

3. 口腔乾燥と薬剤

最近の系統的レビュー・メタ解析によれば，口腔乾燥と関連が示されている薬剤は，第一に過活動膀胱の治療薬として用いられているトルテロジン，オキシブチニン，フェソテロジン，ソリフェナシンなどのムスカリン受容体拮抗薬，第二にうつ病の治療薬として用いられているデュロキセチン，第三に不眠症に用いられているエスゾピクロン，非定型抗精神病薬であるクエチアピンなどである[33]．また，抗コリンリスクスケールで3点以上の薬剤使用は，0点の薬剤と比較して有意に口腔乾燥感を訴えたという報告もある[34]．口腔乾燥はう蝕リスクを高めるだけでなく，食の制限や食形態変更の必要性[35]，食塊形成不良，嚥下困難，義歯装着患者の食事時の痛みを引き起こし，QoL低下につながる可能性があるので医療従事者は服用薬を把握しておく必要がある．

4. 嚥下障害，肺炎，腎障害および死亡のリスクのある薬剤

「食べるを支える」ためには薬のリスクを知ることは重要である．嚥下障害を引き起こす可能性のある薬剤としては抗精神病薬があり[36]，肺炎のリスク因子としても知られている[8,37]．具体的には65歳以上で非定型抗精神病薬を服用中の92,234名を対象に1年間追跡調査した後ろ向き研究によると，13.46%が肺炎と診断され，リスペリドンとオランザピンはクエチアピンと比較して有意に肺炎が増加した[38]．さらに，パーキンソン病患者を対象に，抗精神病薬使用者7,877名とうでない7,877名を180日間調査した後ろ向き症例対照研究では，抗精神病薬服用者は有意に死亡ハザード比が高く，定型は非定型抗精神病薬使用者と比較して有意に死亡ハザード比が高かったという報告もある[39]．抗精神病薬は薬剤性パーキンソニズムを引き起こす薬剤としても知られており，流涎（drooling）は歯科医がいち早く気づくことができる嚥下障害を疑う重要な指標である．

他に肺炎や死亡リスク上昇と関連のある薬剤として胃酸分泌抑制薬[40]や睡眠薬・抗不安薬[41]が

あり，近年も大規模な報告がある[42]．さらに，プロトンポンプインヒビター（PPI）は最近の系統的レビュー・メタ解析でGRADEのエビデンスの質は「低い」であるが，急性腎障害やCKDのリスクを増加させる薬剤として警告されており[43]，比較的処方頻度の高い薬剤であり注意が必要である．

超高齢社会で認知症やパーキンソン病，サルコペニアなどの方が歯科にも多く来院される．歯科は水を多量に使用し，誤嚥しやすい不良姿勢で治療がよく行われている．肺炎リスクを知り，重大インシデントを防ぐためにも医師や薬剤師との密な情報共有が不可欠である．また，CKDの進行に応じて食事制限が行われるが[32]，その前に多職種で薬剤調整を十分に議論する必要があるかもしれない．

歯科医院で行う咀嚼および嚥下機能評価

保険導入されているグミゼリー（2g）を用いて溶出グルコース濃度を測定する方法があるが，ソフトせんべい半分を用い顎と口角の動きを評価するthe Saku-Saku Test[44]が嚥下も評価でき有用である．たとえば，すりつぶしができていても舌の運動障害があるとまとまりが悪い場合や，口腔乾燥があるとバラバラでパサついており食塊形成不良となるので，誤嚥のリスクなどを評価し介入するのに便利である．いずれにせよ評価とはいえ窒息には十分注意する必要がある．

嚥下機能評価は口腔機能低下症の評価項目の一つである患者報告のEAT-10がスクリーニング検査として重要である．客観的評価としては，わが国では改訂水飲みテストが有名であるが，水でむせたときにどう対処するのかと，飲む量のテストは3mlだけでよいのかという問題がある．なぜなら誤嚥は飲む量やトロミの程度によって左右されるからである[45]．その問題を解決するために飲む量を5ml→10ml→20mlの3段階と，トロミ水→水→プリンの3段階で各々安全性と効率性を評価するthe volume-viscosity swallow test[46]が世界的には精度が高いことで知られており，トロミ調整にも臨床的に有用である．しばしば，咽頭や食道に悪性腫瘍などの重大な疾患が潜んでいる場合もあるので，耳鼻咽喉科や頭頸部外科との連携も忘れてはならない．

おわりに

超高齢社会でサルコペニアなど多疾患の高齢者が増え続けている現在，歯科医院は従来の歯や義歯などの補綴治療から，口腔機能やQoLの維持，あるいは向上，さらには栄養管理，健康寿命の延伸など，果たすべき役割が大きくなりつつある．それに貢献するためにはリハ栄養を実践することが近道であると考える．今まで述べてきたことが少しでも日常臨床に役立てば幸いである．

【文献】

1) 眞木吉信：「口腔ケア」って何ですか？．老年歯学 **32**(4)：422-425, 2018．
2) Sjögren P et al：Oral Care and Mortality in Older Adults with Pneumonia in Hospitals or Nursing Homes：Systematic Review and Meta-Analysis. *J Am Geriatr Soc* **64**：2109-2115, 2016．
3) Wakabayashi H：Rehabilitation nutrition in general and family medicine. *J Gen Fam Med* **18**：153-154, 2017．
4) Kuroda A et al：Eating Alone as Social Disengagement is Strongly Associated With Depressive Symptoms in Japanese Community-Dwelling Older Adults. *J Am Med Dir Assoc* **16**：578-585, 2015．
5) Kisely S et al：The oral health of people with anxiety and depressive disorders - a systematic review and meta-analysis. *J Affect Disord* **200**：119-132, 2016．
6) Chang KV et al：Is sarcopenia associated with depression? A systematic review and meta-analysis of observational studies. *Age Ageing* **46**：738-746, 2017．
7) Toniazzo MP et al：Relationship of nutritional status and oral health in elderly：Systematic review with meta-analysis. *Clin Nutr* **37**：824-830, 2018．
8) van der Maarel-Wierink CD et al：Risk factors for aspiration pneumonia in frail older people：a systematic literature review. *J Am Med Dir Assoc* **12**：344-354, 2011．
9) Kiesswetter E et al：Prognostic differences of the Mini Nutritional Assessment short form and long form in relation to 1-year functional decline and mortality in community-dwelling older adults receiving home care. *J Am Geriatr Soc* **62**：512-517, 2014．
10) 前田圭介：歯科医が知っておきたい低栄養の診かたとその対応．老年歯学 **32**(3)：317-322, 2017．
11) Takahashi M et al：Prevalence of sarcopenia and association with oral health-related quality of life and oral health status in older dental clinic outpatients. *Geriatr Gerontol Int*, 2018 [Epub ahead of print]
12) Liu P et al：Sarcopenia as a predictor of all-cause

mortality among community-dwelling older people: A systematic review and meta-analysis. *Maturitas* **103**: 16-22, 2017.
13) Kelley GA, Kelley KS: Is sarcopenia associated with an increased risk of all-cause mortality and functional disability? *Exp Gerontol* **96**: 100-103, 2017.
14) Chang KV et al: Association between sarcopenia and cognitive impairment: a systematic review and meta-analysis. *J Am Med Dir Assoc* **17**: 1164.e7-1164.e15, 2016.
15) Chen LK et al: Recent advances in sarcopenia research in Asia: 2016 update from the Asian working group for Sarcopenia. *J Am Med Dir Assoc* **17**: 767.e1-767.e7, 2016.
16) Zhao WT et al: Systematic Review and Meta-Analysis of the Association Between Sarcopenia and Dysphagia. *J Nutr Health Aging* 2018. https://doi.org/10.1007/s12603-018-1055-z
17) Shiraishi A et al: Prevalence of stroke-related sarcopenia and its association with poor oral status in post-acute stroke patients: implications for oral sarcopenia. *Clin Nutr* **37**: 204-207, 2018.
18) Iwasaki M et al: The association between dentition status and sarcopenia in Japanese adults aged ≥75 years. *J Oral Rehabil* **44**: 51-58, 2017.
19) Yoshimura Y et al: Interventions for treating sarcopenia: a systematic review and meta-analysis of randomized controlled studies. *J Am Med Dir Assoc* **18**: 553.e1-553.e16, 2017.
20) Kawakami R et al: Calf circumference as a surrogate marker of muscle mass for diagnosing sarcopenia in Japanese men and women. *Geriatr Gerontol Int* **15**: 969-976, 2015.
21) Slade GD: Oral health-related quality of life is important for patients, but what about populations? *Community Dent Oral Epidemiol* **40** (Suppl 2): 39-43, 2012.
22) Tanaka T et al: Oral Frailty as a Risk Factor for Physical Frailty and Mortality in Community-Dwelling Elderly. *J Gerontol A Biol Sci Med Sci*, 2017 [Epub ahead of print]
23) Gao J et al: Effects of chin tuck against resistance exercise versus Shaker exercise on dysphagia and psychological state after cerebral infarction. *Eur J Phys Rehabil Med* **53**: 426-432, 2017.
24) Sze WP et al: Evaluating the Training Effects of Two Swallowing Rehabilitation Therapies Using Surface Electromyography--Chin Tuck Against Resistance (CTAR) Exercise and the Shaker Exercise. *Dysphagia* **31**: 195-205, 2016.
25) Fried TR et al: Health outcomes associated with polypharmacy in community-dwelling older adults: a systematic review. *J Am Geriatr Soc* **62**: 2261-2272, 2014.
26) Seppala LJ et al: Fall-Risk-Increasing Drugs: A Systematic Review and Meta-analysis: III. Others. *J Am Med Dir Assoc* **19**: 372.e1-372.e8, 2018.
27) Fávaro-Moreira NC et al: Risk Factors for Malnutrition in Older Adults: A Systematic Review of the Literature Based on Longitudinal Data. *Adv Nutr* **7**: 507-522, 2016.
28) König M et al: Polypharmacy as a Risk Factor for Clinically Relevant Sarcopenia: Results From the Berlin Aging Study II. *J Gerontol A Biol Sci Med Sci* **73**: 117-122, 2017.
29) Veronese N et al: Polypharmacy Is Associated With Higher Frailty Risk in Older People: An 8-Year Longitudinal Cohort Study. *J Am Med Dir Assoc* **18**: 624-628, 2017.
30) Wakabayashi H: Rehabilitation pharmacotherapy: A combination of rehabilitation and pharmacotherapy. *J Gen Fam Med* **19**: 43-44, 2018.
31) Ungprasert P et al: Individual non-steroidal anti-inflammatory drugs and risk of acute kidney injury: A systematic review and meta-analysis of observational studies. *Eur J Intern Med* **26**: 285-291, 2015.
32) Kalantar-Zadeh K, Fouque D: Nutritional Management of Chronic Kidney Disease. *N Engl J Med* **377**: 1765-1776, 2017.
33) Tan ECK et al: Medications That Cause Dry Mouth As an Adverse Effect in Older People: A Systematic Review and Metaanalysis. *J Am Geriatr Soc* **66**: 76-84, 2018.
34) Tiisanoja A et al: Anticholinergic burden and dry mouth among Finnish, community-dwelling older adults. *Gerodontology* **35**: 3-10, 2018.
35) Quandt SA et al: Dry mouth and dietary quality in older adults in north Carolina. *J Am Geriatr Soc* **59**: 439-445, 2011.
36) Miarons Font M, Rofes Salsench L: Antipsychotic medication and oropharyngeal dysphagia: systematic review. *Eur J Gastroenterol Hepatol* **29**: 1332-1339, 2017.
37) Nosè M et al: Antipsychotic drug exposure and risk of pneumonia: a systematic review and meta-analysis of observational studies. *Pharmacoepidemiol Drug Saf* **24**: 812-820, 2015.
38) Mehta S et al: Comparative safety of atypical antipsychotics and the risk of pneumonia in the elderly. *Pharmacoepidemiol Drug Saf* **24**: 1271-1280, 2015.
39) Weintraub D et al: Association of Antipsychotic Use With Mortality Risk in Patients With Parkinson Disease. *JAMA Neurol* **73**: 535-541, 2016.
40) Eom CS et al: Use of acid-suppressive drugs and risk of pneumonia: a systematic review and meta-analysis. *CMAJ* **183**: 310-319, 2011.
41) Chen TY et al: The Use of Benzodiazepine Receptor Agonists and the Risk of Hospitalization for Pneumonia: A Nationwide Population-Based Nested Case-Control Study. *Chest* **153**: 161-171, 2018.
42) Othman F et al: Community acquired pneumonia incidence before and after proton pump inhibitor prescription: population based study. *BMJ* **355**: i5813, 2016.
43) Nochaiwong S et al: The association between proton pump inhibitor use and the risk of adverse kidney outcomes: a systematic review and meta-analysis. *Nephrol Dial Transplant* **33**: 331-342, 2018.
44) Tagashira I et al: A new evaluation of masticatory ability in patients with dysphagia: The Saku-Saku Test. *Arch Gerontol Geriatr* **74**: 106-111, 2018.
45) Miles A et al: Cough response to aspiration in thin and thick fluids during FEES in hospitalized inpatients. *Int J Lang Commun Disord*, 2018 [Epub ahead of print]
46) Clavé P et al: Accuracy of the volume-viscosity swallow test for clinical screening of oropharyngeal dysphagia and aspiration. *Clin Nutr* **27**: 806-815, 2008.

特集 セッティング別のリハビリテーション栄養

【地域在住高齢者】
介護予防のためのサルコペニア対策

山田 実

Key Words　介護予防　サルコペニア　運動　栄養

Abstract　地域在住高齢者においては健康寿命の延伸，介護予防の実現が大きな課題となっている．この課題の大きな制限因子となっているのがサルコペニアである．サルコペニアは医療施設のみならず地域の介護予防でも重要なターゲットとなっており，無論，運動と栄養の併用療法が重要な対策と位置付けられている．ただし，地域在住高齢者の場合には，これらの対策をいかに継続するかという点が重要になり，運動面でも栄養面でも継続できるような仕組み，指導法が重要となる．そういう点では，日常的に取り組めるウォーキングのような運動や，3食のバランスを考慮した蛋白質摂取は重要な対策方法の一つといえる．

はじめに

　2017年，わが国の高齢化率は27％を超え，世界随一の長寿国として超高齢社会を突き進んでいる．この超高齢社会が抱えた課題は数多くあり，とりわけ社会保障費の増大は深刻である．高齢化率の上昇，高齢者数の増加に依存するように，医療費，介護給付費はともに増大の一途を辿っており，このことへの対策は積年の課題となっている．

　近年，フレイルやサルコペニアといった用語が着目されているが，これは医療機関に限ったことではなく，地域在住高齢者においても密接にかかわる問題である．医療機関においては，フレイルやサルコペニアがリハビリテーションの阻害因子になることや，再入院の促進因子となることなどが明らかとなっている．一方，地域においては，これらが要介護の主要因となることが深刻な問題となっており，介護予防の領域においてフレイル（フレイルには身体的，心理・精神的，社会的といった複数の要素が含まれるが，ここではサルコペニアとほぼ同義として扱われることが多い身体的フレイルに限定する）やサルコペニア対策は重要な課題と位置付けられている（図1）．

地域在住高齢者におけるサルコペニア

　地域在住高齢者において，サルコペニアの有病率は決して低いものではない．要支援・介護状態にない高齢者を対象に実施した調査でも，サルコペニアの有病率は15～20％程度と高く，特に75歳以降の後期高齢者ではその有病率が急激に高まることがわかっている[1]．

介護予防等の現場でのサルコペニア判定

　医療施設とは異なり，地域では骨格筋量を計測する装置が十分に準備されていないことが多い．二重エネルギーX線吸収法（DXA）はもちろん，生体電気インピーダンス法（BIA）による計測も困難となる場合が多く，より簡便な方法が求められる．このようななかで，指輪っかテストは有用

Minoru Yamada
筑波大学人間系

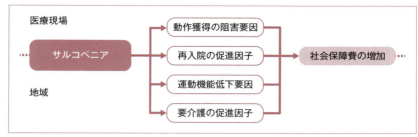

図1　サルコペニアの影響

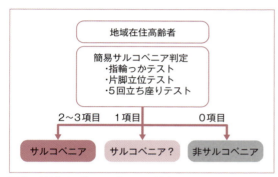

図2　地域でのサルコペニアの判定

である[2]．もちろん，ヨーロッパやアジアの診断アルゴリズム[3,4]と同程度の判定能力ではないものの，スクリーニングという観点では有用な指標となる．ただし，皮下脂肪や浮腫の影響などを強く受けることも事実であり，筆者らは指輪っかテストに加え，片脚立位テスト（両脚ともに8秒以上）や5回立ち座りテスト（10秒以内）の実施を推奨している．指輪っかテストも含めて，これら3項目のうち2項目以上該当すればサルコペニアの可能性が高いと判断している（図2）．

サルコペニアとダイナペニア

現在，サルコペニアの定義は筋力低下および骨格筋量低下の両者を兼ね備えるものとなっているが，これらはヨーロッパおよびアジアの基準が報告されて以降に定着したものである．そもそもRosenbergが提唱したサルコペニアは骨格筋量減少を意味するものであり[5]，筋力低下はその後備わった概念である．一方，ダイナペニアとはClarkとManiniが提唱した概念であり，筋力低下の存在を判定するものである[6]．両者ともに，能力障害などのアウトカムに関連することが示されている．

サルコペニアやダイナペニア（ここではサルコペニアと区別するために骨格筋量は維持されており，筋力低下のみを認めるもの）の骨格筋特性を調べた研究によると，両者ともに骨格筋内脂肪が多く，質が著しく低下した状態であった[7]（図3）．また，両者はともに血漿必須アミノ酸濃度が低く，なかでもロイシンの血漿濃度が低いという特徴を有していた[8]．これらのことから，臨床的にはサルコペニアとダイナペニアを明確に区別する必要性は低く，両者ともに適切な介入を要する集団と考えることができる．なお，ここでのダイナペニアの定義は，アジアのサルコペニア診断基準（AWGS）の握力低下（男性<26 kg，女性<18 kg）もしくは歩行速度の低下（<0.8 m/sec）としており[4]，骨格筋量減少の有無にかかわらず身体機能低下が認められる場合は注意すべき対象ということになる．

運動の継続の重要性

サルコペニア対策において，運動が重要であることは言うまでもない．何より大切になるのは，この運動介入を継続して実施できるかという点である．筋力強化のためにはレジスタンス運動が重要と考えられている．確かに，一定期間のレジスタンス運動実施により，筋力増強や骨格筋量増加効果が認められることは明白である．しかし，トレーニング終了後には増強された効果は減弱し，たとえば12週間のレジスタンス運動で獲得した

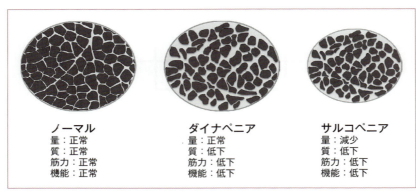

図3 サルコペニアとダイナペニアの特徴

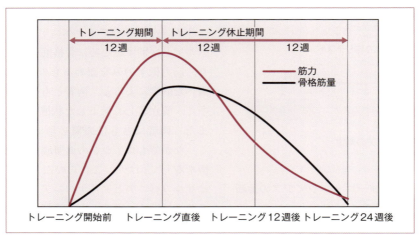

図4 トレーニング休止の影響

効果はトレーニング終了後12週間でほぼ半減，24週後にはほぼ消失することが知られている[9-11]（図4）．このことから，高齢者に対しては継続して実施できるような運動指導が求められている．

運動の継続という点では，住民が自主的に運営する自主グループは有用なサルコペニア対策の一つとなる．自主グループは，地方自治体が準備する一般的な介護予防教室とは異なり，住民が自主運営するものである（図5）．そのため，いわゆる介護予防教室は期間が限定的であるのに対して，自主グループは永続的に継続できるという利点がある．運動指導の専門家が不在という欠点はあるものの，この継続性のアドバンテージは大きく，事実，自主グループに継続参加することによる介護予防効果は明確に示されている[12]．

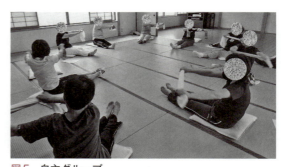

図5 自主グループ

全身運動の重要性

全身には大小さまざまな筋が存在するが，なかでも表層にある大きな筋が加齢による影響を受けやすい．骨格筋線維には大きくtypeⅠ線維と

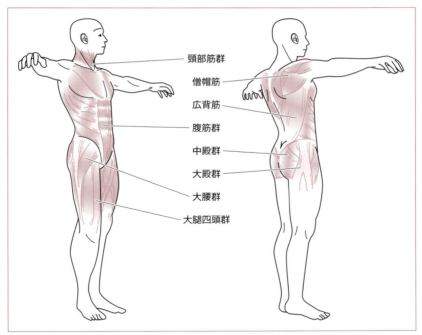

図6 加齢に伴い低下しやすい筋

typeⅡ線維があり，特にtypeⅡ線維が加齢による影響を受けやすいことが知られている[13]．体表に近い大きな筋群はこのtypeⅡ線維を多く含むことから，加齢に伴い低下しやすいと考えられている（図6）．特にこれらの筋は重力に抗して身体を支える役割を担うことから抗重力筋とよばれ，これら筋群の筋力低下は姿勢や歩行の維持に影響を及ぼすことになる．

抗重力筋の筋力低下が顕著に認められる場合には個々の筋を強化することが重要であるが，そうでない場合には包括的な筋活動を促し筋力低下を予防することが有用である．そういった点では，ウォーキングは重要な運動療法となる．歩行には多くの抗重力筋が動員されることになるため[14]，積極的なウォーキングの実施が推奨される．特に，ウォーキングは日常的に実施しやすく，習慣化することで継続しやすい運動でもある．

運動と栄養の併用療法

運動療法の効果を最大限に引き上げるためにも栄養療法（特に蛋白質の摂取）を併用すべきである．高齢者では筋蛋白の同化抵抗性が認められることから，蛋白質摂取が特に重視されている．しかし，地域在住高齢者のすべてに蛋白質を強化するような指導の必要性は低い．これまでの研究でも，対象が比較的元気な高齢者である場合には蛋白質強化の影響は小さく，対象がサルコペニアやフレイルとなることでその効果が出現しやすいことが示されている[15, 16]．この背景には日常的な蛋白質摂取量の影響があり，元気な高齢者では日常的な蛋白摂取量が良好な場合も多く，そのような場合には蛋白質を強化することによる効果は生じ難いと考えられている[17]．一方で，対象がサルコペニアの場合には，日常的な蛋白質摂取量が不足しがちであり，このような場合に蛋白質の強化の必要性が増す．

3食のバランスが重要

高齢者に対して蛋白質摂取を強化させることは重要であるが，その前に3食のバランスを整理することも大切な指導となる．サルコペニア対策で重要となるのは，1日を通してアミノ酸の血中濃

度を良好に保つことである．そのためには3食の蛋白質摂取量をある程度均一に保つことが重要である．実際，1日の蛋白質摂取量が同程度であっても，3食間の蛋白質摂取量のバラツキが大きい場合（例えば，夕食に偏っている）と，均一に摂れている場合では，前者で筋蛋白合成が不良となること[18]やフレイルになりやすいことが示されている[19]．運動と同様に，適切な栄養補給も継続することが重要であり，そのような観点からも3食のバランスを調整することは，比較的継続しやすい対策の一つと考える．

おわりに

ここでも示したように，地域在住高齢者にとって健康寿命の延伸，介護予防の実現は大きな課題である．この課題の達成のためには，運動と栄養の重要性を高齢者自身に十分に理解してもらうということも重要である．近年では，健康関連情報をいかに収集して，そして整理するかというヘルスリテラシーも注目されている．今後は，健康意識の低い高齢者に対して，どのように情報を提供するかという点についても多職種で連携しながら取り組んでいく必要がある．

【文献】

1) Yamada M et al : Prevalence of sarcopenia in community-dwelling Japanese older adults. *J Am Med Dir Assoc* 14 (12) : 911-915, 2013.
2) Tanaka T et al : "Yubi-wakka" (finger-ring) test : A practical self-screening method for sarcopenia, and a predictor of disability and mortality among Japanese community-dwelling older adults. *Geriatr Gerontol Int* 18 (2) : 224-232, 2018.
3) Cruz-Jentoft AJ ; European Working Group on Sarcopenia in Older People : Sarcopenia : European consensus on definition and diagnosis : Report of the European Working Group on Sarcopenia in Older People. *Age Ageing* 39 (4) : 412-423, 2010.
4) Chen LK et al : Sarcopenia in Asia : consensus report of the Asian Working Group for Sarcopenia. *J Am Med Dir Assoc* 15 (2) : 95-101, 2014.
5) Rosenberg I : Summary comments : epidemiological and methodological problems in determining nutritional status of older persons. *Am J Clin Nutr* 50 : 1231-1233, 1989.
6) Clark BC, Manini TM : What is dynapenia? *Nutrition* 28 (5) : 495-503, 2012.
7) Yamada M et al : Differential Characteristics of Skeletal Muscle in Community-Dwelling Older Adults. *J Am Med Dir Assoc* 18 (9) : 807.e9-807.e16, 2017.
8) Yamada M et al : Plasma amino acid concentrations are associated with muscle function in older Japanese women. *J Nutr Health Aging* (In Press).
9) Zech A et al : Residual effects of muscle strength and muscle power training and detraining on physical function in community-dwelling prefrail older adults : a randomized controlled trial. *BMC Geriatr* 12 : 68, 2012.
10) Yasuda T et al : Effects of detraining after blood flow-restricted low-intensity training on muscle size and strength in older adults. *Aging Clin Exp Res* 26 (5) : 561-564, 2014.
11) Taaffe DR et al : Alterations in muscle attenuation following detraining and retraining in resistance-trained older adults. *Gerontology* 55 (2) : 217-223, 2009.
12) Yamada M, Arai H : Self-Management Group Exercise Extends Healthy Life Expectancy in Frail Community-Dwelling Older Adults. *Int J Environ Res Public Health* 14 (5). pii : E531, 2017.
13) Lexell J : Human aging, muscle mass, and fiber type composition. *J Gerontol A Biol Sci Med Sci* 50 Spec No : 11-16, 1995.
14) Winter DA : Biomechanics and Motor control of Human Gait : Normal, Elderly and Pathological, Waterloo Biomechanics Press, Waterloo, Ontario, 1991.
15) Komar B et al : Effects of leucine-rich protein supplements on anthropometric parameter and muscle strength in the elderly : a systematic review and meta-analysis. *J Nutr Health Aging* 19 (4) : 437-446, 2015.
16) Beaudart C et al : IOF-ESCEO Sarcopenia Working Group : Nutrition and physical activity in the prevention and treatment of sarcopenia : systematic review. *Osteoporos Int* 28 (6) : 1817-1833, 2017.
17) Thomas DK et al : Protein Supplementation Does Not Significantly Augment the Effects of Resistance Exercise Training in Older Adults : A Systematic Review. *J Am Med Dir Assoc* 17 (10) : 959.e1-9, 2016.
18) Paddon-Jones D et al : Protein and healthy aging. *Am J Clin Nutr* pii : ajcn084061, 2015 [Epub ahead of print]
19) Bollwein J et al : Distribution but not amount of protein intake is associated with frailty : a cross-sectional investigation in the region of Nürnberg. *Nutr J* 5 ; 12 : 109, 2013.

特集 セッティング別のリハビリテーション栄養

【災害避難所】
災害避難所における課題とリハビリテーション栄養

小島 香

Key Words 災害 避難所 低栄養 生活不活発病

Abstract 災害時は，ライフラインの途絶した被災地で多くの避難者が生活する．そのため，余震の不安や家屋の倒壊により避難所で多くの被災者が避難している．避難所では，肺炎，低栄養，生活不活発病といった問題が生じやすい．水の不足や洗面台数の制限，口腔ケア物資の不足から口腔衛生が低下する．食料の不足，パンやおにぎりなどの炭水化物中心の配給による栄養の偏りから低栄養や脱水が起きやすい．長引く避難所生活により活動量が低下し，生活不活発病を発症しやすい．特に避難所生活を送る高齢者ではこれらの予防が重要である．また，避難所の種類によっても状況が異なる．特に福祉避難所では支援を必要とする方が多く生活しているため，これらの知識をもった専門職による支援が大切となる．口腔衛生の改善，低栄養および脱水の予防，生活不活発病の予防は，早期から対象となる避難所生活を送る高齢者にアプローチすることで，フレイルの発症や進行の予防につながる．

災害の支援領域

災害の支援領域は応急避難対応，救命・救急対応，2次災害対策，資源動員，情報，インフラなど多面にわたる[1]．UN Office for the Coordination of Humanitarian Affairsのcluster coordinationでは「避難所」「早期復旧」「教育」「通信」「栄養」「保健」「ロジスティクス」「食料確保」「保護」「仮設住宅」「水と衛生」の11領域が示されている[2]．これらのうち本稿では，避難所における栄養・保健・食料確保を中心に触れる．

災害時のフェーズ

災害時の医療救護活動のフェーズは6つの区分に分かれている．発災直後の発災～6時間（0期），超急性期は6～72時間（1期），急性期は72時間～1週間（2期），亜急性期は1週間～1カ月（3期），慢性期は1～3カ月（4期），中長期は3カ月以降（5期）である[3]．超急性期までは生命・安全の確保が中心である．その後の被災者の長引く避難所生活による問題が生じてくるのは急性期からである．この時期は，被害状況が少しずつ把握でき，ライフラインなどが復旧し始めて，人的・物的支援の受入体制が確立されている状況である．避難所の避難者の傾向を把握し，口腔衛生物資の状況や配給される食事内容の把握に努め，必要な物資の検討や準備が必要となる．その後，災害弱者の

Kaori Kojima
こじまデンタルクリニック

避難状況の把握，口腔衛生や食事形態の適合，食事摂取量のアセスメントや指導を行う．亜急性期の指導が落ち着いたころから慢性期では，低栄養や生活不活発病を視野に入れた予防的な取り組みの検討，中長期では継続的な社会参加を促進させるため，地域の資源につなげるなど復興に向けた専門職のニーズは高い．

災害時医療チーム

大規模災害では災害派遣医療チーム（Disaster Medical Assistance Team；DMAT）や日本医師会災害医療チーム（Japan Medical Association Team；JMAT），災害派遣精神医療チーム（Disaster Psychiatric Assistance Team；DPAT），災害時健康危機管理支援チーム（Disaster Health Emergency Assistance Team；DHEAT）など複数の医療チームが被災地医療支援に貢献している．

しかし，避難所では肺炎，低栄養や脱水，生活不活発病といった災害弱者への対応も課題である．そのため，大規模災害発生時に災害弱者，障害者，被災高齢者などの生活不活発病の予防のため適切な対応を可能とすることで災害を乗り越え，自立生活を再建，復興を目指していけるよう支援する大規模災害リハビリテーション支援関連団体協議会（Japan Rehabilitation Assistance Team；JRAT）[4]や，災害時に被災地内の医療・福祉・行政栄養部門と協力して，緊急栄養補給物資の支援など，状況に応じた栄養・食生活支援活動を通じ，被災地支援を行うことを目的としている日本栄養士会災害支援チーム（The Japan Dietetic Association-Disaster Assistance Team；JDA-DAT）[5]が果たす役割も大きい．災害時のリハビリテーション（以下リハ）栄養には，各医療チームの協働が大切である．

避難所の種類

災害時は，地盤の損壊や家屋の倒壊などにより安全の確保が必要な場合や，余震の不安などから

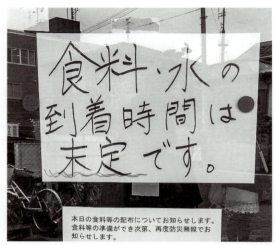

図1　福祉避難所の貼紙

避難所生活を余儀なくされた被災者が数多く生活している．避難所には，指定緊急避難所，指定避難所，自主避難所，福祉避難所などいくつかの形態がある．なかでも福祉避難所は，高齢者，障害者，妊産婦，乳幼児，病弱者など，避難所生活において何らかの特別な配慮を必要とするために指定避難所や自主避難所での生活が難しい方々が身を寄せている[6]．しかし，福祉避難所は指定避難所と比べ避難所が把握されるまでに時間がかかることがある．そのため受け入れ態勢が整っていない，十分な物資が届いていないといった問題が生じることも多い（図1）．発災早期からの福祉避難所への支援体制構築が重要である．

肺炎予防・口腔衛生

災害関連死で最も多いのが肺炎である[7,8]．災害時はライフラインが停止し，特に水道の供給には時間がかかる．応急給水体制が配備されるものの，浄化された水の確保や洗面台の数などの問題と物品不足から口腔衛生環境が悪化しやすく，肺炎を発症しやすい．避難所生活を送る高齢者では特に肺炎予防の取り組みが重要である．

被災者のなかには，避難の際に歯ブラシや義歯，義歯洗浄剤などをもって出られず，口腔衛生物品が不足している者も多い．また，避難所で提

供される歯ブラシが硬く使用できない，義歯ケースがないため洗浄や保管ができず装用したまま就寝している者もいる．さらに物品不足だけでなく，また地震が来るのではという不安から，義歯の洗浄時間を省く，すぐに逃げられるよう常に装用している者もいる．そのため専門的口腔ケアが必要だと考えた場合は，歯科医師による専門的な介入につなげる．口腔衛生状態の悪化を認めた場合は，口腔衛生を維持する方法とその重要性の説明も必要である．

災害に備え準備しておく口腔衛生物品は，歯ブラシ・洗口液・義歯ブラシ・義歯ケース・スポンジブラシ・口腔ケアガーゼ・紙コップを中心とした水が使用できない際にも口腔ケアが可能なものであることが望ましい．近年，水を使用しないでも口腔ケアが行えるジェルなども開発されており，それらも災害時には便利である．

避難所の食料

避難所での食事は支援物資が中心となるが，発災早期は食料や水の確保が不十分である．急性期では，各避難所の食料，飲料水の状況を把握に努める．発災直後の食料は，備蓄されているものや手早く準備が可能であるものが多い．乾パンなどの保存食・弁当・アルファ化米（炊き込みごはん）・おにぎり・パン・菓子パンなどである．飲料は備蓄水・お茶・ペットボトル入り水・給水車による給水などである（図2，3）[9,10]．

食事の提供に関しては，避難所の種類や環境によって内容に差がみられる[11]．指定避難所では，急性期ごろから炊き出しが始まり温かい食事が提供されることも多い．炊き出しで出されるものは，麺類やご飯ものが主であり，蛋白質や野菜類のおかずは少ない．カセットコンロの準備があるとバランスの取れた食事の提供がされやすい．一方，福祉避難所では炊き出しが設置されることは少なく，配給のパン・おにぎり・弁当が中心である．しかし，配給が毎食は届かないことも少なくない．指定避難所と比較して，明らかに食料が不足している．

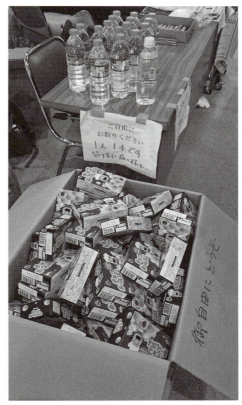

図2　福祉避難所の支援物資（ペットボトルの水と菓子）

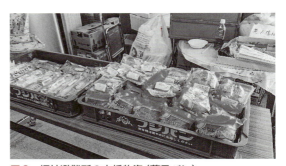

図3　福祉避難所の支援物資（菓子パン）

低栄養・脱水

前述のとおり，避難所で配給される食事は水とパンやおにぎりなど炭水化物が中心である．特に高齢者では，炭水化物中心の食事が原因で栄養素量が不十分になりやすい．他にも，ペットボトルの蓋が開けられない，パンやおにぎりが食べづら

いために食べていないといった摂食嚥下機能の問題を抱えているケースも多い．その結果，食事摂取量の低下や栄養素バランスの偏りによる低栄養，水分摂取量の減少による脱水を引き起こしやすい[9,10,12]．さらに低栄養や脱水は肺炎のリスク因子でもある[13,14]．誤嚥リスクの把握，義歯有無の確認や口腔衛生物品の対応，栄養状況の把握が大切となる．

対応としては，高齢者の低栄養リスクを考慮し，補助栄養食品の提供，その日の気温や湿度に応じて，脱水予防目的での経口補水液の提供を行う．提供する際の細かな配慮として，スプーンの準備が必要となるゼリータイプに比し，避難所高齢者には簡便にスプーンなしで摂取できるパックのゼリー飲料の方が望ましい．

また，継続した炊き出しの導入も栄養管理には重要である．塩分や糖分の摂取が過剰とならないよう栄養管理に努める．内閣府より出されている避難所運営ガイドラインには，避難所の食料管理として個人属性に応じた栄養面への配慮が挙げられている[6]．避難所でも特殊食形態の必要性を把握し対応できることが望ましいといえる．しかし，高齢者や障害者などの災害弱者に配慮された備蓄は少ないのが現状である．嚥下障害や糖尿病など食に関する問題を抱えている場合，病院では管理栄養士や調理師が在籍していることが多く対応可能な場合が多いが，避難所での対応は困難を極める．したがって，平時からの自助努力や医療者側からの各家庭へのレトルトの嚥下調整食，増粘剤や補助栄養食品など，食品備蓄に関する啓発も必要である．

食支援には，①全身状態，呼吸状態，口腔状態などの医学的な視点，②食欲，認知機能，口腔機能，嚥下機能といった摂食嚥下機能的視点，③食事動作などの身体機能，耐久性・姿勢維持機能の姿勢・活動的視点，④摂食状況の確認，食物形態の確認，栄養状態の確認の栄養的視点が必要である[15]．災害時の食支援も同様に，多職種による多方面からの全身状態アセスメントとマネジメントが必要となる[16]．したがって，災害時の食支援には，DMAT，JRAT，JDA-DATなどのチームが共働して積極的に加わるべきである．

生活不活発病・健康への影響

生活が不活発な状態が続くことにより，心身の機能が低下し動きづらくなる状態のことを「生活不活発病」という．高齢者で起こりやすく，病気の方では必要以上の安静をとることによって起こることも多い[17,18]．

震災により避難所生活を送る高齢者などは，床生活による立ち上がりの困難さ，トイレが十分に使えない，トイレの場所が遠い，役割の消失，周囲の人への遠慮から静かに過ごすといった理由により，活動制限が起きやすく，身体機能の衰えから生活不活発病の発症が懸念される．歩行，立ち上がり，階段昇降のほか，日常生活動作が行いにくい，疲れやすいといった症状がみられる．生活不活発病は比較的早期からみられ，継続的な支援が必要となる．特に指定避難所は，虚弱高齢者，要介護者らにとって，避難所生活を継続するには厳しい環境である．そのために福祉避難所などへ移動する場合もある[19]．

生活不活発病の予防には，医療的介入と連携しながら，個別的な体操や運動による機能訓練に加えて，一日の生活を活性化するよう働きかけることが大切である．避難所生活を送る高齢者の外出機会の有無，避難所内での活動量の確認を行い，1日の過ごし方の見直しを行うことが望ましい．避難所生活が長引けば，それが原因となり被災前に介護サービスが必要なかった高齢者が生活不活発病を発症して要介護・要支援状態となるリスクがある．さらに低栄養や被災によるストレス，不安がフレイルの発症や進行を誘発する可能性がある[17]．生活不活発病に関する知識がないと，避難所では安静にしがちになり，生活不活発病の発症や進行させてしまうことがあるため，支援者は十分な知識をもって支援に入るのが望ましい[18]．

避難所における高齢者の心身機能の低下を見逃さず，的確に対応するためにリハ専門職の避難所支援のニーズは高いといえる．発災当初は，各避難所の地域における高齢者や要介護者の数，避難

所の規模などの状況から最低限必要な福祉用具や介護用品の種類や量を想定することも大切である．また，杖や歩行器などの福祉用具が必要となるケースもあるため，できるだけ早期に対応できるよう専門職チームが避難所内の巡回や相談できる場を設けることが望ましい[19]．

また，災害による環境の変化はこれまで述べたような健康への影響だけでなく，慢性疾患をもつ方にとっては通院が難しくなり災害後に定期的な受診が妨げられたことによる悪化や死亡などの影響を及ぼす[20]．これらを防ぐことも考えなければならない．

コミュニティ形成

復興期の活動には，ソーシャルキャピタルの視点からの検討が必要である．ソーシャルキャピタルとは，人々の協調行動を活発にすることによって，社会の効率性を高めることのできる，「信頼」「規範」「ネットワーク」といった社会組織の特徴のことである[21]．災害に対する脆弱性や，対応や復興の速度には，コミュニティ間で差がある．社会参加率の高さやつながりをもつ地域コミュニティは，震災からの復興速度が早い[22]．震災からの回復が早いコミュニティでは，住民の自立も早く，救護活動も効果的に実施される．

ソーシャルキャピタルは，災害の被害拡大や復興に対しても注目されている．災害の短期的・中期的な精神保健の維持・回復のために，次の5つの要件が必要である．①安全だという感覚，②気持ちの落ち着き，③自己効力感，地域としての効力，④人々のつながり，⑤希望の5つである[23]．災害被害を受けた方への心理的なケアやコミュニティ再建は，災害による長期的な健康影響を減少させて精神および身体の健康を向上させる[24]．これらは，災害時の生活不活発病の予防の一助にもなり得る．震災からの回復には，コミュニティでの住民の自立促進も重要であり，復興期において避難所をはじめとしたコミュニティでの活動や関係性が，被災者の心身の維持向上に好影響をもたらす可能性は高い．専門職に行える社会的サポートもあるのではと考える．

おわりに

災害時は，口腔衛生低下による肺炎，食料の不足や栄養の偏りによる低栄養や脱水，活動量低下による生活不活発病の予防，復興期には住民主体の社会的サポートが大切である．これらの予防には支援チーム間で機能分担を行い，対象となる被災高齢者にアプローチすることで，フレイルの発症や進行の予防，さらにはサルコペニア発症の予防にも効果を発揮できると考える．

【文献】

1) 人と防災未来センター：災害時の広域支援．http://www.dri.ne.jp/（2018年4月21日アクセス）
2) UN Office for the Coordination of Humanitarian Affairs. https://www.unocha.org/（2018年4月21日アクセス）
3) 東京都福祉保健局：災害時医療救護活動ガイドライン，平成28年2月．
4) 大規模災害リハビリテーション支援関連団体協議会：会則．http://www.jrat.jp/images/kaisoku.pdf（2018年4月21日アクセス）
5) 日本栄養士会ホームページ．https://www.dietitian.or.jp/（2018年4月21日アクセス）
6) 内閣府（防災担当）：福祉避難所の確保・運営 ガイドライン．平成28年4月．
7) 荒井啓行：災害に強い内科診療の提言 高齢者疾患への対応と対策．日内会誌 103（3）：598-604，2014．
8) 中久木康一：大規模災害時における歯科保健医療の健康危機管理体制の構築に関する研究．大規模災害時の口腔ケアに関する報告集，2009．
9) 奥田和子：熊本地震が投げかける災害食の問題点と教訓．日災害食学会誌 4（1）：1-11，2016
10) 小島 香・他：被災した高齢者に対する避難所での言語聴覚士の活動．保健の科学 60（2）：135-140，2018．
11) Tsuboyama-Kasaoka N et al：What factors were important for dietary improvement in emergency shelters after the Great East Japan Earthquake? Asia Pac J Clin Nutr 23（1）：159-166, 2014.
12) 小島 香・他：熊本地震の被災者のところへ駆けつけて．難病と在宅ケア 22（5）：45-48，2016．
13) Suzuki M et al：Shelter-acquired pneumonia after a catastrophic earthquake in Japan. J Am Geriatr Soc 59（10）：1968-1970, 2011.
14) Manabe T et al：Risk Factors for Aspiration Pneumonia in Older Adults. PLoS One 10：e0140060, 2015.

15) Maeda K et al：Reliability and Validity of a Simplified Comprehensive Assessment Tool for Feeding Support：Kuchi-Kara Taberu Index. *J Am Geriatr Soc* **64**（12）：248-252, 2016.
16) 鎌野倫加：災害栄養管理 災害医療と地域医療．静脈経腸栄養 **27**（4）：1051-1056, 2012.
17) 大川弥生：生活不活発病の予防と回復支援-「防げたはずの生活機能低下」の中心課題．日内会誌 **102**（2）：471-477, 2013.
18) 大川弥生：広域災害における生活不活発病（廃用症候群）対策の重要性 介護予防の観点から．医療 **59**（4）：205-212, 2005.
19) 東日本大震災リハビリテーション支援関連10団体 大規模災害リハビリテーション対応マニュアル作成ワーキンググループ：大規模災害リハビリテーション対応マニュアル，医歯薬出版，2012, p110.
20) Jhung MA et al：Chronic Disease and Disasters. *Am J Prev Med* **33**（3）：207-210, 2007.
21) 地域保健対策におけるソーシャルキャピタルの活用のあり方に関する研究班：住民組織活動を通じたソーシャルキャピタル 醸成・活用にかかる手引き，平成27年3月．
22) Nakagawa Y et al：Social capital, a missing link to disaster recovery. *Int J Mass Emerg Disasters* **22**：5-34, 2004.
23) S Hobfoll SE et al：Five essential elements of immediate and mid-term mass trauma intervention：empirical evidence. *Psychiatry* **70**（4）：283-315, 2007.
24) イチロー・カワチ，高尾総司：ソーシャル・キャピタルと健康政策 地域で活用するために，日本評論社，2013, pp207-233.

災害支援とリハビリテーション栄養 ❷

リアル災害支援・リハビリテーション栄養

古屋 聡　山梨市立牧丘病院

　「大阪府北部地震」「西日本豪雨災害」そして，すべての災害の犠牲者の方にお悔やみ申し上げ，被災された方にお見舞いを申し上げます．この原稿を承ってなかなか書く余裕がなくしかも締め切りに遅れて焦っているときに，「日本は災害大国である」というその言葉どおり「大阪府北部地震」に続き「西日本豪雨災害」が起こった．そして現在も被災地は苦境の真っただなかにいる．ここで検討・記載することがらも，可能なら被災地のためになればと願う．

リハ栄養に関心不足の病院と大規模災害現場の共通点

　リハビリテーション（以下リハ）栄養について関心が少ない病院では次のような特徴がある．
・口腔状態，摂食嚥下機能・栄養について初期評価できない（する人がいない）．
・直接かかわりをもつ専門職が確定しない，あるいはいない〔言語聴覚士（ST），管理栄養士，摂食嚥下障害看護認定看護師など〕．
・当該患者にかかわるスキルや方針が一定しない（マネジャーが存在しない）．
　このような病院では，たとえば肺炎で入院した場合，急性期の治療（抗生剤）が終わるまで，なかなか栄養評価がされずに摂取カロリーが不十分であることが多い．何とか解熱したり，炎症反応が落ち着いて食事を開始しても，うまく食べられず，そこからようやく栄養に目が向いたりする．離床やリハ職のかかわるタイミングが遅く，また，リハ職（ST以外）が食事や栄養に関与しない．さらに，しばしば口腔ケアが不十分である．このような悪循環が起こりそうだが，現在の日本では，こういう病院が根絶していく過程にあると信じたい．

　ではリハ栄養への関心の低下は大規模災害時にどう影響するだろうか．発災直後の避難所のフェーズで考えてみたい．
・まず避難者のなかで，「栄養問題を有する人」「食支援的介入の対象になる人」をスクリーニングすることができない（全体に余裕がなくて，スクリーニングもみつかりにくい）．
・評価ができたとしても，そこに介入してくれる専門職がいない（そのタイミングで来ない）．
・避難所のなかの救護所を受診する「患者」と異なり，避難所全体の避難者の「健康情報」を統括するための仕組みが確定しておらず，被災した避難者のなかの保健医療職ボランティアや，それぞれの避難所にたまたま配置される保健医療職の力量やスタンス，そしてそこで構築される体制に左右される．
・歯科の治療ニーズへの救護は別働としても，発災直後からリスクの高い避難者に十分な口腔ケアを実施することは現実上困難である（物品も人材も不足する）．

熊本地震 摂食サポート

　過去の大規模災害で，発災後の早期から個別栄養介入ができた事例として，2016年の熊本地震の際のDNST活動（熊本地震 摂食サポート）がある[1]．詳細は参考文献を読んでいただきたいが，本震直後からしっかりと活動ができたのは以下のような理由である．

- 「熊本地震 摂食サポート」の代表である前田圭介医師自身が直接の被災者で，すでに前震（2016年4月14日）の際に熊本市内の避難所に避難，避難所内で医療者としての活動を行って，本震（同16日）後，最も被害が甚大であった益城町の避難所を自転車で素早くラウンドし，避難所自体の初期評価を済ませていたこと．
- 前田医師の勤務地（当時）が熊本市に隣接する玉名市玉名地域保健医療センターであり，益城町への距離と外部からのアクセスのよさ（九州新幹線が止まっている状況で，高速道路を使って近くのICまで来ることができた），前田医師の院外での活動を支えられる院内体制（院長先生はじめ管理サイドの理解と医師シフトの問題，ロジスティック活動を担当できる医療連携室の存在）など条件が整っていたこと．
- 筆者が同18日に参加して，益城町の現地本部（益城町内の特別養護老人ホーム）を確定したこと．そしてその本部に物資が搬入・整理され，同時にその特養にできた避難所を管理運営することになったボランティアナースチーム「キャンナス」[2]と協調して活動できたこと．また，熊本県で医療支援チームの登録が始まった同18日に早速登録を済ませ，避難所のフロアで活動できる，いわば資格を有していたこと．
- 益城町内に確定した現地本部に，本震発災から4日目の同19日から，食支援・口腔ケアなどに専門的支援のできる，「NPO法人口から食べる幸せを守る会」[3]の会員を中心とした専門職のメンバーが参加．小山珠美氏を代表とする多職種のメンバー計10数人は，目の前の避難者に適切な評価を行いつつ，その場で必要な助言・指導ができていたこと．さらにはフロアで展開していたもしくは連絡が可能になっていた保健師チーム，大規模災害リハビリテーション支援関連団体協議会（JRAT）[4]，日本栄養士会災害支援チーム（JDA-DAT）[5]，歯科支援チームなどと適切に連携，もしくは申し送りしていったこと．
- 多職種による食支援に有効なことが証明され，災害支援活動の評価にも有用だと思われたKTバランスチャート（英語名KTindex）を使用したこと[6]．

4月18～27日までの10日間で，複数の避難所にいた多くの避難者に，（自衛隊の炊き出しにおかゆをつくってもらうことなども含めた）個別支援を届けることができ活動は終了した．発災後早期の活動としては目覚ましいものもあったが，課題もまた明白である．上記の活動内容を申し送った避難所の保健師グループなどがうまく共有して継続して実施できたのか，また災害前の在宅の担当であった行政保健師，地域包括支援センター，介護保険サービス上のケアマネジャーなど，本来のケアギバーの担当者にまで情報が伝わり共有することができたかということである．その後の継続調査では，食の援助がきちんと継続できたケースや，体制の都合でかなり変更されていったケースがあることがわかっている．

そして，今

今回2018年7月の豪雨災害で最大の被災地の一つが，岡山県倉敷市真備町である．もちろん真備町だけではないが，実は今回の災害は，広島でも愛媛でも，驚くほど被害の全容が特に関東以北には伝わってこない．最も苦しい現場は，現状把握と集約とその発信にエネルギーを割く余裕がないのである．しかも，寒いときに起こった災害では生活不活発病や血栓塞栓症が問題となるのに対し，猛暑が席巻するこの夏の災害では圧倒的に「脱水・熱中症」対策にその中心が向かわざるを得ない．現地では多くの人たちが非常に頑張っているが，在宅被災者の隅々まで水や経口補水液を直接届けるサービスにも限りがある状況である．

筆者が少しだけ関与している真備町では発災後2週間を経た状況は次のとおりである．
- 重度な介護を要する方は，町外の家族，知人の家や真備町外の施設などに移っており，一部の方が真備町内の避難所に避難した状況にある．
- 避難所は状況が安定し，急性期の医療救護体制は徐々に解除に向かい，外部から入っている医

療救護班やNPOなどはほぼ撤退の見込みである．
- 域内（人口22,000人エリア）の医療拠点は大きなダメージを受けたが，少しずつ現地の医療機関が復旧に向けて，外部の支援も入れて診療を再開しつつある．また，巡回バスが整備され，近隣の医療機関で受診できる体制が整いつつある．
- 住民の方は自宅を片付けながら，徐々にまた真備町で住めるように努力され，域内に人が戻りつつある．
- こうした在宅の状況をしっかりと評価するために，日本ケアマネジャー協会などが入って，全戸調査（いわゆるローラー作戦）などが展開され，在宅の食支援ニーズは今後新たなステージにあがってくることが予想される．

前述したように，災害時の現場は「リハ栄養的にいけてない病院」の現場と酷似し，よほどよい条件がなければ，早期からの適切な食支援は困難である．現在の真備町の状況は，全戸調査ですくいあげていく個別事例が必要な専門職の保健的介入を経て，適切な医療・介護のリソースに伝わっていけるような仕組みに至るにはまだまだ大変である．

ある病院が，リハ栄養的活動を優れたものにしていくためには一朝一夕の取り組みではとても難しいものであるのと同様，災害支援活動もまた，息の長い努力と取り組みが必要である．災害後のフェーズの変化を注視し，この原稿がみなさんの目にふれる秋にも，まだ真備町を始めとした被災地の状況に関心を払ってもらい，その時に必要な支援を検討してもらうことを期待する．

【文献】
1) 古屋 聡（編）：熊本地震の際のDNST活動．多職種で取り組む食支援 急性期から看取りまで，2017, pp145-162.
2) 全国訪問ボランティアナースの会 キャンナス：https://nurse.jp
3) NPO法人 口から食べる幸せを守る会：https://ktsm.jimdo.com
4) 大規模災害リハビリテーション支援関連団体協議会（JRAT：Japan Disaster Rehabilitation Assistance Team）：http://www.jrat.jp
5) 日本栄養士会災害支援チーム：https://www.dietitian.or.jp/about/concept/jdadat/
6) Maeda K et al：Reliability and Validity of a Simplified Comprehensive Assessment Tool for Feeding Support：Kuchi-Kara Taberu Index. J Am Geriatr Soc 64：e248-e252, 2016.

リハ栄養あるある……②

今回の「あるある」

回復期にやってきたパーキンソン病・サルコペニア・重度摂食嚥下障害

鈴木瑞恵
指定訪問看護アットリハ宿河原

Point
- 摂食嚥下障害の原因にサルコペニアが含まれている可能性を多職種で共有する．
- 自施設の強み・弱みを環境因子に含めたリハ栄養ケアプロセスが重要である．
- 摂食嚥下リハのゴールは具体的に設定し，他職種にも変化が伝わるよう心がける．

症例の経過 60歳代，男性．数カ月前から自覚していた嚥下困難感と歩行困難感が徐々に悪化し，急性期病院に救急搬送され，入院した．パーキンソン病（Hoehn & Yahr分類4），好酸球性多発血管炎性肉芽腫症と診断され治療が開始された．重度摂食嚥下障害のため30病日に胃瘻を造設，51病日に回復期リハビリテーション（以下リハ）病院に転入した．

回復期入院時，身長179 cm，体重43.7 kg（BMI 13.6 kg/m^2）．意識清明，認知機能正常（MMSE 29/30），FIM 96（運動63，認知33）．

四肢麻痺や感覚障害はなかった．サルコペニア（SMI 5.98 kg/m^2，握力19.9 kg），重度低栄養（MNA®-SF：3），重度摂食嚥下障害〔Penetration and Aspiration Scale（PAS）：8，Food Intake LEVEL Scale（FILS）：2〕を認めた．チームカンファレンスにて，長期目標（2～3カ月）：ADL・IADL自立，何らかの経口摂取が可能となる，短期目標（1カ月）：耐久性の向上，誤嚥兆候なく経口訓練が開始・継続できる，とした．栄養投与量を安全に増加し，体重1～2 kg増とすると設定した．リハは理学療法，作業療法，言語聴覚療法を各1時間/日，看護師，管理栄養士により漸減的に投与量を増加する方針とした．

介入後，徐々に栄養状態，ADL，摂食嚥下機能が改善し，介入43日目よりジュースによる直接訓練を開始し，徐々に摂取量を増やした．しかし介入67日目に腎機能が悪化し栄養投与量が減量された．主治医は，栄養療法の継続が困難であること，摂食嚥下障害の原因がパーキンソン病で今後も機能回復の見込みが低いことから，現状維持して自宅退院支援を開始した．また，食形態変更は困難と考え，経口摂取量や自力摂取方法を検討する方針となった．看護師による胃瘻管理の指導，言語聴覚士（ST）による自宅での経口摂取方法の指導を行い，介入104日目に自宅退院となった．退院時，体重48.9 kg，BMI：15.3 kg/m^2，FIM 119（運動84，認知35），SMI 6.36 kg/m^2，握力25.4 kg，MNA®-SF：9，PAS：6，FILS：4であった．

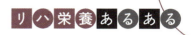

リハ栄養からみた「気づき」

- 摂食嚥下障害の原因はパーキンソン病だけであったのか？
- 栄養投与量減量後のモニタリングは適切であったのか？

誰が，何に気づくべきなのか

- 摂食嚥下障害の要因について，主治医・看護師はパーキンソン病，STはパーキンソン病に加えサルコペニアの摂食嚥下障害と考えていた．カンファレンスなどで摂食嚥下障害に関するディスカッションはなされたものの，その一因であるサルコペニアに関しては十分になされていたとはいいがたい．
- 栄養投与量減量後，栄養療法の継続は難しく機能改善の見込みは低いという結論に至った．要因はさまざまであるが，その1つに摂食嚥下障害に対するゴール設定が「誤嚥兆候なく経口訓練が開始・継続できる」と抽象的であり，客観的指標が乏しかった点がある．このため，STにとって機能改善と推察される変化があっても，他職種にとっては変化がみえにくく，今後も回復の見込みがないと捉えられた．摂食嚥下機能の変化について具体的な情報を提示し，今後のゴールを検討する必要があった．

どんな打開策があるのか

❶ 他職種との意見の相違について

患者を支えるチームにおいて，職種によって意見が異なり共通見解が得られないことは誰しも経験があると思われる．筆者はSTであるが，医師・看護師と意見が合わず，不仲になるといった苦い経験も多い（もちろん，すべての医師・看護師ではないし，ST側に問題があることも多いのではあるが）．

多くの研修会でチームアプローチの実践方法が提案されているが，いざ自分の施設にもち帰ってみてもうまくいかないことがある．なぜなら，施設の環境に加え，そこで働く職種，スキルや医療感が異なるからである．同じ回復期であっても，勤務体系，施設設備，職種，物品が異なると，一律に同じアプローチ方法ではうまくいかない．自施設のもつ強み・弱みを洗い出し，施設ごとのチームをつくりあげる必要がある．

われわれ医療従事者は，患者・利用者を取り巻く環境因子の1つである．リハ栄養ケアプロセスでは，ICFの観点から情報収集・アセスメントを行う．環境因子は患者個人を取り巻く社会的環境（家族構成・経済面）を取り上げることが多いが，われわれ医療従事者および施設も重要な因子であり，それを踏まえたアセスメントが必要である．

❷ 摂食嚥下リハにおけるゴール設定

摂食嚥下リハにおけるゴール設定は，ともすると具体性を欠きやすい．本症例においては「誤嚥兆候なく経口訓練が開始・継続できる」と抽象的な内容であった．"誤嚥兆候"とは何を指すのか，"経口訓練の継続"とは何がどのくらいの期間できるのか，具体的内容で示す必要があったと思われる．

リハ栄養ケアプロセスでは，ゴール設定の際に"SMART"（Specific：具体的，Measurable：測定可能，Achievable：達成可能，Related：関連した，Time-bound：期間が明確）な目標設定が重要視される（表）．患者・利用者の病態・環境などによって見通しの立ちにくい状況もあるため，

表　SMARTな目標設定の一例

	本症例	改善案
Specific：具体的 Measurable：測定可能 Achievable：達成可能 Related：関連した Time-bound：期間が明確	誤嚥兆候なく？ 経口訓練が開始・継続できる？	とろみ付水分　一口3cc 痰の増加，発熱なく 1日1回継続できる 上限は10口（30cc） 1週間

やむを得ず具体性に欠けることは少なくない．しかし，その場合でも期間を決めることで，次の一手を"いつ"，"何で"モニタリングするのかを明確にする．また，具体性の点からいえば，数値化しやすい項目を提示することも有効である．摂食嚥下領域でも，検査機器や検査スケール，嚥下調整食学会分類といった多職種で共有しやすい評価項目も増えている．たとえば，舌圧では年齢ごとの平均値[1]やサルコペニアの摂食嚥下障害におけるカットオフ値[2]も算出されている．この値をもって目標値を示すことで，他職種にも変化がみえやすくなると考える．

STがかかわる領域のなかでは，摂食嚥下領域は比較的数値化しやすい．理学療法士，作業療法士に比べると量的分析は不得手なSTだが，この分野においては数値による変化を捉え，共有するよう心がけたい．

解説

リハ栄養ケアプロセスとは，障害者やフレイル高齢者の栄養状態・サルコペニア・栄養素摂取・フレイルに関連する問題に対して，質の高いリハ栄養ケアを行うための体系的な問題解決手法である[3]．詳細な内容は成書に譲るが，リハ栄養ケアの妥当性や改善点を見出すための有用な指標である．他方，全人的な評価に主軸を置くため，内容が多岐にわたり思考過程も複雑であるという側面もある．日々の臨床で使いこなすには，繰り返し使用し実践者のスキルを向上させる必要がある．初学者は1事例を丁寧に分析することからお勧めしたい．

リハ栄養ケアプロセスを使って症例発表したいという方向けに，リハ栄養ケアプロセス研究発表ツールが前田圭介先生監修のもと作成され，無料で公開されている（https://www.clinico.co.jp/medical/rehabilitation/）．こうしたツールを活用し，日々の臨床の振り返り，そしてリハ栄養，サルコペニアの摂食嚥下障害の周知につなげていきたい．

【文献】

1) Utanohara Y et al：Standard values of maximum tongue pressure taken using newly developed disposable tongue pressure measurement device. Dysphagia 23（3）：286-290, 2008.
2) Sakai K et al：Diagnostic accuracy of lip force and tongue strength for sarcopenic dysphagia in older inpatients：a cross-sectional observational study. Clin Nutr 2018. doi：10.1016/j.clnu.2018.01.016.
3) 西岡心大：リハビリテーション栄養ケアプロセスとは．リハ栄養 1（1）：17-21, 2017.

リハビリテーション栄養
論文紹介②

百崎 良
帝京大学医学部附属溝口病院
リハビリテーション科

Nutritional intervention as part of functional rehabilitation in older people with reduced functional ability：a systematic review and meta-analysis of randomised controlled studies.

Beck AM, Dent E, Baldwin C
J Hum Nutr Diet 29：733-745, 2016.

背景：栄養介入は高齢者の機能回復に重要であるとの認識が高まっているが、地域在住高齢者に対するその有用性は十分検証されていない。本研究の目的はリハビリテーション（以下リハ）を受けている地域在住高齢者に対する栄養介入の有効性を系統的レビューにて検証することである。
方法：Cochrane Library, PubMed, CINAHL, Campbell Collaboration Library, OT Seeker, CIRRIE Databaseを利用、リハを受けている地域在住高齢者に対し、栄養介入の効果を検証している2007～2014年の間に出版されたランダム化比較試験を収集した。
結果：788件の論文をスクリーニングし、5つの適格論文が選出された。栄養介入はカロリーと蛋白質の摂取を改善させたが、体重、握力、筋肉量を改善させる証拠はなかった。また、長期フォローアップにおけるバランス能力、認知機能、ADL、死亡に有意差を認めなかった。ベースラインのデータを解析したところ、栄養介入群において低体重や認知機能低下が多くみられた。
結論：ランダム化に問題のある研究が多かった。高齢者に対するより質の高い栄養介入研究が必要である。

　まさにリハ栄養に関するシステマティックレビューである。このレビューから「地域在住高齢者に対する栄養介入の有効性は低い」といった解釈をするのは間違いである。結果のサマリーをみると、すべてのアウトカムにおけるエビデンスの質はVery Lowであったことがわかる。ineffectiveness（無効性）とinconclusiveness（非確定性）を取り違えてはいけない。質の低い研究が多かったために「地域在住高齢者に対する栄養介入に効果があるかどうか結論づけることができなかった」という解釈が正しい。よってこの臨床的疑問に答えるために、より質の高い研究を行うことが必要、という結論となる。

Scope and quality of Cochrane reviews of nutrition interventions：a cross-sectional study.

Naude CE, Durao S, Harper A, Volmink J
Nutr J 16：22, 2017.

背景：系統的レビューは質の担保されたエビデンスを提供し、意思決定をサポートする。本研究の目的は、栄養介入に関するエビデンスの利用可能性と今後のエビデンスの質向上のために、栄養に関するコクランレビューを系統的に収集し、そのねらいや質を記述することである。
方法：2015年7月までに出版された栄養関連コクランレビューを収集、レビュー手法の質を評価し、レビュークエスチョンを分類・解析した。
結果：8,484件のコクランレビューをスクリーニングし、470件のフルレビュー、169件のレビュープロトコールが選出された。妊娠出産、新生児、代謝内分泌、発達精神障害、腎臓、心臓グループからのレビューが多かった。補助栄養に関するレビューが50％、食介入に関するレビューが20％と多かった。レビューの質は51％が高品質、49％が中程度の品質であった。80％以上のレビュークエスチョンが医療的な枠組みのものであった。アウトカムとしては栄養状態（82％）、疾患頻度・重症度（76％）、有害事象（57％）、QOL（23％）などが取り上げられていた。
結論：コクランレビュー全体の8％が栄養に関するレビューであった。今回のレビューにより、今後行うべき栄養関連臨床研究の方向性が示唆された。

　栄養関連コクランレビューを網羅的にまとめたレビュー論文である。コクランレビューとはコクラン共同計画というNPOのサポートにより行われる質の高い系統的レビューのことである。臨床家がまず優先的に読むべき論文があるとすればシステマティックレビューであると考える。過去の経験に基づいて優れた臨床を行うには、豊富な臨床経験が必要となるが、このような過去の研究情報が系統的にまとめられた知見は経験不足を補い、より適切な臨床判断を強力にバックアップしてくれる。

症例報告

Sarcopenic dysphagia due to dumping syndrome after gastrectomy : A case report

Reiko Mori[1]　Hiroshi Shamoto[2]　Keisuke Maeda[3]　Hidetaka Wakabayashi[4]

key words　Activities of daily living, gastric cancer, malnutrition, rehabilitation nutrition, sarcopenia

abstract

Background : Sarcopenia of the swallowing and generalized skeletal muscles causes sarcopenic dysphagia. We describe a case of severe sarcopenic dysphagia and decline in activities of daily living due to dumping syndrome after gastrectomy, which were improved by rehabilitation nutrition.

Case : An 85-year-old man experienced appetite loss and diarrhea for 1.5 years after total gastrectomy for gastric cancer, and became bedridden. On admission to another hospital with aspiration pneumonia, he was malnourished due to severe dysphagia, and percutaneous transesophageal jejunal tubing (PTJT) was performed. He was then transferred to our hospital for rehabilitation treatment ; however, severe diarrhea prevented said treatment, and only basic swallowing therapy was conducted. He was therefore diagnosed with dumping syndrome. On admission, his height was 160.0 cm, body weight was 40.0 kg (body mass index [BMI] : 15.4 kg/m^2), Barthel Index (BI) was 25, and Food Intake LEVEL scale (FILS) was level 2. He was diagnosed with sarcopenia, indicated by a calf circumference (CC) of 26.3 cm and difficulty walking independently, and possible sarcopenic dysphagia. We started enteral nutrition via PTJT during sleeping (1,600 kcal/day), which led to diarrhea cessation. Dysphagia rehabilitation with a physical therapist and a speech-language pathologist was carried out. As a result, the patient's BI improved to 85, and his FILS improved to level 4. His body weight was 41.5 kg (BMI : 16.2 kg/m^2) and CC was 28.0 cm.

Discussion : Sarcopenic dysphagia may present after gastrectomy and dumping syndrome. Rehabilitation nutrition is important for treating sarcopenic dysphagia.

■ Background

Dumping syndrome is known as a sequela of gastrectomy, and is classified as either early or late. In the surgical setting, total gastrectomy has the highest incidence of early dumping syndrome among all surgical procedures, including distal gastrectomy, pylorus preserving gastrectomy, and proximal gastrectomy[1]. Patients with severe dumping syndrome often restrict their food intake to avoid symptoms ; however, this may lead to weight loss and, eventually, malnutrition[2].

---

1) Department of Rehabilitation, Chiaki Hospital
2) Department of Neurosurgery, Minamisoma Municipal General Hospital
3) Palliative Care Center, Aichi Medical University
4) Department of Rehabilitation Medicine, Yokohama City University Medical Center

Sarcopenia is characterized by progressive and generalized loss of skeletal muscle mass and strength, and is divided into two categories: primary and secondary sarcopenia[3]. Primary sarcopenia is considered to be age-related, and secondary sarcopenia is caused by one or more other factors, such as inactivity, disease or malnutrition[3]. Sarcopenia of the swallowing muscles and generalized skeletal muscles causes sarcopenic dysphagia[4]. It has been reported that dumping syndrome causes loss of appetite and malnutrition; however, to date there are no reports that it causes sarcopenia and sarcopenic dysphagia. Furthermore, some studies have suggested that sarcopenic dysphagia due to aspiration pneumonia, lung cancer, or glossectomy could be improved by rehabilitation and nutrition treatment[5-7]. However, it remains unclear whether rehabilitation and nutrition treatment are useful for sarcopenic dysphagia after gastrectomy.

We herein describe a case of severe sarcopenic dysphagia and a decline in activities of daily living (ADL) after total gastrectomy, which were improved by rehabilitation and nutrition treatment.

History of present illness

An 85-year-old man with a history of chronic obstructive pulmonary disease, who had been diagnosed at a local hospital as having gastric cancer (T1N0M0), underwent total gastrectomy 20 days after diagnosis, and was discharged on postoperative day (POD) 10. On PODs 12-13, he had persistent diarrhea 3-10 times per day. Although he followed dietary modification guidance that recommended more frequent meals served in smaller amounts, as well as lying down after meals to reduce epigastric fullness and nausea, his appetite decreased over a period of approximately nine months after surgery. As a result, he gradually became immobile, and was bedridden by POD 510.

The patient was readmitted to the same hospital for aspiration pneumonia treatment on POD 545. On admission, it was found that he had lost 33.3% of his body weight within 18 months, indicating malnourishment, and he was experiencing severe dysphagia. He therefore received artificial hydration and nutrition. On POD 546, feeding was started via a nasointestinal tube. One week after admission, because of the occurrence of diarrhea after starting the enteral nutrition, parenteral nutrition was started via a central venous line. On POD 605, percutaneous transesophageal jejunal tubing was performed, and the patient was transferred to our hospital for rehabilitation treatment on POD 634.

Clinical course

1) Nutritional assessment

On POD 634, his height was 160 cm, body weight was 40.0 kg, body mass index was 15.4 kg/m^2, and mini nutritional assessment-short form (MNA®-SF) score was 3 points, indicating malnourishment. A Mini-Mental State Examination score of 26 points indicated that the patient did not have dementia. We assessed his swallowing function using videoendoscopic examination, a modified water swallowing test, and a food test[8]. On POD 635, we performed the modified water swallowing test using 3 ml of cold water to examine swallowing function; he scored 1 point, indicating swallowing difficulties. Videoendoscopic examination of his swallowing function showed laryngeal penetration and aspiration. Subsequently, his aspiration severity was assessed using a Food Intake LEVEL Scale (FILS)[9].

The FILS score was level 2, indicating that swallowing training without food was performed.

We assessed body function by Medical Research Council (MRC) scale for muscle power, ADL by Barthel Index (BI), walking speed, and skeletal muscle mass by calf circumference (CC). His MRC of the lower extremities was 3, and BI was 25. He could not walk unassisted, and had a CC of 26.3 cm. We diagnosed him as having sarcopenia according to the cut-off values proposed by Maeda et al., and determined this as being age-, nutrition-, disease-, and activity-related sarcopenia[10]. He had lost four teeth and had his tongue, which was thin and decreased in volume, visually examined by a speech-language pathologist and nurses. We suspected that dumping syndrome had caused the diarrhea, and speculated that the patient had independently restricted his own oral food intake to avoid diarrhea. In addition, we diagnosed him with possible sarcopenic dysphagia in accordance with the diagnostic criteria and diagnostic algorithm[4,11].

The primary goals of treatment were to improve the diarrhea, increase the total amount of oral intake, and help the patient become independent in using the toilet and grooming. The long-term goal was improving his body weight and BMI ; thus, we set the storage energy to 300 kcal to increase his body weight by 1 kg per month.

2) Physical and swallowing rehabilitation

A physical therapist and a speech-language pathologist provided rehabilitation treatment from POD 634. The physical therapist provided resistance training, walking exercises, training for ADL, and respiratory rehabilitation for a total of 40 minutes, five times per week. The speech-language pathologist carried out swallowing exercises without food, such as lingual resistance exercises and head lift exercises, for a total of 20 minutes five times a week. On POD 665, his modified water swallowing test score improved from 1 to 3 points. He scored 3 points on the food test, which determined that he had moderate dysphagia, wet-hoarse dysphonia, and a cough when swallowing.

3) Nutritional management

His total daily energy expenditure was 1,600 kcal based on a basal energy expenditure of 840 kcal calculated using the Harris-Benedict equation, an activity factor of 1.4, a stress factor of 1.1, and 300 kcal of energy storage to improve nutrition. The protein target was 60 g (1.5 g/kg/day) according to the nutrition recommendations of the Society for Sarcopenia, Cachexia, and Wasting Disease[12].

On POD 634, we administered an elemental formula nutrition (1,500 kcal with an energy density of 1.0 kcal/ml) at a drip rate of 100 ml/h via percutaneous transesophageal jejunal tubing three times a day, which was what the patient had received at the previous hospital. However, he was experiencing diarrhea more than 10 times a day. This severe diarrhea and fatigability disrupted rehabilitation. On POD 635, parenteral nutrition was started via a central venous line in order to promote recovery from diarrhea (1,020-1,640 kcal).

On POD 646-651, combined nutritional treatment with percutaneous transesophageal jejunal tubing and a central venous line was provided. We started with 200 kcal (protein 7.5 g) of polymeric formula nutrition (energy density 1.6 kcal/ml) via percutaneous transesophageal jejunal tubing on POD 646, during sleep, and gradually increased the amount to 400 kcal on POD 647, 600 kcal on POD 648, 1,000 kcal on POD 649, 1,200 kcal on POD 650, and 1,400 kcal on POD 651. Due to diarrhea on POD 649-651 once or twice each morning from POD 652, 1,600 kcal of polymeric formula (protein 60 g) was administered via percutaneous transesophageal jejunal tubing only, during sleep, which started at 6 p.m. and lasted for 14 hours. The diarrhea continued at a rate of once or twice each morning until POD 656, but ceased on POD 657. From POD 652, 1,600 kcal of polymeric formula was administrated daily until discharge on POD 701.

On POD 684, we tried feeding the patient minced and moist food, which was recommended by The International Dysphagia Diet Standardization Initiative[13]. However, he refused to continue oral intake because the symptoms of early dumping syndrome appeared five minutes after starting to eat.

4) Outcome

Table 1 shows the clinical characteristics of the patient on admission and discharge.

On POD 701, his body weight was 41.5 kg (body mass index : 16.2 kg/m^2), and his ability to carry out ADL improved (BI 85). Moreover, he was able to use the toilet and groom himself independently. Additionally, his swallowing function improved and he scored 5 points on both the modified water swallowing test and food test. His FILS improved to level 4, indicating that easy-to-swallow food, amounting to less than a full meal (enjoyment level), was ingested orally. No aspiration pneumonia was detected during the intervention period.

His nutritional status improved to a score of 6 points on the MNA-SF®, his CC was 28.0 cm, he could walk unassisted (gait speed was 0.6 m/sec), and had a score of 4 on the MRC of the lower extremities.

This case study was approved by the ethics committee of our hospital.

As a substitute, the patient's family provided written informed consent for the publication of his case.

Discussion

The current case suggests that dumping syndrome after total gastrectomy may cause severe sarcopenic dysphagia, which can be improved with rehabilitation and nutrition treatment.

Sarcopenia can cause dysphagia, and previous studies have suggested that sarcopenia could be strongly associated with dyspha-

Table 1 Clinical characteristics on admission and discharge

Post-operative day	634	701
Events	Admission	Discharge
Body weight (kg)	40.0	41.5
Barthel Index	25	85
Medical Research Council score for muscle power	3	4
Mini Nutritional Assessment Short-Form	3	6
Calf circumference (cm)	26.3	28.0
Food Intake LEVEL Scale	Level 2	Level 4
Modified water swallowing test	1	5
Food test	Not performed	5

gia[14,15]. Therefore, dumping syndrome may have triggered malnutrition, sarcopenia, and sarcopenic dysphagia in the present case. The patient in the current case report independently restricted his own food intake and became inactive after surgery. He had experienced significant body weight loss, and developed sarcopenia and sarcopenic dysphagia as a result of combining all causes of sarcopenia, such as aging, inactivity, malnutrition, and underlying diseases.

A combination of rehabilitation and nutritional treatment is important for this type of patient. Such treatments may be useful for the improvement of sarcopenia, sarcopenic dysphagia, physical function, and ADL[16]. In the current case, sufficient energy intake through protein content and rehabilitation treatment with resistance training improved the patient's sarcopenic dysphagia, as well as his ability to perform ADL.

The present case report has two limitations. First, we observed that his swallowing function, ADL and nutrition was improved by rehabilitation nutrition; however, oral intake via a tube could not be performed because of the occurrence of dumping syndrome symptoms. Dietary modifications are the first-line treatment for dumping syndrome, the symptoms of which have been successfully treated in many patients[17]. However, 3-5% of patients with severe dumping syndrome still suffer from the symptoms despite dietary modifications[2]. Drug therapies, such as opium tincture, anticholinergics and octreotide, play important roles in patients who failed dietary modifications[2,17]. Had the patient been provided with drug therapy when trying to resume oral intake, his symptoms might have been reduced. The second limitation of the current study is that, had we ① measured muscle mass and strength using dual-energy X-ray absorptiometry, bioelectrical impedance analysis and a hand dynamometer in sarcopenia, ② measured tongue thickness using ultrasonography, and ③ performed videoendoscopic or videofluorographic of swallowing disability, we may have made a more precise diagnosis of sarcopenia and sarcopenic dysphagia, and may have shown the effectiveness of rehabilitation and nutritional treatment.

Conclusion

We reported a case of dumping syndrome after total gastrectomy that may have caused possible sarcopenic dysphagia and ADL decline, which were improved by rehabilitation and nutritional treatment. Further studies are necessary to investigate not only the treatment, but also the prevention of sarcopenic dysphagia after gastrectomy or other surgeries.

利益相反状態に対する申告：Hidetaka Wakabayashi
研究費・助成金：株式会社クリニコ
資金提供の有無：なし
全著者の著者資格：
Reiko Mori：構想およびデザイン，データ取得，データ分析および解釈，原稿の起案および校閲，最終承認を行った．
Hiroshi Shamoto, Keisuke Maeda, and Hidetaka Wakabayashi：構想およびデザイン，データ分析および解釈，原稿の作成支援，批判的校閲，最終承認を行った．

【References】

1) Mine S et al：Large-scale investigation into dumping syndrome after gastrectomy for gastric cancer. J Am Coll Surg 211 (5)：628-636, 2010.
2) Ukleja A：Dumping syndrome：pathophysiology and treatment. Nutr Clin Pract 20 (5)：517-525, 2005.
3) Cruz-Jentoft AJ et al：Sarcopenia：European consensus on definition and diagnosis：Report of the European Working Group on Sarcopenia in Older People. Age Ageing 39 (4)：412-423, 2010.
4) Wakabayashi H：Presbyphagia and Sarcopenic Dys-

phagia : Association between Aging, Sarcopenia, and Deglutition Disorders. *J Frailty Aging* **3** (2) : 97-103. 2014.
5) Maeda K, Akagi J : Treatment of sarcopenic dysphagia with rehabilitation and nutritional support : a comprehensive approach. *J Acad Nutr Diet* **116** (4) : 573-577, 2016.
6) Wakabayashi H, Uwano R : Rehabilitation nutrition for possible sarcopenic dysphagia after lung cancer surgery : a case report. *Am J Phys Med Rehabil* **95** (6) : e84-89, 2016.
7) Hashida N et al : Rehabilitation and nutritional support for sarcopenic dysphagia and tongue atrophy after glossectomy : a case report. *Nutrition* **35** : 128-131, 2017.
8) Tohara H et al : Three tests for predicting aspiration without videofluorography. *Dysphagia* **18** (2) : 126-134, 2003.
9) Kunieda K et al : Reliability and validity of a tool to measure the severity of dysphagia : The Food Intake LEVEL Scale. *J Pain Symptom Manage* **46** (2) : 201-206, 2013.
10) Maeda K et al : Predictive Accuracy of Calf Circumference Measurements to Detect Decreased Skeletal Muscle Mass and European Society for Clinical Nutrition and Metabolism-Defined Malnutrition in Hospitalized Older Patients. *Ann Nutr Metab* **71** : 10-15, 2017.
11) Mori T et al : Development, reliability, and validity of a diagnostic algorithm for sarcopenic dysphagia. *JCSM Clinical Reports* **2** : e00017, 2017.
12) Morley JE : Society for Sarcopenia, Cachexia, and Wasting Disease. Nutritional recommendations for the management of sarcopenia. *J Am Med Dir Assoc* **11** (6) : 391-396, 2010.
13) Cichero JA et al : Development of International Terminology and Definitions for Texture-Modified Foods and Thickened Fluids Used in Dysphagia Management : The IDDSI Framework. *Dysphagia* **32** (2) : 293-314, 2017.
14) Maeda K et al : Decreased Skeletal Muscle Mass and Risk Factors of Sarcopenic Dysphagia : A Prospective Observational Cohort Study. *J Gerontol A Biol Sci Med Sci* **72** (9) : 1290-1294, 2017
15) Maeda K, Akagi J : Sarcopenia is an independent risk factor of dysphagia in hospitalized older people. *Geriatr Gerontol Int* **16** (4) : 515-521, 2016.
16) Wakabayashi H, Sakuma K : Rehabilitation nutrition for sarcopenia with disability : a combination of both rehabilitation and nutrition care management. *J Cachexia Sarcopenia Muscle* **5** (4) : 269-277, 2014.
17) Berg P, McCallum R : Dumping Syndrome : A Review of the Current Concepts of Pathophysiology, Diagnosis, and Treatment. *Dig Dis Sci* **61** (1) : 11-18, 2016.

リハビリテーション栄養学会診療ガイドライン2018年版

リハビリテーション栄養学会診療ガイドラインについて

対象と目的

　多くの医療，介護の現場で栄養サポートチーム（NST）が整備され，多職種による栄養療法の介入が多くの患者，療養者に福音をもたらしたが，同時に栄養療法単独の限界も明らかになってきた．一方，リハビリテーションの世界でも栄養療法の下支えのない介入の問題点が提起され，リハビリテーションと栄養療法の融合の必要性が唱えられるようになった．この機運は「リハビリテーション栄養（以下リハ栄養）」という概念を生み出し，学術的研究が各地で行われるようになった．本誌は「脳血管疾患」，「大腿骨頸部骨折」，「がん」，「急性疾患」の4疾患でのリハ栄養に関する知見を診療ガイドラインとしてまとめた．本診療ガイドラインは多くの医療，介護の現場で治療，療養に携わる医師，歯科医師，歯科衛生士，薬剤師，看護師，管理栄養士，理学療法士，作業療法士，言語聴覚士，ヘルパー，臨床心理士，介護支援専門員，臨床検査技師，社会福祉士，介護福祉士といった多職種の方の利用と，対象は患者，療養者はもちろん，広く地域の方に適応されることを想定している．医療，介護の現場での指針として利用していただくだけではなく，さらに現在の研究の現状と今後の方向性を示唆する一助になればと願っている．

利害関係者の参加

　本診療ガイドラインは日本リハビリテーション栄養学会のメンバーが中心となり編纂された．メンバーは医師，歯科医師，看護師，薬剤師，管理栄養士，歯科衛生士，理学療法士，作業療法士，言語聴覚士，臨床検査技師などの多職種により構成され，外部査読委員として日本理学療法士学会：栄養・嚥下理学療法部門，日本サルコペニア・フレイル学会，日本サルコペニア・悪液質・消耗性疾患研究会，診療ガイドラインの作成に関する専門家の外部査読に従い，修正した〔外部査読の詳細は学会ホームページ（https://sites.google.com/site/jsrhnt/riha-rong-yanggaidorain　※QRコード）を参照されたい〕．また，患者家族の代表の方もパネル会議に参加していただき，受益者の視点も盛り込んだ．

学会ホームページQRコード

編集の独立性

　本診療ガイドラインは日本リハビリテーション栄養学会より資金提供を受け作成されたが，資金提供者より内容に影響する指導等は受けていないこと，各委員の利益相反も明記した．

診療ガイドライン作成組織

◆統括委員会（利益相反委員会）

藤本篤士（委員長）	渓仁会札幌西円山病院	歯科医師
大村健二	上尾中央総合病院	消化器外科医
吉田貞夫	ちゅうざん会　ちゅうざん病院	内科医／外科医
若林秀隆	横浜市立大学附属市民総合医療センター	リハビリテーション科医

◆診療ガイドライン作成委員

荒金英樹（委員長）	愛生会山科病院	消化器外科医
藤原 大	公益財団法人宮城厚生協会坂総合病院	リハビリテーション科医
西岡心大	一般社団法人是真会長崎リハビリテーション病院	管理栄養士
森 隆志	脳神経疾患研究所附属総合南東北病院	言語聴覚士
金久弥生	明海大学保健医療学部口腔保健学科準備室	教授／歯科衛生士
飯田有輝	JA愛知厚生連海南病院	理学療法士
東 敬一朗	医療法人社団浅ノ川 浅ノ川総合病院	薬剤師
吉村由梨	医療法人社団刀圭会協立病院診療技術部栄養課	管理栄養士
佐藤千秋	昭和大学藤が丘病院	臨床検査技師
豊田実和	リハビリ訪問看護ステーションハピネスケア	看護師
田中 舞	富山県リハビリテーション病院・こども支援センター	作業療法士
石井良昌	海老名総合病院	歯科口腔外科医
小坂鎮太郎	練馬光が丘病院	総合診療医

◆システマティックレビューチーム

百崎 良（委員長）	帝京大学医学部附属溝口病院	リハビリテーション科医
前田圭介	愛知医科大学病院 緩和ケアセンター／栄養治療支援センター	医師
社本 博	福島県立医科大学／南相馬市立総合病院	脳神経外科医
園井みか	岡山大学病院周術期管理センター	管理栄養士
中村直人	公立陶生病院	薬剤師
宮崎慎二郎	KKR高松病院リハビリテーションセンター	理学療法士
高橋浩平	田村外科病院	理学療法士
黄 啓徳	信和会 京都民医連第二中央病院	理学療法士
堺 琴美	平成博愛会 世田谷記念病院	言語聴覚士
木下翔司	雄心会青森新都市病院	リハビリテーション科医
坪井麻里佳	総合東京病院	リハビリテーション科医
福井遼太	東京慈恵会医科大学附属 第三病院	リハビリテーション科医
田中 優	奈良県立医科大学	麻酔科医
鈴木孝明	奈良県立医科大学附属図書館	司書

◆患者家族代表

大島娃子	横浜市

◆診療ガイドライン作成協力委員

南郷栄秀	東京北医療センター	総合診療医
湯浅秀道	独立行政法人国立病院機構 豊橋医療センター	歯科口腔外科医

◆外部評価委員

吉田 剛	高崎健康福祉大学保健医療学部理学療法学科 日本理学療法士学会栄養・嚥下理学療法部門	理学療法士

山田　実	筑波大学大学院人間総合科学研究科	理学療法士
	日本サルコペニア・悪液質・消耗性疾患研究会	
吉村芳弘	熊本リハビリテーション病院	リハビリテーション科医
	日本サルコペニア・フレイル学会	
高垣伸匡	千春会病院	消化器内科医

◆診療ガイドライン事務局

| 熊谷　直子 | 横浜市立脳卒中・神経脊椎センター | 管理栄養士 |

作成委員の利益相反

　診療ガイドライン作成組織の編成前に，候補者から経済的COI，学術的COIの自己申告を診療ガイドライン統括委員会に提出してもらい，診療ガイドライン作成メンバー等の選定および診療ガイドライン作成過程における役割分担・役割範囲を決定した．経済的COIを有するメンバーを責任者とせず，必要に応じて経済的COI・学術的COIを有するメンバーはパネル会議における投票権を持たない．などの役割制限を施した．

　Minds診療ガイドライン作成の手引き[1]に従って（申告対象は2016年～2018年における研究費等について100万円以上，講演料等について50万円以上のもの），開示基準に該当する場合は個人名と企業名を明記することとした．またこれに各CQに関連する学術活動である学術的COIもあわせた．

◆開示基準に該当する経済的COI申請のあった者　3名
- 企業や営利を目的とした企業や団体より，会議の出席（発表）に対し，研究者を拘束した時間・労力に対して支払われた日当（講演料など）
  株式会社クリニコ，ネスレ日本株式会社，大塚製薬工場株式会社
- 企業などが提供する寄付講座に所属
  株式会社　恒和薬品〔郡山市〕，株式会社　東芝〔京都〕

◆学術的COI申請のあった者　17名
　※本診療ガイドラインに絡む論文の執筆のあった者　7名
　※これまでに携わった診療ガイドライン　11名
- 日本緩和医療学会　終末期がん患者の輸液療法に関するガイドライン（2013年版）
- 厚生労働科学研究費補助金（長寿科学総合研究事業）介護保険施設における利用者の口腔・栄養管理の充実に関する調査研究　研究班　要介護高齢者の口腔・栄養管理のガイドライン
- 日本集中治療医学会　集中治療室における早期リハビリテーション「早期離床やベッドサイドからの積極的運動に関する根拠に基づくエキスパートコンセンサス」
- 日本心不全学会　心不全患者における栄養評価・管理に関するステートメント
- 日本有病者歯科医療学会
  科学的根拠に基づく抗血栓療法患者の抜歯に関するガイドライン〈2015年版〉
- 日本サルコペニア・フレイル学会，日本老年医学会，国立長寿医療研究センター
  サルコペニア診療ガイドライン2017年版
- 日本腎臓リハビリテーション学会　腎臓リハビリテーションガイドライン

- 日本病院薬剤師会　注射薬無菌調製ガイドライン
- 日本病院薬剤師会　抗がん薬無菌調製ガイドライン
- 日本顎関節学会　顎関節症初期治療のための診療ガイドライン
- 日本口腔外科学会　口腔顎顔面外傷診療ガイドライン2015年改訂版
　　　　　　　　　口腔癌診療ガイドライン2018（仮）
- 日本集中治療学会・呼吸療法学会　ARDSガイドライン2016
- 厚生労働科学研究費補助金難治性疾患等政策研究事業（難治性疾患政策研究事業），難治性血管炎に関する調査研究班，難治性腎疾患に関する調査研究班，びまん性肺疾患に関する調査研究班　ANCA関連血管炎診療ガイドライン2017
- 日本神経学会　てんかん診療ガイドライン2018
- 日本神経学会　パーキンソン病診療ガイドライン2018
- 日本緩和医療学会　がん患者の消化器症状の緩和に関するガイドライン

■**本診療ガイドラインは5年をめどに更新する予定である**

■**文献**

1) 福井次矢，山口直人監修．Minds診療ガイドライン作成の手引き2014．医学書院．2014

脳血管疾患患者におけるリハビリテーション栄養診療ガイドライン

Clinical practice guideline of rehabilitation nutrition for adult cerebrovascular disease patients

田中　舞[1]，小坂鎮太郎[2]，西岡心大[3]，東敬一朗[4]，吉村由梨[5]，飯田有輝[6]，森　隆志[7]，金久弥生[8]，豊田実和[9]，佐藤千秋[10]，石井良昌[11]，藤原　大[12]，荒金英樹[13]

1) 富山県リハビリテーション病院・こども支援センター　2) 練馬光が丘病院　3) 一般社団法人是真会長崎リハビリテーション病院　4) 医療法人社団浅ノ川　浅ノ川総合病院　5) 医療法人社団刀圭会協立病院　6) JA愛知厚生連海南病院　7) 脳神経疾患研究所附属総合南東北病院　8) 明海大学　9) リハビリ訪問看護ステーションハピネスケア　10) 昭和大学藤が丘病院　11) 海老名総合病院　12) 公益財団法人宮城厚生協会坂総合病院　13) 愛生会山科病院

CQ

リハビリテーションを実施されている高齢の脳血管疾患患者に，強化型栄養療法は行うべきか？

【推奨】

　リハビリテーションを実施されている急性期の高齢の脳血管疾患患者において，死亡率・感染の合併症を減らし，QOLを向上する目的に，強化型栄養療法を行うことを弱く推奨する（弱い推奨/エビデンスの確実性：低い）．

　強化型栄養療法の介入方法は，個別栄養管理により患者の状態に応じた投与量・経路を選択した上で，濃厚補助栄養剤や高蛋白食品，サプリメントの追加などを考慮する．

背景

　脳血管疾患は国民の生産，死亡に大きな影響を及ぼす疾患である．一般社団法人日本生活習慣病予防協会発表の「生活習慣病の調査・統計」によると，平成26年の脳血管疾患の総患者数は117万9,000人で，うち年間死亡数は11万4,207人で，年間死因別死亡総数の9.0％を占め，全死亡原因の第4位となった．また，脳血管疾患は介護が必要となる原因の第1位であり，年間医療費は約1兆8,000億円であった[1]．脳血管疾患患者は中高年以降に多く認め，様々な障害から，身体機能の低下や認知機能の低下，栄養状態の悪化をきたしやすい．なかでも，嚥下障害を有する患者においては，早期からの栄養療法がリハビリテーション（以下，リハ）を実施していく上で重要である．

　リハ栄養は「ICF（国際生活機能分類）による全人的評価と栄養障害・サルコペニア・フレイル・栄養素摂取の過不足の有無と原因の評価，リハ栄養診断・ゴール設定を行ったうえで，障害者やフレイル高齢者の栄養状態・サルコペニア・フレイルを改善し，機能・活動・参加，QOLを最大限

に高める『リハからみた栄養管理』や『栄養からみたリハ』」と定義されている[2]．リハ栄養に関するRandomized Controlled Trial (RCT) は主に急性期の分野において報告が散見されるが，エビデンス自体はまだ十分とは言えない．しかし，脳血管疾患によって起こる機能・能力障害の改善や死亡回避を，リハ栄養によって更に改善ができれば，医療費の削減や生産性の向上につながることが期待される．

「脳卒中治療ガイドライン2015」では，低栄養状態は脳卒中発作発症急性期の6～60％の頻度で認められ[3]，脳卒中発症急性期の低栄養状態は独立した転帰不良因子である[4]，というエビデンスを基に，脳卒中発作で入院したすべての患者で栄養状態を評価するよう勧めている．また，急性期リハにおいて，低栄養を含めた合併症が，生命または機能転帰に影響を与えることから，合併症の管理を行う重要性が指摘されている．また，脳卒中超急性期において，低栄養状態やそのリスクのある患者に対して，十分なカロリーや蛋白質の補給を行うことや，経口摂取が困難と判断された患者には，急性期（発症7日以内）からの経管栄養が死亡率を減少させると報告されている．特に急性期において入院時に低栄養と判定された患者では，高カロリーや高蛋白の食品が提供された群で，死亡率や褥瘡の発生頻度の低下が認められた[5]．以上より，「脳卒中治療ガイドライン2015」では，特に急性期リハにおいて，低栄養が生命予後や機能転帰に影響する主要な合併症とされ，発症早期からの経管栄養を含む高カロリー・高蛋白食品の提供が，死亡率や合併症発生のリスク低下につながると記載されているが，その他の介入効果やその発生頻度については言及されていない．

今回，本診療ガイドラインでは，脳血管疾患患者に対して急性期にリハと強化型栄養療法を併用したリハ栄養による介入の有用性について，死亡率・合併症の発生頻度に加え，ADL，歩行能力，QOLの観点から検討を行った．

本診療ガイドラインにおける用語の定義

● **リハビリテーション（リハ）**：何らかの障害に対する一定期間の包括的あるいは個別的な専門職によるリハプログラムを提供すること

● **強化型栄養療法**：病院内での給食の提供など標準的な栄養ケア，または在宅・施設での日常的な食事摂取に加えて，患者個別の栄養アセスメントに基づく栄養指導，栄養カウンセリング，経口補助食品の提供および静脈・経腸栄養を実施すること

● **強化型リハ**：入院中週3回のリハ実施と，退院後週1回のリハへの参加を含む6週間の理学療法を中心としたリハプログラム

方法

リハビリテーション栄養診療ガイドラインは日本リハビリテーション栄養学会診療ガイドライン委員会（以下，CPG委員会）が作成した．CPG委員会は診療ガイドライン統括委員会，診療ガイドライン作成グループ（以下，CPG作成グループ），システマティックレビューチーム（以下，SRチーム），および外部委員による診療ガイドライン作成指導グループにより構成した．作成方法は原則としてGrading of Recommendations Assessment, Development and Evaluation (GRADE) システム[6]に準拠し，「Minds診療ガイドライン作成の手引き2014」[7]も参考とした．

(1) Clinical Question (CQ) の作成

以下の手順に添って，診療ガイドライン作成グループが実施した．

①ガイドラインスコープの策定

Analytical frameworkを用いて疾患ごとにKey Question (KQ) を設定し，ガイドラインスコープを策定した．

②アウトカムの決定

KQを基にClinical Question (CQ) を作成し，重要と思われるアウトカムを列挙し，重要度を1～9点でグループメンバーが採点した．平均点により重大（7～9点）および重要（4～6点）なアウト

カムをエビデンスプロファイルに含めるものとして採択した．

(2) システマティックレビュー (SR)

以下の手順に添って，SRチームが実施した．

①文献検索

CQのPICO (P：Patient, I：Intervention, C：Comparison, O：Outcome) から検索語を抽出し，図書館司書と協力し検索式を作成した．文献データベースはMEDLINE, EMBASE, CENTRAL, 医中誌を利用した．採用する論文は2016年10月までのRandomized Control Trial (RCT) のみとする．害のアウトカムについてはMEDLINEを用いて観察研究まで検索し含めた．あらゆる言語のもの，抄録のみのものも可能な限り含め，Cochrane reviewやその他のSRも検索し，それに含まれる論文も採用した．

②研究選択・データ抽出

2名以上のSRチーム員が独立に論文題名と抄録でスクリーニングし，全文を読む必要のある研究を選択した．意見の相違がある場合は，話し合いで解決した．文献選択の流れはフローダイアグラムにまとめた．データ収集フォームなどを用いて必要なデータを収集し，構造化抄録を作成した．

③エビデンスの統合

各CQの各アウトカムに分けられた論文のデータのメタアナリシスを，Cochrane Review Manager (RevMan5) software ver.5.3を用いて統合した．二値変数のアウトカムについては，ランダム効果モデル (Random-effects model, Mantel-Haenszel法) を用いて統合し，リスク比とその95%信頼区間を計算した．連続変数のアウトカムに関しては，ランダム効果モデル (Random-effects model, Inverse Variance法) を用いて平均差 (Mean Difference：MD) と標準偏差 (Standard Deviation：SD) を計算した．測定尺度が異なる場合には，MDの代わりに標準化平均差 (standardized mean difference：SMD) を算出した．

④エビデンスの確実性の評価

メタアナリシスに組み入れた論文に対して，それぞれ2名のSR作成委員がそのエビデンスの確実性を評価した．2名の評価が食い違った場合はSRチームの他のメンバーも含め，議論して結論を出した．エビデンスの確実性の評価においては，GRADE working groupの提唱する方法に従い，最終的にhigh (高)，moderate (中)，low (低)，very low (非常に低) の4段階にグレーディングした．なお本診療ガイドラインではRCTのみを採用したため，エビデンスの確実性はhigh (高) から開始し，グレードを下げる5要因を評価して，グレードの調整を行った．グレードを下げる5要因は，バイアスのリスク (risk of bias)，非一貫性 (inconsistency)，非直接性 (indirectness)，不精確さ (imprecision)，出版バイアス (publication bias) とした．この5要因により最終的なエビデンスの確実性を決定した後，GRADEpro GDTを用いて，GRADE Evidence Profileを作成した．

⑤アウトカム全般に対するエビデンスの確実性の検討

各CQのアウトカムごとに評価されたGRADE Evidence Profileを参考にして，アウトカム全般に関するエビデンスの確実性を検討し，CPG作成グループに提出した．(表1)

⑥Evidence-to-Decision Frameworkの素案作成

推奨文作成に必要となるEvidence-to-Decision Framework (E to D Framework) にエビデンスの確実性，利益と害の大きさとバランス，患者の価値観や意向のばらつき，コストやリソースといった資源についての検討事項を記述し，CPG作成グループに提出した．

⑦外部評価

診療ガイドライン (CPG) 作成過程全体を通して不偏性が考慮されることになるが，それでも作成過程，および，完成したCPGから完全に偏りを排除することは非常に困難である．そこでCPG委員会組織の中に，CPG作成グループやSRチームとは別に評価を行う外部評価委員会を設けて，評価を受けた．外部評価の時期として，システマティックレビューのサマリーレポートの草案が完成した段階で行った．

表1 エビデンスプロファイル

アウトカム		重要性	エビデンスの質(GRADE)	栄養介入群	標準治療群	差異	95% CI
死亡率		重大	⊕⊕⊕◯ 低い[a,b]	介入群の死亡率は16.9%(442/2621)	非介入群の死亡率は18.8%(490/2621)	介入群で患者1,000人あたり死亡者が23人少ない	RR 0.88 0.72-1.07
ADL Barthel Index (BI) とFIMで評価		重大	⊕⊕◯◯ 非常に低い[b,c,d]	介入後 平均48.1	介入後 平均43.9	介入群で平均点数が4.16点高い	0.88-9.2
感染症	感染全て	重大	⊕⊕◯◯ 低い[e,f]	介入群の感染合併率は36.1%(57/153)	非介入群の感染合併率55.6%(85/158)	介入群で患者1,000人あたり感染者が194人少ない	RR 0.65 0.51-0.84
	肺炎	重大	⊕◯◯◯ 非常に低い[b,g,h]	介入群の肺炎合併率は10.7%(276/2581)	非介入群の肺炎合併率は10.5%(269/2562)	介入群で患者1,000人あたり感染者が35人多い	RR 0.67 0.36-1.26
QOL[i]	EQ5D (EuroQol)	重大	⊕◯◯◯ 非常に低い[d,i,j,k]	介入3か月後のEQ-VAS scoreは20%改善	介入3ヶ月後のEQ-VASscoreは改善なし	介入群で20%のEQ-VAS scoreの改善	P=0.009
歩行能力[j]	6MWT (ft)	重大	⊕◯◯◯ 非常に低い[d,j]	退院時の平均歩行距離は299.28ft	退院時の平均歩行距離は170.59ft	介入群で128.69ftの改善	P<0.001

a. I square value 41%(P=0.15)中等度の異質性
b. 95%信頼区間の上限と下限で臨床決断が異なる
c. Zheng 2015のランダム生成・割り付け・ブラインドがUnclear
d. I square value 53%(P=0.14)中等度の異質性
e. Gariballa 1998が研究参加者と治療提供者がブラインドされていない
f. 総イベント数が142と少ない
g. Dennis 2005(2)の参加者と治療提供者がブラインドされていない．またweightが56.1%を占める
h. Dennis 2005(2)は早期栄養介入(weight 56.1%)，その他が栄養価が違う栄養剤を使用した介入
i. RCTが2つあったが，結果の数値がmedian表記であったため統合できなかった
j. RCTが1つだけであった

(3) 推奨決定

①推奨文案の作成

E to D Frameworkを基にCPG作成グループが推奨の方向，強さを含む推奨文案を作成し，パネル会議に提出した．

②パネル会議による推奨文の最終決定

パネル会議で推奨の方向，強さを含む推奨文案を吟味し，推奨文を最終決定した．パネル会議では，GRADE gridによる合意形成方式を採用した．推奨の強さ4項目のいずれかに投票得票率が80%以上であれば合意を得たとした．投票は3回までとして意見の集約が得られない場合には，推奨の強さは決定できないとした．

なお推奨の解釈を補足するため，SRで採択されたアウトカムに関してMinimal Clinically Important Difference (MCID) を検索し，解説とともに診療ガイドラインに付記した．MCIDは各診療ガイドライン作成担当者がPubmedにてハンドサーチを行ったほか，Shirley Ryan Ability LabによるRehabilitation Measures Database[8]も参考とした(表2)．

解説

脳血管疾患においては，SRの手順に沿ってSRチームが文献検索した結果，7論文・8本のRCTが最終的に選択された(図1)．このうち1本の論文は，2つのRCTについて検証を行ったものであった．以下に，メタ解析の結果と，論文別のRCTの検証結果について記載していく．

メタ解析の結果として，死亡率は対照群で18.8%(490/2621)に対し，強化型栄養療法介入

表2 アウトカムごとの臨床的意義のある最小差

アウトカム	臨床的に意義のある最小差 (Minimal clinically important difference)
ADL：Functional Independence Measure (FIM)	total FIM 22点, motor FIM 17点, cognitive FIM 3点[a,b]
ADL：Barthel Index (BI)	1.85点（20点満点表記）[a,c,d]
QOL：EQ5D (EuroQol)	未確立[a,e]
歩行能力：6MDT	COPD：54 m[a,f], 高齢・脳卒中患者：50 m[a,f], 頸髄損傷：0.1 m/秒[a,f], 脳卒中：34.4 m[a,f,g]

a. Shirley Ryan Ability Lab によるRehabilitation Measures Databaseを参照した
b. Outcome Measures in Stroke. Evidence-Based Review of Stroke Rehabilitation. www.ebrsr.com
c. https://www.ncbi.nlm.nih.gov/pubmed/16401435
d. http://www.rehabmeasures.org/Lists/RehabMeasures/DispForm.aspx?ID=916
e. http://www.rehabmeasures.org/Lists/RehabMeasures/PrintView.aspx?ID=930
f. http://www.rehabmeasures.org/Lists/RehabMeasures/DispForm.aspx?ID=1067
g. http://www.rehabmeasures.org/Lists/RehabMeasures/DispForm.aspx?ID=895

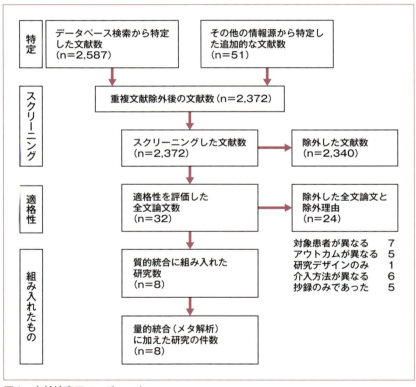

図1 文献検索フローチャート

群で16.9％（442/2621）と，介入群で患者1,000人あたり死亡者が23人少ないという結果であった（RR 0.88, 95％ CI：0.72-1.07）．ADLの検討では，対照群ではFunctional Independence Measure (FIM)/Barthel Index (BI)が平均43.9点，介入群では平均48.1点と介入群で平均点数が4.16点高い結果であった（95％ CI：0.88-9.2）．感染症は，すべての感染症合併で見ると，対照群で55.6％（85/158）であったが，介入群では36.1％（57/153）と，介入群で患者1,000人あたり感染者が194人少ない結果であった（RR 0.65, 95％ CI：0.51-0.84）．一方で肺炎のみに限ると，対照

群の肺炎合併率は10.5％（269/2562）であったが，強化型栄養療法介入群は10.7％（276/2581）と，介入群で患者1,000人あたり感染者が35人多かった（RR 0.67，95％CI：0.36-1.26）．QOLと歩行能力についてはそれぞれRCTが1つないしは結果がmedian表記であったため，統合できなかった．

以下にそれぞれのRCTについて概説する．

M. H. Rabadiらによる初発急性期脳血管障害患者を対象としたRCTが報告されている．リハ施設入所時から市販の入手可能な濃厚栄養補助剤（240 kcal，蛋白11 g）を摂取した群（介入群）と，標準的な栄養補助剤（127 kcal，蛋白5 g）を摂取した群（対照群）でのリハの効果についての検証で，主要アウトカムは，FIMの総得点と運動項目・認知項目別の得点，在院日数，6分間歩行テスト（6 minute walk test：6MWT），在院日数であった．このRCTにおいては，肺炎発症，合併症，死亡率，QOLについては調査されていなかった．また，介入群においてFIMの総得点と運動項目得点，6MWTにおいて有意な改善を認めたが（P＜0.001，FIM運動項目得点 95％CI：1.10-14.32），認知項目得点に関しては，有意差を認めなかった（P＝0.80）[9]．

LisaらによるRCTは，急性期脳卒中患者を対象に，個別栄養管理を行い，摂取状況に応じて高蛋白食品を摂取した群（介入群）と，個別栄養管理を行わず，通常の栄養管理（経口摂取または経管栄養）のみ行った群（非介入群）で，EQ-5Dを用いたQOLの改善度を比較した研究であった．その結果，3か月後のEQ VAS scoreは非介入群では改善を認めなかったのに対し，介入群では20％改善が認められた（P＝0.009）[10]．

Deniss MSらは，経口摂取が困難と判断された脳卒中患者を対象とした，発症後1週間以内に経管栄養を開始した経腸栄養早期開始群（早期介入群）と，発症後1週間は経腸栄養を回避した経腸栄養回避群（非介入群）との介入時期を比較したRCTと，経皮内視鏡的胃瘻造設術群（PEG群）と経鼻胃管群（NGT群）の介入方法を比較したRCTを行った．その結果，早期開始群，PEG群において，発症6か月後の死亡率は低い傾向にあったが，死亡率や再発率，合併症の発症率にはいずれも有意差は認めなかった（早期開始群vs経腸栄養回避群 95％CI：0.76-1.02，PEG群vs NGT群 95％CI：0.80-1.12）[11]．

Zhengらによる脳卒中発症早期に栄養価の高い栄養剤を摂取した群（介入群）と通常の食事を提供された群（非介入群）を比較したRCTによると，介入群において，死亡率が有意に低く（P＝0.032，95％CI：0.14-0.97），感染症の発生率も有意に低かった（P＝0.022，95％CI：0.43-0.94）．呼吸器感染症の発生率については有意差を認めなかったが，介入群において増加傾向にあった（95％CI：0.34-1.41）．このRCTでは，BIについても調査されていたが，入院21日後のBIの変化に有意差は認めなかった（P＝0.154，95％CI：-0.64-5.24）[12]．

Gariballaらによる発症後1週間以内の脳卒中患者において，病院食以外にサプリメントを摂取した群（介入群）と病院食のみを摂取した群（非介入群）を比較したRCTでは，介入群において3か月以内の死亡率が減少したが，有意差は認めなかった（P＝0.127，95％CI：0.07-1.21）[13]．

Boselliらによる脳損傷患者を7％含む脳血管疾患患者に必須アミノ酸（EAA）含有のサプリメントを摂取させた群（介入群）と，マルトデキストリン含有の同カロリーの製品を摂取した群（非介入群）を比較したRCTでは，介入群において，呼吸器感染・尿路感染・皮膚感染・消化器感染・血液感染等の感染症全体の発症率は有意に低かったが（P＜0.001，95％CI：0.42-0.90），呼吸器感染単独での検証は，有意差を認めなかった．このRCTではFIMについても検証されていたが，有意差は認めなかった[14]．

Aquilaniらによる亜急性期脳卒中患者において，EAAを摂取して1日1時間・週5日理学療法（PT）を受けた群（介入群）と，マルトデキストリン含有の同カロリーの製品を摂取した群（非介入群）を比較したRCTでは，FIMの改善に有意差は認めなかった（P＝0.5）[15]．

表3 判断の要約

	判断						
問題	いいえ	おそらく, いいえ	おそらく, はい	はい		さまざま	分からない
望ましい効果	わずか	小さい	中	大きい		さまざま	分からない
望ましくない効果	大きい	中	小さい	わずか		さまざま	分からない
エビデンスの確実性	非常に低	低	中	高			採用研究なし
価値観	重要な不確実性またはばらつきあり	重要な不確実性またはばらつきの可能性あり	重要な不確実性またはばらつきはおそらくなし	重要な不確実性またはばらつきはなし			
効果のバランス	比較対照が優位	比較対照がおそらく優位	介入も比較対象もいずれも優位でない	おそらく介入が優位	介入が優位	さまざま	分からない
必要資源量	大きなコスト	中等度のコスト	無視できるほどのコストや節減	中等度の節減	大きな節減	さまざま	分からない
必要資源量に関するエビデンスの確実性	非常に低	低	中	高			採用研究なし
費用対効果	比較対照が優位	比較対照がおそらく優位	介入も比較対象もいずれも優位でない	おそらく介入が優位	介入が優位	さまざま	採用研究なし
公平性	減る	おそらく減る	おそらく影響無し	おそらく増える	増える	さまざま	分からない
容認性	いいえ	おそらく, いいえ	おそらく, はい	はい		さまざま	分からない
実行可能性	いいえ	おそらく, いいえ	おそらく, はい	はい		さまざま	分からない

今回選択したRCTの栄養介入方法は，①高蛋白・高カロリーの濃厚栄養補助剤と標準的な栄養補助剤での比較，②栄養価の高い食事と通常の食事での比較，③必須アミノ酸の摂取の有無での比較，④必須アミノ酸と同カロリーの製品の摂取での比較，⑤経腸栄養を早期に開始した者と経腸栄養を早期に行わなかった者での比較，⑥PEGとNGTの栄養管理方法での比較であった．それぞれの結果を比較すると，死亡率や感染症の発生率において介入効果を認めたRCTと認めなかったRCTが存在し，感染の定義が各RCTにおいて明確化されていないことが要因と考えられた．また，ADLや歩行速度，呼吸器感染症の発生に関しては，改善は認めたものの，有意差は得られず，介入効果としては不明確であった．

そのため，エビデンス総体の確実性としては，一定の介入効果を認めるRCTが複数存在するが，各アウトカムのエビデンスの確実性が低く，介入効果が不明確なアウトカムが多いと判断し，全体的なエビデンスの確実性は「低い」とした．QOL，歩行速度に関して検証した研究は1研究と少なく，今後行われる研究によっては結果が逆転する可能性はあると考えられる（表3）．

死亡・感染・ADLに関しては介入効果が期待できるが，今回の検証では，感染の発生以外のアウトカムのエビデンスの確実性が低かった．一方，治療の副作用や不利益については，栄養付加に伴う誤嚥性肺炎以外には，リハによる転倒等その他の害の記載は認めなかったことから，介入効果のバランスは判断できなかった．

費用対効果について，栄養介入が感染症の発生率を減少させるアウトカムが得られ，抗菌薬など

の使用を考慮すると費用の削減につながる可能性はある．しかし，栄養剤にかかる費用面を考慮すると，今後さらなる検討が必要とされる．

公平性については，僻地等で管理栄養士が不在で強化型栄養療法が実施しにくい施設や，初期投資として強化型栄養の費用を負担できない施設では，実施は困難となる．日本国内においては，このような強化型栄養療法の提供が困難な状況はあまり多くないため，全体としては公平性はおそらく増えると考えた．

介入自体は臨床現場においてすでに実施されているが，退院・退所後の介入については，対象者およびその家族の経済力や自主性が影響する可能性が高くなるため，長期的な実行可能性については課題がある．そのため，必要な介入が効果的に継続できるように，適切な教育・指導が求められる．また，病期に応じた効果的な介入方法に関して，さらなる検証をしていく必要があると考える．

本推奨の実現可能性を上げる方法として，脳血管障害の急性期患者では，リハに加えて早期のNST介入を行い，患者の状態に応じた経路選択の上で，高カロリー・高濃度蛋白の投与を併用していくことが期待される．

リハを実施されている急性期の高齢の脳血管疾患患者に対する強化型栄養療法は，死亡率や感染症の発生率の低下，ADLの改善が期待できるが，介入方法が定まっていないことから，呼吸器感染症の発生やADLの改善についての効果は不明確であった．しかし，強化型栄養療法を実施することは臨床現場において比較的実現しやすいことであり，利益が上回ると考えて栄養の介入を弱く推奨するとしたが，今後さらなる検討が求められる．

【参考文献】

1) 一般社団法人日本生活習慣病予防協会（http://www.seikatsusyukanbyo.com/statistics/disease/cerebral-infarction/）(accessed on May 1, 2018)
2) 永野彩乃：リハビリテーション栄養の新定義－リハビリテーション栄養とは何か．リハビリテーション栄養 1 (1)：11-16，2017．
3) Foley NC, Salter KL, Robertson J, et al. Which reported estimate of the prevalence of malnutrition after stroke is valid? Stroke. 2009；40：e66-e74.
4) Yoo SH, Kim JS, Kwon SU, et al. Undernutrition as a predictor of poor clinical outcomes in acute ischemic stroke patients. Arch Neurol. 2008；65：39-43.
5) 日本脳卒中学会　脳卒中ガイドライン委員会編集：脳卒中治療ガイドライン2015．協和企画．P.8-9，277-278，303-305，2015．
6) 相原守夫．診療ガイドラインのためのGRADEシステム第2版．凸版メディア株式会社．2015．
7) 福井次矢，山口直人監修．Minds診療ガイドライン作成の手引き2014．(http://minds4.jcqhc.or.jp/minds/guideline/handbook2014.html) (accessed on May 2, 2018)
8) Rehabilitation Measures Database, Shirley Ryan Ability Lab. https://www.sralab.org/rehabilitation-measures (accessed on February 28, 2018)
9) M. H. Rabadi, P. L. Coar, M. Lukin, et al. Intensive nutritional supplements can improve outcomes in rehabilitation. Neurology. 2008；71：1856-61.
10) Lisa Ha, Truls Hauge, Anne Bente Spenning, et al. Individual, nutritional support prevents undernutrition, increases muscle strength and improves QoL among elderly at nutritional risk hospitalized for acute stroke：A randomized controlled trial. Clin Nutr. 2010；29 (5)：567-73.
11) Dennis MS, Lewis SC, Warlow C, et al. Effect of timing and method of enteral tube feeding for dysphagic stroke patients (FOOD)：a multicentre randomized controlled trial. Lancet. 2005；365：764-72.
12) Tianheng Zheng, Xinpu Zhu, Huazheng Liang, et al. Impact of early enteral nutrition on short term prognosis after acute stroke. Journal of Clinical Neuroscience. 2015；22：1473-76.
13) Gariballa SE, Parker SG, Taub N, et al. A randomized, controlled, single-blind trial of nutritional supplementation after acute stroke. JPEN J Parenter Enteral Nutr. 1998；22：315-19.
14) Mirella Boselli, Roberto Aquilani, Paola Baiardi, et al. Supplementation of essential amino acids may reduce the occurrence of infections in rehabilitation patients with brain injury. Nutr Clin Pract. 2012；27 (1)：99-113.
15) Roberto Aquilani, Mirella Boselli, Giuseppe D'Antona, et al. Unaffected arm muscle hypercatabolism in dysphagic subacute stroke paients：the effects of essential amino acid supplementation. Biomed Res Int. 2014；2014：964365.

大腿骨近位部骨折患者におけるリハビリテーション栄養診療ガイドライン

Clinical practice guideline of rehabilitation nutrition for hip fracture patients

藤原 大[1]，飯田有輝[2]，西岡心大[3]，佐藤千秋[4]，森 隆志[5]，金久弥生[6]，東敬一朗[7]，
吉村由梨[8]，豊田実和[9]，田中 舞[10]，石井良昌[11]，小坂鎮太郎[12]，荒金英樹[13]

1) 公益財団法人宮城厚生協会坂総合病院　2) JA愛知厚生連海南病院　3) 一般社団法人是真会長崎リハビリテーション病院　4) 昭和大学藤が丘病院　5) 脳神経疾患研究所附属総合南東北病院　6) 明海大学　7) 医療法人社団浅ノ川 浅ノ川総合病院　8) 医療法人社団刀圭会協立病院　9) リハビリ訪問看護ステーションハピネスケア　10) 富山県リハビリテーション病院・こども支援センター　11) 海老名総合病院　12) 練馬光が丘病院　13) 愛生会山科病院

CQ

リハビリテーションを実施している65歳以上の大腿骨近位部骨折患者に，強化型栄養療法を行うべきか？

【推奨】

　リハビリテーションを実施している65歳以上の大腿骨近位部骨折の患者において，死亡率および合併症発症率の低下や日常生活動作（Activities of daily living：ADL）および筋力の改善を目的として，術後早期からのリハビリテーションと併用して強化型栄養療法を行うことを弱く推奨する．（弱い推奨/エビデンスの確実性：低い）

　なお，強化型栄養療法の介入方法として，高エネルギー高蛋白質栄養剤の追加による補助栄養療法や，管理栄養士によるカウンセリングや栄養サポートを考慮する．

背景

　我が国における大腿骨近位部骨折患者は，高齢社会を背景に年々増加の一途を辿っている．その発生数は2007年時点で男性31,300人，女性116,800人，計148,100人であったが，その後も増え続けており，2020年には約22万人，2030年には約30万人に達すると推測されている[1]．大腿骨近位部骨折は，受傷後のADLを顕著に低下させ，受傷前の歩行レベルに戻ることができる患者は約70%にとどまることから，患者数の増加は大きな社会負担となる[2]．平成28年度における介護が必要となった主な原因の報告では，骨折・転倒が要支援者では第3位，要介護では第4位に挙げられる[3]．転倒を契機に発症する大腿骨近位部骨折は，高齢者にとって要介護状態の主要因と言える．したがって，術後早期から歩行獲得やADL維持・向上に向けたリハビリテーション（以下，リハ）は重要な介入となる．

　大腿骨近位部骨折の生命予後について，10,992

例を対象とした本邦での大規模な調査では，1年後の死亡率が約10％であったと報告されている[4]．大腿骨近位部骨折1,196例を1年間追跡した検討では，受傷後120日，1年，2年における死亡率はそれぞれ6％，11％，19％である．また，死亡率を増加させる因子として80歳以上，認知症，男性，心疾患，BMI 18kg/m^{2}未満，術後要介護状態，骨折の既往が挙げられている[5]．このように死亡率の悪化には，年齢以外にも体格や日常生活自立度も独立して関連することから，大腿骨近位部骨折患者においては術後早期よりADL回復に対するアプローチの重要性について検討する必要がある．

　大腿骨近位部骨折受傷時の栄養状態について，スペインで行われた18,028名を対象とした検討では45.7％に栄養不良を認めた[6]．2,195名を対象にMNAを用いて検討すると，18.7％に栄養不良，35.3％に低栄養のリスクありと判断された[6]．このように大腿骨近位部骨折では約半数に受傷時から低栄養が存在することが示されている．また，大腿骨近位部骨折患者の受傷時の栄養状態についてMNAを用いて栄養状態良好，低栄養リスクあり，低栄養の3群に分けると，栄養状態良好群では再入院率と死亡率が他の2群と比較して有意に低かった[7]．さらに，死亡率をアウトカムとした多変量解析では，術前からの併存症や運動機能が独立した関連因子として導き出された[7]．大腿骨近位部骨折の高齢患者は，同年代の骨折のない患者と比較して入院中の摂取カロリーおよび蛋白質摂取量が有意に低く，入院中の体重減少や筋肉量および除脂肪組織量の減少の誘因となる可能性が示されている[8]．

　以上より，大腿骨近位部骨折の治療においては，リハと栄養管理をそれぞれ単独に行うのではなく，リハと栄養管理を同時に行う「リハ栄養」の概念に基づくアプローチが重要といえる．リハ栄養は，『ICF（国際生活機能分類）による全人的評価と栄養障害・サルコペニア・栄養素摂取の過不足の有無と原因の評価，診断，ゴール設定を行ったうえで，障害者やフレイル高齢者の栄養状態・サルコペニア・栄養素摂取・フレイルを改善し，機能・活動・参加，QOLを最大限高める「リハからみた栄養管理」と「栄養からみたリハ」』と定義される[9]．通常，大腿骨近位部骨折の術後患者には，標準的治療のひとつとしてリハが提供されることから，リハ栄養アプローチの効果は術後リハに強化型栄養療法を目標指向的に併用することによる効果として捉えることができる．

目的

　本診療ガイドラインは，大腿骨近位部骨折の術後リハを受ける患者に強化型栄養療法を併用することは，介護予防や生命予後改善に効果があるか，害を生じ得るかを検証し，医療および介護の現場において，医療者・患者・家族に現時点で推奨し得る有益かつ実践可能な指針を提供することを目的とする．

本診療ガイドラインにおける用語の定義

- **リハビリテーション（リハ）**：何らかの障害に対する一定期間の包括的あるいは個別的な専門職によるリハプログラムを提供すること
- **強化型栄養療法**：病院内での給食の提供など標準的な栄養ケア，または在宅・施設での日常的な食事摂取に加えて，患者個別の栄養アセスメントに基づく栄養指導，栄養カウンセリング，経口補助食品の提供および静脈・経腸栄養を実施すること
- **強化型リハ**：入院中週3回のリハ実施と，退院後週1回のリハへの参加を含む6週間の理学療法を中心としたリハプログラム

方法

　リハビリテーション栄養診療ガイドラインは日本リハビリテーション栄養学会診療ガイドライン委員会（以下，CPG委員会）が作成した．CPG委員会は診療ガイドライン統括委員会，診療ガイドライン作成グループ（以下，CPG作成グループ），システマティックレビューチーム（以下，SRチー

ム），および外部委員による診療ガイドライン作成指導グループにより構成した．作成方法は原則としてGrading of Recommendations Assessment, Development and Evaluation（GRADE）システム[10]に準拠し，「Minds診療ガイドライン作成の手引き2014」[11]も参考とした．

(1) Clinical Question (CQ) の作成
以下の手順に添って，診療ガイドライン作成グループが実施した．

①ガイドラインスコープの策定
Analytical frameworkを用いて疾患ごとにKey Question（KQ）を設定し，ガイドラインスコープを策定した．

②アウトカムの決定
KQを基にClinical Question（CQ）を作成し，重要と思われるアウトカムを列挙し，重要度を1～9点でグループメンバーが採点した．平均点により重大（7～9点）および重要（4～6点）なアウトカムをエビデンスプロファイルに含めるものとして採択した．

(2) システマティックレビュー (SR)
以下の手順に添って，SRチームが実施した．

①文献検索
CQのPICO（P：Patient, I：Intervention, C：Comparison, O：Outcome）から検索語を抽出し，図書館司書と協力し検索式を作成した．文献データベースはMEDLINE, EMBASE, CENTRAL, 医中誌を利用した．採用する論文は2016年10月までのRandomized Control Trial（RCT）のみとする．害のアウトカムについてはMEDLINEを用いて観察研究まで検索し含めた．あらゆる言語のもの，抄録のみのものも可能な限り含め，Cochrane reviewやその他のSRも検索し，それに含まれる論文も採用した．

②研究選択・データ抽出
2名以上のSRチーム員が独立に論文題名と抄録でスクリーニングし，全文を読む必要のある研究を選択した．意見の相違がある場合は，話し合いで解決した．文献選択の流れはフローダイアグラムにまとめた．データ収集フォームなどを用いて必要なデータを収集し，構造化抄録を作成した．

③エビデンスの統合
各CQの各アウトカムに分けられた論文のデータのメタアナリシスを，Cochrane Review Manager（RevMan5）software ver.5.3を用いて統合した．二値変数のアウトカムについては，ランダム効果モデル（Random-effects model, Mantel-Haenszel法）を用いて統合し，リスク比とその95％信頼区間を計算した．連続変数のアウトカムに関しては，ランダム効果モデル（Random-effects model, Inverse Variance法）を用いて平均差（Mean Difference：MD）と標準偏差（Standard Deviation：SD）を計算した．測定尺度が異なる場合には，MDの代わりに標準化平均差（standardized mean difference：SMD）を算出した．

④エビデンスの確実性の評価
メタアナリシスに組み入れた論文に対して，それぞれ2名のSR作成委員がそのエビデンスの確実性を評価した．2名の評価が食い違った場合はSRチームの他のメンバーも含め，議論して結論を出した．エビデンスの確実性の評価においては，GRADE working groupの提唱する方法に従い，最終的にhigh（高），moderate（中），low（低），very low（非常に低）の4段階にグレーディングした．なお本診療ガイドラインではRCTのみを採用したため，エビデンスの確実性はhigh（高）から開始し，グレードを下げる5要因を評価して，グレードの調整を行った．グレードを下げる5要因は，バイアスのリスク（risk of bias），非一貫性（inconsistency），非直接性（indirectness），不精確さ（imprecision），出版バイアス（publication bias）とした．この5要因により最終的なエビデンスの確実性を決定した後，GRADEpro GDTを用いて，GRADE Evidence Profileを作成した．

⑤アウトカム全般に対するエビデンスの確実性の検討
各CQのアウトカムごとに評価されたGRADE Evidence Profileを参考にして，アウトカム全般に関するエビデンスの確実性を検討し，CPG作成グループに提出した（表1）．

表1 エビデンスプロファイル

アウトカム	重要性	エビデンスの質(GRADE)	栄養介入群	標準治療群	差異	95% CI
ADL BIとFIMで評価	重大	⊕⊕⊕◯ 中[a]	84人 介入群の平均 BIで66.3点 FIMで95.5点	81人 非介入群の平均 BIで56点 FIMで90.3点	BIは介入群で10.3点高い FIMは介入群で5.2点高い	SMD 0.31 0.01-0.62
全死亡	重大	⊕⊕◯◯ 低[b,c]	介入群の死亡率は9.1%(28/309)	非介入群の死亡率は15.9%(47/295)	介入群で患者1,000人あたり62人少ない	RR 0.61 0.39-0.93
QOL EQ-5DindexとAQoLで評価	重大	⊕⊕◯◯ 低[d,e]	97人 介入群の平均 EQ-5Dindex 0.75 AQoL 0.498	138人 非介入群の平均 EQ-5Dindex 0.77 AQoL 0.466	EQ-5Dは介入群で0.02低い AQoLは介入群で0.032高い	SMD 0.06 0.2-0.33
合併症	重要	⊕◯◯◯ 非常に低[f,g,e]	介入群の合併症発生率は39.1%(124/317)	非介入群の合併症発生率は56.0%(159/284)	介入群で患者1,000人あたり185人少ない	RR 0.67 0.44-1.03
握力		⊕⊕◯◯ 低[a,h]	116人 介入群の平均15.7kg	90人 非介入群の平均13.9kg	介入群で1.8kg大きい	MD 1.93 0.55-3.31
大腿四頭筋力		⊕⊕⊕◯ 中[e]	61人 介入群の平均6.5kgF	60人 非介入群の平均6.5kgF	介入群で変化なし	MD 0 -1.11-1.11

CI:信頼区間;SMD:標準化平均差;RR:リスク比;MD:平均差
a. 95%信頼区間の上限と下限で臨床決断が異なる.
b. Bastow 1983が準ランダム化試験.
c. RR 0.61(0.39~0.93)であるが,OIS基準は満たさない.
d. Flodin 2015の介入群で栄養剤摂取が不十分な例が多い.
e. CIが臨床決断の閾値をまたぐ.
f. Myint 2013,Tidermark 2004は盲検化されていない.
g. I square value79%大きな異質性
h. Ekinci2016が準ランダム化試験

⑥Evidence-to-Decision Frameworkの素案作成

推奨文作成に必要となるEvidence-to-Decision Framework(E to D Framework)にエビデンスの確実性,利益と害の大きさとバランス,患者の価値観や意向のばらつき,コストやリソースといった資源についての検討事項を記述し,CPG作成グループに提出した.

⑦外部評価

診療ガイドライン(CPG)作成過程全体を通して不偏性が考慮されることになるが,それでも作成過程,および,完成したCPGから完全に偏りを排除することは非常に困難である.そこでCPG委員会組織の中に,CPG作成グループやSRチームとは別に評価を行う外部評価委員会を設けて,評価を受けた.外部評価の時期として,システマティックレビューのサマリーレポートの草案が完成した段階で行った.

(3) 推奨決定

①推奨文案の作成

E to D Frameworkを基にCPG作成グループが推奨の方向,強さを含む推奨文案を作成し,パネル会議に提出した.

②パネル会議による推奨文の最終決定

パネル会議で推奨の方向,強さを含む推奨文案を吟味し,推奨文を最終決定した.パネル会議では,GRADE gridによる合意形成方式を採用した.推奨の強さ4項目のいずれかに投票得票率が80%以上であれば合意を得たとした.投票は3回までとして意見の集約が得られない場合には,推奨の強さは決定できないとした.

なお推奨の解釈を補足するため,SRで採択されたアウトカムに関してMinimal Clinically Important Difference(MCID)を検索し,解説とともに診療ガイドラインに付記した.MCIDは各診療ガイドライン作成担当者がPubmedにてハンドサーチを行ったほか,Shirley Ryan Ability LabによるRehabilitation Measures Database[12]も参考とした.

解説

大腿骨近位部骨折について,SRチームが文献検索をした結果,9本のRCTが選定され,8本の

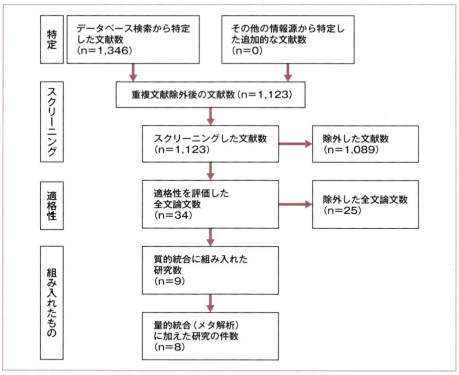

図1　文献検索フローチャート

RCTをメタ解析に加えた（図1, 表2）[13-21]．今回採択したRCTの栄養介入方法は，①通常食に高蛋白質栄養剤を追加した場合と通常食のみとの比較[13-17,19]，②通常食に高エネルギー高蛋白質栄養剤を追加した場合とミルクを追加した場合での比較[18]，③管理栄養士による個別栄養指導を行った場合と通常ケアのみの場合での比較[20]，④訪問での管理栄養士によるカウンセリングおよび理学療法士による運動指導を行った場合と通常ケアのみの場合での比較[21]であった．

術後リハに強化型栄養療法を併用したアウトカムとして，筋力，ADL，QOL，全死亡率，合併症発生が選択された．このうち，全死亡率，握力，ADLの改善に有意な介入効果を認めた．合併症発生の予防についてはRCTにより効果推定値にばらつきがあるため，介入効果についての言及は制限される．QOLは2つのRCTで検討され，1論文で介入効果を認めた．また大腿四頭筋力は1論文で検討され介入効果を認めなかった（表1）．

エビデンスの確実性は，ADL・大腿四頭筋力で「中」，全死亡率・QOL・握力で「低い」，合併症発生で「非常に低い」であり，アウトカム全体として介入効果が不確実であるため，全体的なエビデンスの確実性は「最も低いもの」と決定した．介入群で栄養剤摂取が不十分な例が多い論文があることや，適格論文に準ランダム化試験が含まれていることから，今後の検討によって効果の有無が逆転する可能性はある．

望ましい効果について，全死亡率の低下・握力増強・ADL改善・合併症発生の回避が期待された．しかしQOL改善・大腿四頭筋力増強についての効果は不確実であった．また，転倒予防はアウトカムとして重要な関心事であるが，今回選定された論文では検討されていない．害となるような望ましくない効果は認めなかったことから，効果のバランスについては，おそらく介入が優位であると判断した．

価値観と意向について，全死亡率と合併症は多くの患者にとって最も高い重要度であるが，大腿骨近位部骨折において受傷自体が要介護状態の主

表2 適格論文の検証結果

	対象	介入	アウトカム	結果
Flodin L, et al.[14]	大腿骨近位部骨折患者79名 重度認知症と歩行不能者を除く	カルシウム1gとビタミンD3 800IUを毎日摂取するコントロール群と、週1回のビスホスホネート投与を追加した群と、週1回のビスホスホネート投与に栄養剤(蛋白質40g・600kcal)摂取を追加した群の3群比較	筋量、除脂肪量、握力、健康関連QOL (EQ-5D)	栄養剤を追加した群、で握力と健康関連QOLは有意に改善した(P<0.05)。3群間ではDXAで評価した除脂肪量、握力、健康関連QOLに差は無かった。
Myint MW, et al.[15]	60歳以上の大腿骨近位部骨折患者126名 経管栄養、医学的に不安定、BMI>25、がん、高蛋白禁忌、精神疾患を得られなかったものを除外	通常食に栄養剤(蛋白質18-24g、500kcal/日)の追加摂取を4週間行った介入群と、通常食のみのコントロール群の2群比較	在院日数、感染症発生、エネルギー摂取量、蛋白摂取量、BMI、アルブミン、FIM、移動能力	介入群では、リハビリテーション病棟在院日数と感染症発生は有意に少なかった。また介入群では、エネルギー摂取量、蛋白摂取量は有意に多く、BMI減少を有意に防いだ。アルブミン、FIM、移動能力に差はなかった。
Tidermark J, et al.[16]	高齢女性の大腿骨近位部骨折患者60名	高蛋白食(20g/kg/day)摂取群と、高蛋白食摂取に蛋白質同化ステロイド剤ナンドロロン(Deca-Durabolin)を加えた群と、コントロール群の3群比較	血清アルブミン、除脂肪量(DXA)、健康関連QOL (EQ-5D)	高蛋白食+ステロイド剤追加摂取群では、コントロール群と高蛋白食摂取群に比べて、6ヶ月後の血清アルブミン、除脂肪量(DXA)が増加した。EQ-5Dの維持向上には高蛋白質とステロイド剤の添加(OR16.8, 95%CI 1.1-256.1, P<0.05)、非転移型骨折(OR30.8, 95%CI 3.0-321.5, P<0.005)、年齢>84歳(OR32.4, 95%CI 3.0-345.5, P<0.005)が抽出された。
Niitsu M, et al.[17]	大腿骨骨近位部骨折患者38名	術後2週間、リハビリテーションと併せてホエイ蛋白32.2gを追加摂取した群と、コントロール群の2群比較	膝伸展筋力、BI	ホエイ蛋白摂取群では、術側の膝伸展筋力(P=0.02)、移乗能力、歩行能力、トイレ動作(BI)が有意に改善した(P<0.05)
Cameron ID, et al.[18]	低栄養の女性骨折患者44名 大腿骨近位部骨折患者29名(65%)を含む	高カロリー高蛋白食を40日間摂取した群と、高蛋白ミルクを入院期間中に摂取した群の2群比較	体重変化、歩行速度、握力、BI	退院40日後ならびに4ヶ月後の体重変化、歩行速度、握力、BIに両群間で差はなかった。
Ekinci O, et al.[19]	高齢女性の大腿骨近位部骨折患者75名	通常食(1,900kcal)に栄養剤(カルシウムβ-ヒドロキシ-β-メチルブチレート3g、ビタミンD 1,000IU、蛋白質36g)を追加摂取した介入群と、通常食のみのコントロール群の2群比較	創治癒、握力、自立歩行獲得	介入群では、創治癒が早く、30日後の握力は有意に高かった(P<0.05)。介入群では、自立歩行の獲得率も有意に高かった(81.3% vs 26.7% P=0.001)。
Duncan DG, et al.[20]	大腿骨近位部骨折 65歳以上の女性患者363名	通常の看護師や栄養士のケアを受けるコントロール群と、通常の看護師や栄養士のケアに個別栄養指導を追加した介入群の2群比較	死亡率、在院日数、合併症発生、上腕周囲径、エネルギー摂取量	入院中死亡率と手術後4ヶ月の死亡率は介入群で有意に低かった(P<0.05)。在院日数と合併症発生に差はなかった。上腕周囲径の減少は介入群で低かった(P=0.002)。エネルギー摂取量は介入群で有意に高かった(p<0.001)。
Milte R, et al.[21]	大腿骨近位部骨折患者175名	管理栄養士と理学療法士による6ヶ月間の包括的な治療プログラムを受けた群と、入院中のリハと一般的な栄養・運動、転倒予防に関する情報の提供を受けた群の2群比較	医療費	虚弱高齢者では比較的低い追加費用で提供できた。コスト効率の向上が見込まれるが、その結果は不確定である。

QOL : Quality of Life ; DXA : dual Energy X-Ray absorptiometry ; BMI : Body Mass Index ; BI : Barthel Index ; FIM : Functional Independence Measure

表3　判断の要約

	判断						
問題	いいえ	おそらく，いいえ	おそらく，はい	はい		さまざま	分からない
望ましい効果	わずか	小さい	中	大きい		さまざま	分からない
望ましくない効果	大きい	中	小さい	わずか		さまざま	分からない
エビデンスの確実性	非常に低	低	中	高			採用研究なし
価値観	重要な不確実性またはばらつきあり	重要な不確実性またはばらつきの可能性あり	重要な不確実性またはばらつきはおそらくなし	重要な不確実性またはばらつきはなし			
効果のバランス	比較対照が優位	比較対照がおそらく優位	介入も比較対象もいずれも優位でない	おそらく介入が優位	介入が優位	さまざま	分からない
必要資源量	大きなコスト	中等度のコスト	無視できるほどのコストや節減	中等度の節減	大きな節減	さまざま	分からない
必要資源量に関するエビデンスの確実性	非常に低	低	中	高			採用研究なし
費用対効果	比較対照が優位	比較対照がおそらく優位	介入も比較対象もいずれも優位でない	おそらく介入が優位	介入が優位	さまざま	採用研究なし
公平性	減る	おそらく減る	おそらく影響無し	おそらく増える	増える	さまざま	分からない
容認性	いいえ	おそらく，いいえ	おそらく，はい	はい		さまざま	分からない
実行可能性	いいえ	おそらく，いいえ	おそらく，はい	はい		さまざま	分からない

要因となることや移動能力の再獲得を困難にすることを考慮すると，ADL獲得の重要度も高いと考えられる．一方で，大腿骨近位部骨折の高齢者では食欲の低下を多く認める．そのため栄養摂取量を上げることを目的に常食に補助栄養剤を追加し強要することは，精神的負担を増大させる可能性がある．また，味覚の変化や嗜好によって栄養摂取量は左右される可能性があり，介入期間や方法の個別設定が必要になると考えられる．

資源要件については，強化型栄養療法を追加することで新たなコストが発生する可能性があるため，費用対効果について検討が必要である．選定された論文の中で，大腿骨近位部骨折術後患者に管理栄養士による栄養指導と理学療法士による運動指導を含む6ヶ月間の包括的治療プログラムを提供した場合の費用対効果が検討されているが，結果として虚弱症例において比較的低い追加費用で提供でき費用対効果の向上が見込まれるものの，その効果は確実性に欠けるものである[21]．本邦において栄養介入に使用される材料は，医療保険適応となる経腸栄養剤と医療保険適応外で全額自己負担となる経腸栄養補助食品があり，栄養療法を提供する医療機関と患者の状況によって，両者の負担の程度は異なる．栄養療法によって合併症減少やADL改善が得られれば，医療費や介護費用の削減に繋がる可能性はあるが，本邦での費用対効果は現段階において不明である．経腸栄養剤や経腸栄養補助食品に代わる手段として，栄養価の高い食品の摂取や料理の工夫を促す栄養指導など，実施しやすい安価な栄養支援の方策も期待される．

公平性について，今回検証したRCTでは，術後3か月から12か月間，継続的にリハ専門職や訪問看護スタッフ，管理栄養士による集中的なリハと在宅管理，ならびに栄養指導が可能な地域および保険制度であり，我が国の多くの施設で普遍化できる介入ではない．本邦においては栄養療法が一般的に多くの医療機関で普及しているため，

実行可能性は高いが退院後も継続して介入が必要となる場合，在宅でのサポート体制の有無や患者・家族の自主性に依存するため，継続性には課題が残る．患者・家族が継続的介入の必要性と方法を理解していただくため，適切な教育・指導が必要と考えられる．

本推奨の実現可能性を上げる方法として，大腿骨近位部骨折の患者では，受傷時もしくは術後早期における栄養評価スクリーニングの標準化が重要である．特にスクリーニングされた低栄養・低栄養リスクの患者については，栄養サポートチーム（NST：Nutrition Support Team）が早期から継続的に患者の栄養管理や栄養指導に介入する体制づくりが求められる（表3）．

結論として，リハを実施している65歳以上の大腿骨近位部骨折患者に対する強化型栄養療法は，効果の確実性は低いものの，死亡率および合併症発症率の低下やADLおよび筋力の改善が期待できる．経済的負担や医療的環境によって，資源要件や公平性に制限をきたす可能性はあるものの，臨床現場での栄養療法の実現可能性が高いことから，概して介入による利益は害を上回ると推測され，栄養介入を弱く推奨すると判断した．今後は，栄養療法の具体的な方法やその効果について更に検証していくことが重要である．

【参考文献】

1) 日本整形外科学会/日本骨折治療学会監修．大腿骨頚部/転子部骨折治療ガイドライン（改訂第2版）．南江堂．2011
2) Kitamura S, Hasegawa Y, Suzuki S et al : Functional outcome after hip fracture in Japan. Clin Orthop Relat Res 1998 ; 348 : 29-36
3) 平成28年国民生活基礎調査の概要．厚生労働省．2017
4) 黒住健人，宮田輝雄，日高康博ほか：大腿骨頚部骨折・転子部骨折の予後調査．骨折 2005 ; 27 : 522-524.
5) Sakamoto K, Nakamura T, Hagino H, et al : Report on the Japanese Orthopaedic Association's 3-year project observing hip fractures at fixedpoint hospitals. J Orthop Sci 2006 ; 11 : 127-134
6) Malafarina V, Reginster JY, Cabrerizo S, et al. Nutritional Status and Nutritional Treatment Are Related to Outcomes and Mortality in Older Adults with Hip Fracture. Nutrients. 2018 ; 30 : 10 (5).
7) Koren-Hakim T, Weiss A, Hershkovitz, A, et al. The relationship between nutritional status of hip fracture operated elderly patients and their functioning, comorbidity and outcome. Clin. Nutr. 2012 ; 31 : 917-921.
8) Eneroth M, Olsson UB, Thorngren KG. Insufficient fluid and energy intake in hospitalized patients with hip fracture. A prospective randomized study of 80 patients. Clin Nutr. 2005 ; 24 (2) : 297-303.
9) 永野彩乃：リハビリテーション栄養の新定義－リハビリテーション栄養とは何か．リハビリテーション栄養 1 (1) : 11-16, 2017
10) 相原守夫．診療ガイドラインのためのGRADEシステム第2版．凸版メディア株式会社．2015.
11) 福井次矢，山口直人監修．Minds 診療ガイドライン作成の手引き2014. http://minds4.jcqhc.or.jp/minds/guideline/handbook2014.html (accessed on January 25, 2018).
12) Rehabilitation Measures Database, Shirley Ryan Ability Lab. https://www.sralab.org/rehabilitation-measures (accessed on February 28, 2018)
13) Bastow, M. D., Rawlings, J., & Allison, S. P.. Benefits of supplementary tube feeding after fractured neck of femur : a randomised controlled trial. Br Med J (Clin Res Ed). 1983 ; 287 (6405) : 1589-1592.
14) Flodin, L., Cederholm, T., Sääf, M.et al. Effects of protein-rich nutritional supplementation and bisphosphonates on body composition, handgrip strength and health-related quality of life after hip fracture : a 12-month randomized controlled study. BMC Geriatrics. 2015 ; 15.
15) Myint, M. W. W., Wu, J., Wong, E. et al. Clinical benefits of oral nutritional supplementation for elderly hip fracture patients : a single blind randomised controlled trial. Age and ageing. 2012 ; 42 (1) : 39-45.
16) Tidermark, J., Ponzer, S., Carlsson, P. et al. Effects of protein-rich supplementation and nandrolone in lean elderly women with femoral neck fractures. Clinical Nutrition. 2004 ; 23 (4) : 587-596.
17) Niitsu M, Ichinose D, Hirooka T, et al. Effects of combination of whey protein intake and rehabilitation on muscle strength and daily movements in patients with hip fracture in the early postoperative period. Clin Nutr. 2016 Aug ; 35 (4) : 943-9.
18) Cameron, I. D., Kurrle, S. E., Uy, C., et al. Effectiveness of oral nutritional supplementation for older women after a fracture : rationale, design and study of the feasibility of a randomized controlled study. BMC geriatrics. 2011 ; 11 (1) : 32.
19) Ekinci, O., Yanık, S., Terzioğlu, B., et al. The Effect of Calcium β-Hydroxy-β-Methylbutyrate, Vitamin D and Protein Supplementation on Postoperative Immobilization in Elderly Malnourished Patients with Hip Fracture : A Randomized Controlled Study. Clinical Nutrition. 2015 ; 34 : S102.
20) Duncan, D. G., Beck, S. J., Hood, K., et al. Using dietetic assistants to improve the outcome of hip fracture : a randomised controlled trial of nutritional support in an acute trauma ward. Age and ageing. 2005 ; 35 (2) : 148-153.
21) Milte, R., Miller, M. D., Crotty, M., et al. Cost-effectiveness of individualized nutrition and exercise therapy for rehabilitation following hip fracture. Journal of rehabilitation medicine. 2016 ; 48 (4) : 378-385.

成人がん患者におけるリハビリテーション栄養診療ガイドライン
Clinical practice guideline of rehabilitation nutrition for adult cancer patients

東 敬一朗[1]，吉村由梨[2]，西岡心大[3]，田中 舞[4]，飯田有輝[5]，豊田実和[6]，森 隆志[7]，金久弥生[8]，佐藤千秋[9]，石井良昌[10]，小坂鎮太郎[11]，藤原 大[12]，荒金英樹[13]

1) 医療法人社団浅ノ川 浅ノ川総合病院　2) 医療法人社団刀圭会協立病院　3) 是真会長崎リハビリテーション病院　4) 富山県リハビリテーション病院・こども支援センター　5) JA愛知厚生連海南病院　6) リハビリ訪問看護ステーションハピネスケア　7) 脳神経疾患研究所附属総合南東北病院　8) 明海大学　9) 昭和大学藤が丘病院　10) 海老名総合病院　11) 練馬光が丘病院　12) 公益財団法人宮城厚生協会坂総合病院　13) 愛生会山科病院

CQ

不応性悪液質を除く成人がん患者にリハビリテーションと栄養指導を組み合わせたプログラムを行うべきか？

【推奨】

　補助化学療法または放射線療法を行う成人がん患者に対して，リハビリテーションと栄養指導を組み合わせたプログラムを行うことについて一律・一定の推奨はしないこととする（エビデンスの確実性：非常に低い）．ただし患者および家族の意向と病状を勘案し，リハビリテーションと栄養指導の必要性を個別に判断することが望ましい．低栄養や悪液質を有し，ADL低下を認める成人がん患者に対するリハビリテーションと強化型栄養療法の組み合わせ効果については現時点でエビデンスが存在せず特定の推奨を行うことはできない．

背景

　がん患者では低栄養は19-71%[1]，悪液質は外来患者で22%，入院患者で51%に認められ[2]，身体機能低下・社会的孤立や心理的症状・Quality of life（QOL）の低下・生存率の低下など，患者およびその家族に広範な悪影響を及ぼす[1,3]．低栄養や悪液質の進展には食事摂取量減少に加えて，炎症性サイトカインやProteolysis-inducing factorの産生増加とそれに伴うユビキチン-プロテアソーム経路の活性化・乳酸-ピルビン酸-グルコース産生の無益回路活性化に伴う安静時代謝量の増加・酸化ストレスなど多様な因子が関与している[3]．低栄養と悪液質はその定義が異なるものの，いずれも診断基準にbody mass index（BMI）低値またはサルコペニアと体重減少の組み合わせが用いられており[4,5]，共通する点が多い．さらに，広義の栄養障害に悪液質を含めるといった提案もなされていることから[6]，これらの治療戦略は共通すると考えられる．がん患者は栄

養障害のリスクを多く有しており，本来治療であるはずの補助化学療法や放射線療法も食欲不振や消化管粘膜障害は低栄養や悪液質の原因となり得ることから[7]，治療期間中に低栄養や悪液質を改善し予防することは重要である．

リハビリテーション（以下，リハ）栄養とは，ICF（国際生活機能分類）による全人的評価と栄養障害・サルコペニア・フレイル・栄養素摂取の過不足の有無と原因の評価，リハ栄養診断・ゴール設定を行ったうえで，障害者やフレイル高齢者の栄養状態・サルコペニア・フレイルを改善し，機能・活動・参加，QOLを最大限に高める「リハからみた栄養管理」や「栄養からみたリハ」と定義された[8]．具体的には，リハ（あるいは運動）の効果を最大限発揮するための適切な栄養管理を行うことでQOLを維持・改善を目指す考え方であり，低栄養やサルコペニア，さらにはフレイルの治療にも有用性が期待されている[9]．前述のように，がん患者は疾患により誘発される悪液質だけでなく，補助化学療法，放射線療法など二次的要因が引き起こすサルコペニアやフレイルのリスクを有し，がん患者の低栄養，悪液質の予防・治療においてもリハ栄養の有用性が期待されている．

栄養療法単独の効果を検証したメタ解析によると，体重増加，摂取エネルギー増加の効果が得られる可能性は示唆されたものの，各結果に一貫性は認められず，現在までのところがん患者の低栄養や悪液質に対する単一療法の効果は明らかにされていない[10]．同様に運動療法単独の効果に関しては，がん治療中の患者に対して上下肢筋力増強効果を認めたとの報告がある一方で，近年発表された悪液質に対する運動療法単独の効果に関するコクランレビューでは，コンセンサスに基づく悪液質診断基準が使われていない（または報告されていない）ことから，その安全性や有効性を検証することが不可能であった[11,12]．以上より，栄養や運動単独による介入の効果は限定的であると予想され，栄養・運動・薬物療法などを組み合わせた多面的介入の効果が期待されている[3]．中でも栄養・運動の組み合わせは比較的安全性が高く多くの患者に安全に適用できると思われるが，その効果は未だ検証されていない．

以上のことから，補助化学療法あるいは放射線療法を行っているがん患者に対する運動（リハ）・栄養療法を組み合わせた複合介入による低栄養，悪液質に対する効果ならびに予後改善効果を検証することは意義があると考えられる．

本診療ガイドラインにおける用語の定義

● **リハビリテーション（リハ）**：何らかの障害に対する一定期間の包括的あるいは個別的な専門職によるリハプログラムを提供すること

● **強化型栄養療法**：日常的な食事摂取に加えて，患者個々の栄養アセスメントに基づく栄養指導，栄養カウンセリングを行い，必要に応じて栄養補助食品などを用いて栄養状態の維持・改善を目指すこと

方法

リハビリテーション栄養診療ガイドラインは日本リハビリテーション栄養学会診療ガイドライン委員会（以下，CPG委員会）が作成した．CPG委員会は診療ガイドライン統括委員会，診療ガイドライン作成グループ（以下，CPG作成グループ），システマティックレビューチーム（以下，SRチーム），および外部委員による診療ガイドライン作成指導グループにより構成した．作成方法は原則としてGrading of Recommendations Assessment, Development and Evaluation（GRADE）システム[13]に準拠し，「Minds診療ガイドライン作成の手引き2014」[14]も参考とした．

(1) Clinical Question (CQ) の作成

以下の手順に添って，診療ガイドライン作成グループが実施した．

①ガイドラインスコープの策定

Analytical frameworkを用いて疾患ごとにKey Question（KQ）を設定し，ガイドラインスコープを策定した．

②アウトカムの決定

KQを基にClinical Question（CQ）を作成し，

重要と思われるアウトカムを列挙し，重要度を1〜9点でグループメンバーが採点した．平均点により重大（7〜9点）および重要（4〜6点）なアウトカムをエビデンスプロファイルに含めるものとして採択した．

(2) システマティックレビュー（SR）
以下の手順に添って，SRチームが実施した．

①文献検索
CQのPICO（P：Patient, I：Intervention, C：Comparison, O：Outcome）から検索語を抽出し，図書館司書と協力し検索式を作成した．文献データベースはMEDLINE, EMBASE, CENTRAL, 医中誌を利用した．採用する論文は2016年10月までのRandomized Control Trial（RCT）のみとする．害のアウトカムについてはMEDLINEを用いて観察研究まで検索し含めた．あらゆる言語のもの，抄録のみのものも可能な限り含め，Cochrane reviewやその他のSRも検索し，それに含まれる論文も採用した．

②研究選択・データ抽出
2名以上のSRチーム員が独立に論文題名と抄録でスクリーニングし，全文を読む必要のある研究を選択した．意見の相違がある場合は，話し合いで解決した．文献選択の流れはフローダイアグラムにまとめた．データ収集フォームなどを用いて必要なデータを収集し，構造化抄録を作成した．

③エビデンスの統合
各CQの各アウトカムに分けられた論文のデータのメタアナリシスを，Cochrane Review Manager（RevMan 5）software ver. 5.3を用いて統合した．二値変数のアウトカムについては，ランダム効果モデル（Random-effects model, Mantel-Haenszel法）を用いて統合し，リスク比とその95％信頼区間を計算した．連続変数のアウトカムに関しては，ランダム効果モデル（Random-effects model, Inverse Variance法）を用いて平均差（Mean Difference：MD）と標準偏差（Standard Deviation：SD）を計算した．測定尺度が異なる場合には，MDの代わりに標準化平均差（standardized mean difference：SMD）を算出した．

④エビデンスの確実性の評価
メタアナリシスに組み入れた論文に対して，それぞれ2名のSR作成委員がそのエビデンスの確実性を評価した．2名の評価が食い違った場合はSRチームの他のメンバーも含め，議論して結論を出した．エビデンスの確実性の評価においては，GRADE working groupの提唱する方法に従い，最終的にhigh（高），moderate（中），low（低），very low（非常に低）の4段階にグレーディングした．なお本診療ガイドラインではRCTのみを採用したため，エビデンスの確実性はhigh（高）から開始し，グレードを下げる5要因を評価して，グレードの調整を行った．グレードを下げる5要因は，バイアスのリスク（risk of bias），非一貫性（inconsistency），非直接性（indirectness），不精確さ（imprecision），出版バイアス（publication bias）とした．この5要因により最終的なエビデンスの確実性を決定した後，GRADEpro GDTを用いて，GRADE Evidence Profileを作成した．

⑤アウトカム全般に対するエビデンスの確実性の検討
各CQのアウトカムごとに評価されたGRADE Evidence Profileを参考にして，アウトカム全般に関するエビデンスの確実性を検討し，CPG作成グループに提出した（表1）．

⑥Evidence-to-Decision Frameworkの素案作成
推奨文作成に必要となるEvidence-to-Decision Framework（E to D Framework）にエビデンスの確実性，利益と害の大きさとバランス，患者の価値観や意向のばらつき，コストやリソースといった資源についての検討事項を記述し，CPG作成グループに提出した．

⑦外部評価
診療ガイドライン（CPG）作成過程全体を通して不偏性が考慮されることになるが，それでも作成過程，および，完成したCPGから完全に偏りを排除することは非常に困難である．そこでCPG委員会組織の中に，CPG作成グループやSRチームとは別に評価を行う外部評価委員会を設けて，評価を受けた．外部評価の時期として，シス

表1 エビデンスプロファイル

アウトカム	重要性	エビデンスの質(GRADE)	栄養介入群	標準治療群	差異	95% CI
QOL FACT-Gで評価	重大	⊕〇〇〇 非常に低[a,b,c]	12週後 平均FACT-G 76.3	12週後 平均FACT-G 81.1	介入群で平均4.8点低い	−16.79-7.22[b]
疲労感 FACT-Fatigue subscaleで評価	重大	⊕〇〇〇 非常に低[c,d]	12週後 平均FACT-Fatigue subscale 19.0±10.0	12週後 平均FACT-Fatigue subscale 16.5±11.1	介入群で平均2.5点高い	−9.16-14.16

QOL, quality of life；FACT-G, Functional Assessment of Cancer Therapy-General；FACT, Functional Assessment of Cancer Therapy
a. Rogers2008はパフォーマンスバイアスとアトリションバイアスが高リスク
b. 95％信頼区間に効果なしと利益と害が含まれている
c. 研究が少数で出版バイアスの存在を否定できない
d. サンプル数が小さく95％信頼区間に効果なし，利益，または害が含まれている

テマティックレビューのサマリーレポートの草案が完成した段階で行った．

(3) 推奨決定

①推奨文案の作成

E to D Frameworkを基にCPG作成グループが推奨の方向，強さを含む推奨文案を作成し，パネル会議に提出した．

②パネル会議による推奨文の最終決定

パネル会議で推奨の方向，強さを含む推奨文案を吟味し，推奨文を最終決定した．パネル会議では，GRADE gridによる合意形成方式を採用した．推奨の強さ4項目のいずれかに投票得票率が80％以上であれば合意を得たとした．投票は3回までとして意見の集約が得られない場合には，推奨の強さは決定できないとした．推奨の解釈を補足するため，SRで採択されたアウトカムに関してMinimal Clinically Important Difference (MCID)を検索し，解説とともに診療ガイドラインに付記した．MCIDは各種診療ガイドライン作成者がPubmedにてハンドサーチを行ったほか，Shirley Ryan Ability LabによるRehabilitation Measures Databese[15]も参考とした．

解説

何らかの治療を行った，あるいは行っているがん患者に栄養療法とリハを同時に実施した論文を検索し，3件のランダム化比較試験が得られた[16-18]．このうちアウトカム測定期間が他と異なった1件[18]を除き，2件をSRに用いた（図1）[16,17]．いずれの検討においても，事前に設定したアウトカムのうち，日常生活活動（Activities of daily living：ADL），補助化学療法や放射線療法の治療完遂率ならびに全生存率については調査されていなかった．QOLの指標としてはFunctional assessment of cancer therapy-general：FACT-Gが用いられていた．

閉経前乳癌に対して術後補助化学療法を施行中の乳癌患者（ステージⅠ~ⅢA）90名を対象としたランダム化比較試験では，カルシウムを豊富に含む食事（Attention control arm：CA）単独群を対照として，CA＋運動（Exercise：EX）群，CA＋EX＋果物・野菜が豊富な低脂肪食（High fruit and vegetable, low-fat diet：FVLF）群の3群に分け，3ヶ月および6ヶ月時点での体組成，栄養摂取量，QOL（FACT-G）などに対する効果が検討された（CA群：CA＋EX群：CA＋EX＋FVLF群，平均年齢41.1±5.8歳：41.9±4.8歳：42.3±6.2歳，BMI 26.4±7.2 kg/m²：25.4±5.2kg/m²：25.6±5.9kg/m²）．運動介入は，30分以上/日かつ3回/週以上の運動と，1日おきのレジスタンストレーニングとした．CA＋EX群，CA＋EX＋FVLF群とも3名が脱落し，後者のうち1名を除く5名は介入継続を拒否しての脱落であり，これは介入群

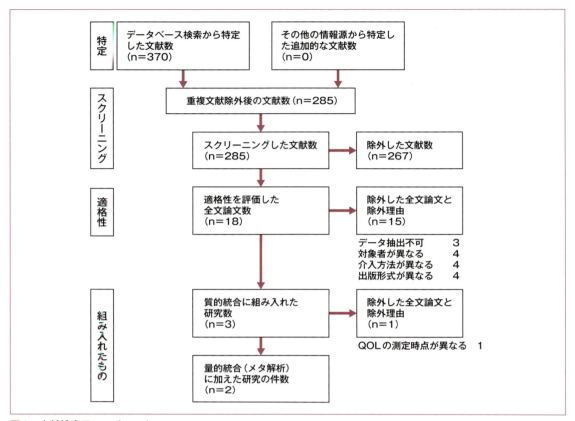

図1　文献検索フローチャート

の8％に相当した．6ヶ月時点での体脂肪率の変化量のみ有意な差（CA群：CA＋EX群：CA＋EX＋FVLF群，＋0.7±2.3％：＋1.2±2.7％：＋0.1±2％，p＝0.047）を認めたが，QOL（FACT-G）は3ヶ月（CA群：CA＋EX群：CA＋EX＋FVLF群，79.6±17.6：78.1±18.6：79.5±17.5）および6ヶ月時点（CA群：CA＋EX群：CA＋EX＋FVLF群，88.3±16.5：82.9±16.9：82.4±13.7）において差は認められなかった．その他，摂取エネルギー量，体組成などにも有意な差は認められなかった[16]．

頭頸部癌（口腔，咽頭，口頭，鼻腔/副鼻腔，唾液腺）で放射線療法を施行予定，あるいは施行後1週間以内の18歳以上の患者15名を対象としたランダム化比較試験では，介入群（栄養カウンセリング＋レジスタンストレーニングによる運動介入）と対照群（栄養カウンセリングのみ）に分け，6週および12週時点でのQOL（FACT-G）に対する効果が検討された（介入群：対照群，平均年齢54.7±10.6歳：65.5±12.5歳，BMI 28.4±9.0kg/m^2：31.3±8.0kg/m^2）[18]．運動介入はレジスタンスバンドを用いて2回/週行われ，個々の忍容性に合わせてバンドの強度を2週毎に上げていった．介入群のうち2名（29％）が脱落した．結果，6週時点（介入群：対照群，92.8±25.8：103.7±21.1），12週時点（介入群：対照群，103.0±26.7：118.4±16.6）ともに両群間のQOL（FACT-G）に差は認められなかった．QOL（Functional assessment of cancer therapy-head and neck：FACT-H＆N）でも同様に有意差は認められなかった．12週時点の除脂肪体重（Lean body mass：LBM）の平均変化量は，介入群で－4.4kg，対照群で－2.8kgといずれも有意差はつかないものの減少傾向が認められた．6週時点および12周時点におけ

表2 アウトカムごとの臨床的意義のある最小差

アウトカム	臨床的に意義のある最小差 (Minimal clinically important difference)
QOL：FACT-G	肝胆道癌患者6-7点[a]，乳癌患者5-6点[b]
疲労感：FACT-Fatigue subscale[c]	3-4点[d,e]

QOL, quality of life；FACT-G, Functional Assessment of Cancer Therapy-General；FACT, Functional Assessment of Cancer Therapy

a. https://www.ncbi.nlm.nih.gov/pubmed/16357021
b. https://www.ncbi.nlm.nih.gov/pubmed/15504633
c. SRの元論文では13-item Functional Assessment of Cancer Therapy-Fatigue subscaleと記載されているが，FACITのサイト（http://www.facit.org/FACITOrg/Questionnaires）に同名の評価表は存在しなかった．しかしFACT-FはFACT-Gに13項目のFatigue subscaleを追加したものであり（https://www.ncbi.nlm.nih.gov/pubmec/9095563），同じくFACT-Gに13項目のFatigue subscaleを追加した評価表であるFACIT-Fと同じ評価項目とみなせたため，FACIT-FのFatigue subscaleのみに関するMCIDを検索した
d. https://www.ncbi.nlm.nih.gov/pubmed/15868614
e. 関節リウマチ患者を対象としている

る疲労感は0週時点に比べ両群ともに増加しており，0～6週の変化量は介入群に比べて対照群で有意に大きかった（介入群：対照群，7.4±11.0：15.4±13.8，p＜0.05）が，0～12週の変化量は両群間で差は認められなかった（介入群：対照群，2.6±9.4：6.0±14.3）[17]．

エビデンス総体の確実性に関しては，QOL（FACT-G），疲労感いずれに関しても非精確性とバイアスリスクのため「非常に低い」とした．今後行われる研究によって特定の方向に推奨が決定する可能性はある（表1）．補助化学療法や放射線療法の治療完遂率ならびに全生存率に関するアウトカムは，SRからは得られなかった．

一方，今回選択された2つのランダム化比較試験では，いずれの研究においても対象の平均BMIが高く（それぞれ25.8±6.1 kg/m^2，29.9±8.3 kg/m^2），過体重あるいは肥満者が多かったことが予想された．また，妥当性が検証された評価方法を用いて栄養状態や悪液質が評価された記載は認められなかった．つまり，栄養良好あるいは過栄養を含む特定の患者層のみがSRに含まれている可能性があり，一般的に栄養指導/栄養管理が必要となる低栄養や悪液質患者[19,20]に対してそれらの結果を一般化できるかは不明確であった．疲労感・筋力に関してはサンプル数が少ないパイロット研究のみであった．また，いずれの研究も介入群の脱落率が8-29％と比較的高率であった

ことなどを考慮すると，介入の継続性に課題がある可能性が考えられた．以上のことから，成人がん患者に対するリハと栄養指導の併用による上乗せ効果を示す根拠は認められなかった．

介入によるアウトカムの絶対差を解釈するため，各指標の臨床的に意義のある最小差（Minimal clinically important difference：MCIDあるいはMinimal important difference：MID）をPubmedで検索し，参照した（表2）[21-24]．QOLに関しては肝胆道癌患者を対象としてMIDが推定された報告があり，FACT-Gで6〜7であった[21]．また，乳癌患者でも同様の検討がされており，同様にFACT-Gで5〜6であった[22]．疲労感については癌患者を対象とした推定がなされており，疲労感（Fatigue scale）のMCIDは3.0だった[23]．これらMCID，MIDを参考にSR採用文献のアウトカムを評価すると，同じ乳癌患者を対象とした検討における介入群と対照群のQOL（FACT-G）の平均差は6-7程度であり[16]，メタ解析における95％信頼区間が－16.8-7.2であったことから，介入の効果は乏しく，害をもたらす可能性の方がより高いと考えられた．疲労感に関しては調査されていた唯一の論文[17]において有効性が高い可能性が示されていたが，介入群・対照群間で統計学的有意差は示されておらず，95％信頼区間の上限・下限はMCIDを超えており，介入が害となる可能性も否定できない．

表3 判断の要約

	判断						
問題	いいえ	おそらく，いいえ	おそらく，はい	はい		さまざま	分からない
望ましい効果	わずか	小さい	中	大きい		さまざま	分からない
望ましくない効果	大きい	中	小さい	わずか		さまざま	分からない
エビデンスの確実性	非常に低	低	中	高			採用研究なし
価値観	重要な不確実性またはばらつきあり	重要な不確実性またはばらつきの可能性あり	重要な不確実性またはばらつきはおそらくなし	重要な不確実性またはばらつきはなし			
効果のバランス	比較対照が優位	比較対照がおそらく優位	介入も比較対象もいずれも優位でない	おそらく介入が優位	介入が優位	さまざま	分からない
必要資源量	大きなコスト	中等度のコスト	無視できるほどのコストや節減	中等度の節減	大きな節減	さまざま	分からない
必要資源量に関するエビデンスの確実性	非常に低	低	中	高			採用研究なし
費用対効果	比較対照が優位	比較対照がおそらく優位	介入も比較対象もいずれも優位でない	おそらく介入が優位	介入が優位		採用研究なし
公平性	減る	おそらく減る	おそらく影響無し	おそらく増える	増える	さまざま	分からない
容認性	いいえ	おそらく，いいえ	おそらく，はい	はい		さまざま	分からない
実行可能性	いいえ	おそらく，いいえ	おそらく，はい	はい		さまざま	分からない

　リハと栄養の複合介入には8-29％と高い脱落率が認められた．がん患者は治療期間が長期になることも多く，その間に病状や治療など様々な要因によって身体的・精神的な変化を生じることがある．特にその変化が好ましくないものである場合，新たな医学的介入を受け入れにくくなることはもちろん，継続的な介入であっても脱落せざるを得ない状況になることも十分に予想され，長期にわたる栄養指導や運動指導も状態次第では患者が負担に感じる可能性は残されている．

　社会・環境面での公平性について検討すると，専門家の栄養指導ならびに運動指導を受ける際に生じる金銭的負担の多くは医療保険によりカバーされるため，問題は生じにくいが，環境面に関しては，外来または通院で栄養指導または運動指導を実施している施設の地域間格差により，良質な栄養とリハによる介入を享受する機会に差が生じる可能性は否定できない．また，栄養・運動指導による介入は対象者の自主性に依存することが多く実行可能性については課題が残る．対象者がその意義や必要性を十分に理解し，習慣化できるよう心理的サポートを含む多面的な支援が必要だと考える．

　今回の検討では補助化学療法または放射線療法を行う成人がん患者に対するリハと栄養指導との組み合わせが，栄養指導単独に対して優位性を示すことを支持する明確なエビデンスは無かった．また，こうした組み合わせによる介入はQOLを低下させる可能性が否定できないこと，脱落率が比較的高く継続性に問題がある可能性があることから（表3），当初は否定推奨を検討したが，CPG委員会構成メンバーである患者家族より栄養指導やリハは生きる原動力となるため，望む患者には提供して欲しい旨の意見が聞かれたことから，補助化学療法または放射線療法を行う成人がん患者に対して，栄養指導に代えて栄養指導とリハの組

み合わせを実施は一定・一律の推奨はしないとした．そのため，このような患者に栄養指導とリハの組み合わせを実施する際は，利益と不利益のバランスを考慮したうえで，QOLの低下が生じる可能性に十分配慮し，慎重に実施することが望まれる．一方，今回のSRの対象者の多くは欧米での検討から過体重・肥満者である可能性が高く，栄養指導/栄養療法を必要とする本邦での低栄養や悪液質を有する患者に一般化できるかは不明確である．今後は低栄養や悪液質に加えてADLが低下している成人がん患者に対象とした栄養指導/栄養療法単独またはリハとの組み合わせの効果を検証するランダム化比較試験が本邦で実施されることが期待される．

【参考文献】

1) Arends J, Baracos V, Bertz H, et al. ESPEN expert group recommendations for action against cancer-related malnutrition. Clin Nutr 2017；36(5)：1187-1196.
2) Vagnildhaug OM, Balstad TR, Almberg SS, et al. A cross-sectional study examining the prevalence of cachexia and areas of unmet need in patients with cancer. Support Care Cancer. 2017. doi：10.1007/s00520-017-4022-z.
3) Vaughan VC, Martin P. Cancer cachexia：impact, mechanisms and emerging treatments. J Cachexia Sarcopenia Muscle 2013；4：95-109.
4) Fearon K, Strasser F, Anker SD, et al. Definition and classification of cancer cachexia：an international consensus. Lancet Oncol 2011；12：489e95.
5) Cederholm T, Bosaeus I, Barazzoni R, et al. Diagnostic criteria for malnutrition-An ESPEN consensus statement. Clin Nutr 2015；34(3)：335-340.
6) Cederholm T, Barazzoni R, Austin P, et al. ESPEN guidelines on definitions and terminology of clinical nutrition. Clin Nutr 2017；36(1)：49-64.
7) Van Cutsem E, Arends J. The causes and consequences of cancer-associated malnutrition. Eur J Oncol Nurs 2005；9 Suppl 2：S51-63.
8) 永野彩乃：リハビリテーション栄養の新定義-リハビリテーション栄養とは何か. リハビリテーション栄養1(1)：11-16, 2017
9) 若林秀隆．リハビリテーション栄養とサルコペニア．外科と代謝・栄養．2016；50(1)：43-9
10) Balstad TR, Solheim TS, Strasser F, et al. Dietary treatment of weight loss in patients with advanced cancer and cachexia：A systematic literature review. Crit Rev Oncol Hematol 2014；91：210-221.
11) Stene GB, Helbostad JL, Balstad TR, et al. Effect of physical exercise on muscle mass and strength in cancer patients during treatment--a systematic review. Crit Rev Oncol Hematol. 2013；88(3)：573-93.
12) Grande AJ, Silva V, Maddocks M. Exercise for cancer cachexia in adults：Executive summary of a Cochrane Collaboration systematic review. J Cachexia Sarcopenia Muscle 2015；6：208-211.
13) 相原守夫．診療ガイドラインのためのGRADEシステム第2版．凸版メディア株式会社．2015.
14) 福井次矢，山口直人監修．Minds 診療ガイドライン作成の手引き2014．http://minds4.jcqhc.or.jp/minds/guideline/handbook2014.html (accessed on January 25, 2018)
15) Rehabilitation Measures Database, Shirley Ryan Ability Lab. https://www.sralab.org/rehabilitation-measures (accessed on February 28, 2018)
16) Demeark-Wahnefried W, Case LD, Blackwell K, et al. Results of a diet/exercise feasibility trial to prevent adverse body composition change in breast cancer patients on adjuvant chemotherapy. Clin Breast Cancer 2008；8(4)：70-79.
17) Rogers LQ, Anton PM, Fogleman A, et al. Pilot, randomized trial of resistance exercise during radiation therapy for head and neck cancer. Head Neck 2013；35：1178-1188.
18) Hung YC, Bauer JD, Horsely P, et al. Telephone-delivered nutrition and exercise counselling after auto-SCT：A pilot, randomised controlled trial. Bone Marrow Transplant 2014；49(6)：786-792.
19) Arends J, Baracos V, Bertz H, et al. ESPEN expert group recommendations for action against cancer-related malnutrition. Clin Nutr 2017；36(5)：1187-1196.
20) Rock CL, Doyle C, Demark-Wahnefried W, et al. Nutrition and physical activity guidelines for cancer survivors. CA-Cancer J Clin 2012；62：242-274.
21) Steel JL, Eton DT, Cella D, et al. Clinically meaningful changes in health-related quality of life in patients diagnosed with hepatobiliary carcinoma. Ann Oncol. 2006；17(2)：304-12.
22) Eton DT, Cella D, Yost KJ, et al. A combination of distribution- and anchor-based approaches determined minimally important differences (MIDs) for four endpoints in a breast cancer scale. J Clin Epidemiol. 2004；57(9)：898-910.
23) Cella D, Yount S, Sorensen M, et al. Validation of the Functional Assessment of Chronic Illness Therapy Fatigue Scale relative to other instrumentation in patients with rheumatoid arthritis. J Rheumatol. 2005；32(5)：811-9.

急性疾患患者におけるリハビリテーション栄養診療ガイドライン

Clinical practice guideline of rehabilitation nutrition for patients with acute illness

西岡心大[1]，小坂鎮太郎[2]，佐藤千秋[3]，東敬一朗[4]，田中　舞[5]，森　隆志[6]，金久弥生[7]，飯田有輝[8]，吉村由梨[9]，豊田実和[10]，石井良昌[11]，藤原　大[12]，荒金英樹[13]

1) 是真会長崎リハビリテーション病院　2) 練馬光が丘病院　3) 昭和大学藤が丘病院　4) 医療法人社団浅ノ川　浅ノ川総合病院　5) 富山県リハビリテーション病院・こども支援センター　6) 脳神経疾患研究所附属総合南東北病院　7) 明海大学　8) JA愛知厚生連海南病院　9) 医療法人社団刀圭会協立病院　10) リハビリ訪問看護ステーションハピネスケア　11) 海老名総合病院　12) 公益財団法人宮城厚生協会坂総合病院　13) 愛生会山科病院

CQ

リハビリテーションを実施されている急性疾患患者に強化型栄養療法を行うべきか？

【推奨】

リハビリテーションを実施されている急性疾患患者に対して強化型栄養療法を行うことを弱く推奨する．ただし，自主的リハビリテーションに加え強化型リハビリテーションプログラムの併用が望ましい．（弱い推奨／エビデンスの確実性：非常に低い）

背景

急性疾患（acute illness）は発症から短時間で急激に症状が生じるあらゆる疾患を指す．一般的に重症で種々の機能障害を伴い[1]，急性疾患においては栄養状態の悪化に伴う骨格筋の減少が広く認められ，このことは臨床予後に大きく影響すると報告されている[2]．急性疾患では，生体防御反応として異化を亢進する種々のホルモン（コルチゾール，グルカゴン，カテコラミン等）や炎症性サイトカイン（IL-1，IL-6，TNF-α等）が増加し，インスリン抵抗性も上昇する．その結果骨格筋を中心に体蛋白分解が亢進し，低栄養が進行する．系統的レビューによれば，急性疾患患者に低栄養が存在する割合は38〜78％で，低栄養は集中治療棟（Intensive care unit：ICU）在室日数，ICU再入室，感染症発生率，院内死亡率の独立した予測因子とされる[3]．そのため，経口摂取不可などにより栄養リスクが高い患者に対してはICU入室早期の栄養スクリーニング，24〜48時間以内の経管栄養，あるいは静脈栄養を開始することが推奨されている[4]．

一方，急性疾患罹患後には高度侵襲や廃用によって身体機能・身体能力の低下をきたす．重症疾患では重症疾患ポリニューロパチー，重症疾患ミオパチーといった呼吸器離脱困難や四肢筋力低

下などの神経筋障害を生じる．この病態は，ICU acquired weakness (ICU-AW) と呼ばれる[5]．これら急性疾患後の身体機能低下や筋減弱に対しては可能な限り早期にリハビリテーション（以下，リハ）を行うことが推奨される．実際に，ICUにおける離床やリハは短期・長期死亡率には影響しないものの，歩行能力や筋力向上には効果が指摘されている[6]．

大学病院においてリハ科に紹介され廃用症候群と診断された患者の88％は低栄養であるとの報告もあり，急性疾患後の廃用症候群患者では低栄養を合併している可能性が高い[7]．これらの患者にはリハ，栄養管理それぞれ単独ではなく，リハ栄養の概念に基づくアプローチの有用性が期待される[8]．こうした背景から，近年リハ栄養という概念が提唱されている．リハ栄養とは『ICF（国際生活機能分類）による全人的評価と栄養障害・サルコペニア・栄養素摂取の過不足の有無と原因の評価・診断・ゴール設定を行ったうえで，障害者やフレイル高齢者の栄養状態・サルコペニア・栄養素摂取・フレイルを改善し，機能・活動・参加，QOLを最大限高める「リハからみた栄養管理」や「栄養からみたリハ」』と定義され，リハと栄養を包括的に評価し実施することを推奨している[9]．本診療ガイドラインは，急性疾患患者においてリハと栄養管理の併用，すなわちリハ栄養が予後を改善し得るか，害を生じ得るか検証し，臨床現場において医療者・患者・家族に現時点で推奨し得る有益で実践可能な指針を提供することを目的としている．

本診療ガイドラインにおける用語の定義

●**リハビリテーション（リハ）**：何らかの障害に対する一定期間の包括的あるいは個別的な専門職によるリハプログラムを提供すること
●**強化型栄養療法**：病院内での給食の提供など標準的な栄養ケア，または在宅・施設での日常的な食事摂取に加えて，患者個別の栄養アセスメントに基づく栄養指導，栄養カウンセリング，経口補助食品の提供および静脈・経腸栄養を実施すること
●**強化型リハ**：入院中週3回のリハ実施と，退院後週1回のリハへの参加を含む6週間の理学療法を中心としたリハプログラム

方法

リハビリテーション栄養診療ガイドラインは日本リハビリテーション栄養学会診療ガイドライン委員会（以下，CPG委員会）が作成した．CPG委員会は診療ガイドライン統括委員会，診療ガイドライン作成グループ（以下，CPG作成グループ），システマティックレビューチーム（以下，SRチーム），および外部委員による診療ガイドライン作成指導グループにより構成した．作成方法は原則としてGrading of Recommendations Assessment, Development and Evaluation (GRADE) システム[10]に準拠し，「Minds診療ガイドライン作成の手引き2014」[11]も参考とした．

(1) Clinical Question (CQ) の作成

以下の手順に添って，診療ガイドライン作成グループが実施した．

①ガイドラインスコープの策定

Analytical frameworkを用いて疾患ごとにKey Question (KQ) を設定し，ガイドラインスコープを策定した．

②アウトカムの決定

KQを基にClinical Question (CQ) を作成し，重要と思われるアウトカムを列挙し，重要度を1～9点でグループメンバーが採点した．平均点により重大（7～9点）および重要（4～6点）なアウトカムをエビデンスプロファイルに含めるものとして採択した．

(2) システマティックレビュー (SR)

以下の手順に添って，SRチームが実施した．

①文献検索

CQのPICO (P：Patient, I：Intervention, C：Comparison, O：Outcome) から検索語を抽出し，図書館司書と協力し検索式を作成した．文献データベースはMEDLINE, EMBASE, CENTRAL, 医中誌を利用した．採用する論文は2016年10月

までのRandomized Control Trial(RCT)のみとした．害のアウトカムについてはMEDLINEを用いて観察研究まで検索し含めた．あらゆる言語のもの，抄録のみのものも可能な限り含め，Cochrane reviewやその他のSRも検索し，それに含まれる論文も採用した．

②研究選択・データ抽出

2名以上のSRチーム員が独立に論文題名と抄録でスクリーニングし，全文を読む必要のある研究を選択した．意見の相違がある場合は，話し合いで解決した．文献選択の流れはフローダイアグラムにまとめた．データ収集フォームなどを用いて必要なデータを収集し，構造化抄録を作成した．

③エビデンスの統合

各CQの各アウトカムに分けられた論文のデータのメタアナリシスを，Cochrane Review Manager(RevMan5) software ver.5.3を用いて統合した．二値変数のアウトカムについてはランダム効果モデル(Random-effects model, Mantel-Haenszel法)を用いて統合し，リスク比とその95％信頼区間を計算した．連続変数のアウトカムに関してはランダム効果モデル(Random-effects model, Inverse Variance法)を用いて平均差(Mean Difference：MD)と標準偏差(Standard Deviation：SD)を計算した．測定尺度が異なる場合には，MDの代わりに標準化平均差(standardized mean difference：SMD)を算出した．

④エビデンスの確実性の評価

メタアナリシスに組み入れた論文に対して，それぞれ2名のSR作成委員がそのエビデンスの確実性を評価した．2名の評価が食い違った場合は，SRチームの他のメンバーも含め議論して結論を出した．エビデンスの確実性の評価においてはGRADE working groupの提唱する方法に従い，最終的にhigh(高)，moderate(中)，low(低)，very low(非常に低)の4段階にグレーディングした．なお本診療ガイドラインではRCTのみを採用したため，エビデンスの確実性はhigh(高)から開始し，グレードを下げる5要因を評価してグレードの調整を行った．グレードを下げる5要因は，バイアスのリスク(risk of bias)，非一貫性(inconsistency)，非直接性(indirectness)，不精確さ(imprecision)，出版バイアス(publication bias)とした．この5要因により最終的なエビデンスの確実性を決定した後，GRADEpro GDTを用いてGRADE Evidence Profileを作成した．

⑤アウトカム全般に対するエビデンスの確実性の検討

各CQのアウトカムごとに評価されたGRADE Evidence Profileを参考にしてアウトカム全般に関するエビデンスの確実性を検討し，CPG作成グループに提出した(表1)．

⑥Evidence-to-Decision Frameworkの素案作成

推奨文作成に必要となるEvidence-to-Decision Framework(E to D Framework)にエビデンスの確実性，利益と害の大きさとバランス，患者の価値観や意向のばらつき，コストやリソースといった資源についての検討事項を記述し，CPG作成グループに提出した．

⑦外部評価

診療ガイドライン(CPG)作成過程全体を通して不偏性が考慮されることになるが，それでも作成過程，および完成したCPGから完全に偏りを排除することは非常に困難である．そこでCPG委員会組織の中に，CPG作成グループやSRチームとは別に評価を行う外部評価委員会を設けて評価を受けた．外部評価の時期として，システマティックレビューのサマリーレポートの草案が完成した段階で行った．

(3) 推奨決定

①推奨文案の作成

E to D Frameworkを基にCPG作成グループが推奨の方向，強さを含む推奨文案を作成し，パネル会議に提出した．

②パネル会議による推奨文の最終決定

パネル会議で推奨の方向，強さを含む推奨文案を吟味し，推奨文を最終決定した．パネル会議では，GRADE gridによる合意形成方式を採用した．推奨の強さ4項目のいずれかに投票得票率が80％以上であれば合意を得たとした．投票は3回

表1　エビデンスプロファイル

アウトカム		重要性	エビデンスの質(GRADE)	栄養介入群	標準治療群	差異	95% CI
ADL：BIで評価		重大[a]	⊕○○○ 非常に低[b,c,d,e,f]	介入3ヶ月後 平均 BI 88.1±14.3	介入3ヶ月後 平均 BI 83.2±20.0	介入群でSMD 0.28 (平均点数4.9点)高い	0.00-0.56
QOL：SF36で評価	強化型リハ併用なし	重大[g]	⊕⊕○○ 低[c,h,i,j]	介入3ヶ月後 平均 SF-36 36±21	介入3ヶ月後 平均 SF-36 46.8±25.8	介入群でSMD 0.46 (平均点数10.8点)低い	−1.04-0.12
	強化型リハ併用あり	重大[g]	⊕⊕○○ 低[c,h,i,j]	介入3ヶ月後 平均 SF-36 69±23.2	介入3ヶ月後 平均 SF-36 53.7±31.1	介入群でSMD 0.55 (平均点数15.3点)高い	−0.05-1.15

LBM, lean body mass；ADL, activities of daily living；BI, Barthel Index；QOL, quality of life；6MWT, 6-minute walk distance；SMD. Standardized mean difference

a. 介入効果は有意だったが，アウトカム評価タイミングがCQとは異なる（CQでは介入終了時となっている）点，エビデンスの確実性がきわめて低い点，が問題点だと考えた
b. 介入となる「栄養剤投与」が2重盲検化されていないため，参加者・介入者ともにホーソン効果が出現する可能性がある
c. 解析論文が1編のみである
d. サンプルサイズは試算通りだが，対象研究が1研究のみである
e. アウトカム評価が介入終了時（＝退院時）ではなく，介入終了（退院）3-12ヶ月後である
f. 介入はプロテイン主体のサプリメント投与の他にリハビリテーション治療が強化型となっている．同負荷のリハビリ治療2群における栄養療法の有無によるアウトカムの差異をCQとしているので非直接性は非常に深刻と判断した
g. 重要8：栄養介入がQOLに大きな影響を与えなかったというアウトカムは逆説的には重要である．ただしサンプルサイズや研究数が少ないので，本研究のアウトカムのみでエビデンスとすることは困難と考える
h. selective outcome reporting：論文としてはアウトカムを数値として明示しなかったのでhigh riskとした．試算したサンプルサイズ以下のエントリーしかなかった上に20％以上の脱落例という点を高いバイアスリスクと判断した
i. CQを18歳以上対象としたので，対象，介入方法，アウトカムすべてCQに沿ったものと判断した
j. サンプルサイズが試算値より少なく，脱落例も多かった．ただしすでにRisk of Biasでこの点は加味されているのでグレードダウンとはしない．SR対象論文が1編しかなかったことで，グレードダウンと判断した

までとし，意見の集約が得られない場合には推奨の強さは決定できないとした．

なお推奨の解釈を補足するため，SRで採択されたアウトカムに関してMinimal Clinically Important Difference（MCID）を検索し，解説とともに診療ガイドラインに付記した．MCIDは各診療ガイドライン作成担当者がPubmedにてハンドサーチを行ったほか，Shirley Ryan Ability LabによるRehabilitation Measures Database[12]も参考とした．

解説

益のアウトカムとしてQOL，全死亡率，ADL，合併症が，害のアウトカムとして転倒，肺炎，再入院が選択された．急性重症疾患後にリハと栄養療法を同時に実施した論文を検索し，2件のランダム化比較試験をシステマティックレビューに用いた[13,14]（図1）．一方は79歳以上の急性疾患患者を対象とした経口補助食品および理学療法の早期開始効果の検証[13]．他方は45歳以上の急性疾患患者を対象として，グルタミンと必須アミノ酸を含む栄養補助食品と，6週間の強化型理学療法・運動プログラムを組み合わせた2×2デザインの研究であった[14]．2件において事前に設定したアウトカムのうち全死亡率，合併症，転倒，肺炎，再入院については検討されていなかった．QOL指標としてはSF-36とEQ-5Dが用いられていたが，解釈の利便性からSF-36の結果を推奨の根拠に採用した．ADL指標としてはBarthel Index（BI）が用いられていた．

200名の急性重症内科疾患患者を対象としたランダム化比較試験（介入群：対照群，平均年齢83.2±3.8歳：83.6歳3.7歳，BMI 27.8±5kg/m^2：26.4±4.3kg/m^2）は，入院初日から通常食に加えた経口補助食品（600kcal，蛋白質20g/日）の提供とエルゴメーターと理学療法プログラム（計40分/日，6回/週）を入院期間中継続して（平均11

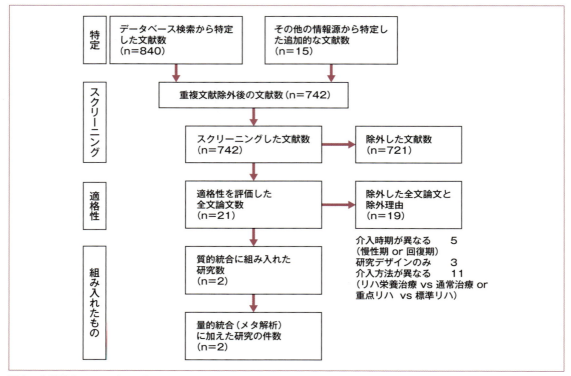

図1 文献検索フローチャート

日）実施した[13]．一方，対照群では通常食のみを提供し，原疾患の治療後にリハ10-15分/日・5回/週を開始した．結果，対照群においては入院6ヶ月後時点で有意なBI（平均-10.7）の低下が認められたが，介入群では有意な低下を認めなかった（平均-6.6）．ただしBIは全てのフォローアップ時期において群間で有意な差を認めなかった．

集中治療棟退室後の患者93名を対象としたランダム化比較試験（平均62～64歳，女性43%）では，必須アミノ酸含有飲料（1日合計必須アミノ酸20g，グルタミン20g）の投与と非投与，およびリハプログラムの種類（対照群：マニュアルに沿った6週間の自主トレーニングプログラム，強化型リハ群：入院中週3回のリハ実施，退院後週1回のリハへの参加を含む6週間の理学療法プログラム）の実施と非実施の組み合わせによる4群に割り当ててその効果が検証された[14]．その結果，アミノ酸＋強化型リハ群およびプラセボ飲料＋強化型リハ群では3ヶ月後のSF-36スコアが有意に改善した（平均差各27.5，11.7）．ただし各群間での差については言及されておらず，判断不能であった．

エビデンス総体の確実性に関しては，ADLに関しては非常に深刻な非直接性，深刻な非精確性とバイアスリスクから「非常に低い」，QOLに関しては非精確性とバイアスリスクのため「低い」と判断され，全体的なエビデンスの確実性は「非常に低い」とした．今後行われる研究によって効果の有無が逆転する可能性はある（表1）．

介入によるアウトカムの絶対差を解釈するため，各指標の臨床的に意義のある最小差（Minimal clinically important difference：MCID）を検索した（表2）．Pubmedによる検索のほか，Shirley Ryan Ability Lab（旧Rehabilitation Institute of Chicago）によるリハ指標の包括的データベースであるRehabilitation Measures Databaseも参照した[12]．BIに関しては脳卒中患者でMCIDを算出した報告があり，20点

表2　アウトカムごとの臨床的意義のある最小差

アウトカム	臨床的に意義のある最小差 (Minimal clinically important difference)
ADL：Barthel Index (BI)	1.85点（20点満点表記）[a,b,c]
QOL：SF36	未確立[a,d]
QOL：EQ5D	未確立[a,e]

a. Shirley Ryan Ability LabによるRehabilitation Measures Databaseを参照した
b. http://www.rehabmeasures.org/Lists/RehabMeasures/DispForm.aspx?ID=916
c. SRで採用された文献は100点満点で記述している。20点満点法と同じ項目、同じ評価尺度で採点するが、前者は5点刻み、後者は1点刻みである
d. http://www.rehabmeasures.org/Lists/RehabMeasures/PrintView.aspx?ID=930
e. http://www.rehabmeasures.org/Lists/RehabMeasures/DispForm.aspx?ID=1067

表3　判断の要約

	判断						
問題	いいえ	おそらく、いいえ	おそらく、はい	はい		さまざま	分からない
望ましい効果	わずか	小さい	中	大きい		さまざま	分からない
望ましくない効果	大きい	中	小さい	わずか		さまざま	分からない
エビデンスの確実性	非常に低	低	中	高			採用研究なし
価値観	重要な不確実性またはばらつきあり	重要な不確実性またはばらつきの可能性あり	重要な不確実性またはばらつきはおそらくなし	重要な不確実性またはばらつきはなし			
効果のバランス	比較対照が優位	比較対照がおそらく優位	介入も比較対象もいずれも優位でない	おそらく介入が優位	介入が優位	さまざま	分からない
必要資源量	大きなコスト	中等度のコスト	無視できるほどのコストや節減	中等度の節減	大きな節減	さまざま	分からない
必要資源量に関するエビデンスの確実性	非常に低	低	中	高			採用研究なし
費用対効果	比較対照が優位	比較対照がおそらく優位	介入も比較対象もいずれも優位でない	おそらく介入が優位	介入が優位	さまざま	採用研究なし
公平性	減る	おそらく減る	おそらく影響無し	おそらく増える	増える	さまざま	分からない
容認性	いいえ	おそらく、いいえ	おそらく、はい	はい		さまざま	分からない
実行可能性	いいえ	おそらく、いいえ	おそらく、はい	はい		さまざま	分からない

満点法で1.85点であった[12,15]。SRで採用された論文で用いられていた、各項目点数を5倍した100点満点法のBIに換算すると、MCIDは9.2点に相当すると推測された。SF-36、EQ5DについてはMCIDが確立していなかった[12]。これらMCIDを参考にSR採用文献のアウトカムを評価すると、BIについては臨床的に意義のある差は認められず、QOLに関する臨床的意義は判断不能であった。

価値観については、強化型リハと栄養サポートにより利益が期待できるものの、患者によっては強化型リハの退院後の継続を負担に感じる可能性

があり，サポート期間や負荷の個別設定が必要だと考えられた．公平性については，リハ・栄養サポートともに非常に高額な手段とは言えないものの，退院後の栄養介入（経口栄養補助食品など）は本邦の制度下においては全額自己負担となるため，支払い能力のある患者しか享受できない可能性がある．安価な栄養支援の方策，例えば栄養価の高い食品・料理摂取を促す栄養指導の実施などが代替手段として考えられる．

実行可能性については，入院中だけでなく退院後も支援が必要となる対象者では自主性に依存する場合が多い．リハ・栄養サポートの必要性と方法を熟知するための一定レベル以上の教育・指導が必要とされる．

結論として，入院早期からリハ治療を受ける急性疾患患者に対する強化型栄養サポートは，強化型リハプログラムを可能な限り併用した上で，実施することを弱く推奨する．主に退院後において，栄養補助食品購入等に対する経済的負担やリハ栄養継続の意欲等により公平性や実行可能性が制限される可能性はあるが，概して介入に対する利益は害を上回ると推測される（表3）．ただしCQで提唱した全アウトカムが現存する先行研究で網羅できなかったこと，エビデンスの確実性は低かったことから，今後の研究により結果が覆される余地は残されており，継続的な追加調査と監視が必要である．

【参考文献】

1) Mosby's Medical Dictionary, 9th ed. Elsevier Inc.
2) Moisey LL, Mourtzakis M, Cotton BA, et al ; Nutrition and Rehabilitation Investigators Consortium (NUTRIC). Skeletal muscle predicts ventilator-free days, ICU-free days, and mortality in elderly ICU patients. Crit Care. 2013 ; 17 (5) : R206.
3) Lew CCH, Yandell R, Fraser RJL, Chua AP, Chong MFF, Miller M. Association between malnutrition and clinical outcomes in the intensive care unit : a systematic review. JPEN J Parenter Enteral Nutr. 2017 ; 41 (5) : 744-758.
4) McClave SA, Taylor BE, Martindale RG, et al. Guidelines for the Provision and Assessment of Nutrition Support Therapy in the Adult Critically Ill Patient : Society of Critical Care Medicine (SCCM) and American Society for Parenteral and Enteral Nutrition (A.S.P.E.N.). JPEN J Parenter Enter Nutr 2016 ; 40 (2) : 159-211.
5) Kress JP, Hall JB. ICU-Acquired Weakness and Recovery from Critical Illness. N Engl J Med 2014 ; 370 (17) : 1626-1635.
6) Tipping CJ, Harrold M, Holland A, Romero L, Nisbet T, Hodgson CL. The effects of active mobilisation and rehabilitation in ICU on mortality and function : a systematic review. Intensive Care Med. 2017 ; 43 (2) : 171-183.
7) Wakabayashi H, Sashika H. Malnutrition is associated with poor rehabilitation outcome in elderly inpatients with hospital-associated deconditioning a prospective cohort study. J Rehabil Med 2014 ; 46 (3) : 277-282.
8) Wakabayashi H, Sakuma K. Rehabilitation nutrition for sarcopenia with disability : a combination of both rehabilitation and nutrition care management. J Cachexia Sarcopenia Muscle 2014 ; 5 (4) : 269-77.
9) 永野彩乃．リハビリテーション栄養の新定義—リハビリテーション栄養とは何か．リハ栄養，2017，1(1)：2017.
10) 相原守夫．診療ガイドラインのためのGRADEシステム第2版．凸版メディア株式会社．2015.
11) 福井次矢，山口直人監修．Minds診療ガイドライン作成の手引き2014．http://minds4.jcqhc.or.jp/minds/guideline/handbook2014.html (accessed on January 25, 2018)
12) Rehabilitation Measures Database, Shirley Ryan Ability Lab. https://www.sralab.org/rehabilitation-measures (accessed on February 28, 2018)
13) Hegerova P, Dedkova Z, Sobotka L. Early nutritional support and physiotherapy improved long-term self-sufficiency in acutely ill older patients. Nutrition. 2015 ; 31 (1) : 166-170.
14) Jones C, Eddleston J, McCairn A, et al. Improving rehabilitation after critical illness through outpatient physiotherapy classes and essential amino acid supplement : A randomized controlled trial. J Crit Care. 2015 ; 30 (5) : 901-907.
15) Hsieh YW, Wang CH, Wu SC, et al. Establishing the minimal clinically important difference of the Barthel Index in stroke patients. Neurorehabil Neural Repair. 2007 ; 21 (3) : 233-238.

第8回日本リハビリテーション栄養学会学術集会 抄録集

【開催概要】
会期：2018年12月1日（土曜日）
会場：サンポートホール高松（香川県高松市）
会長：植木昭彦（高松協同病院リハビリテーション科）

【日程表】

時間	第1会場（3F 大ホール）	第2会場（5F 第2小ホール）	第3会場（6F 61会議室）	ポスター会場（1F 展示場）
9:00				
9:10	受付開始			ポスター貼付
9:40	開会式・会長講演			
9:50–10:00	基調講演 日本リハビリテーション栄養学会の現状と今後の展開 演者：若林秀隆　座長：大村健二	理学療法士企画セッション 理学療法士が行うリハ栄養評価とは？ 〜多職種からどんな情報を得て、どんな情報を提供するか〜 座長：中島活弥、高橋浩平 演者：飯田有輝、備瀬隆広、東大和生 共催：日本理学療法士学会 栄養・嚥下理学療法部門	歯科衛生士企画セッション 医科歯科連携の未来を斬る！！！ 座長：金久弥生、白石 愛 演者：前田圭介、藤本篤士、古谷房枝、嶋津さゆり	
10:20–10:40	教育講演1 急性重症患者に必要な栄養マネジメントとチーム医療 演者：宮澤 靖　座長：西岡心大			一般演題　ポスターセッション1 P01-05 回復期1　座長：植木昭彦 P21-25 回復期2　座長：鈴木達郎 P41-45 在宅・地域1　座長：山根一恭 P61-65 在宅・地域2　座長：山田友美
11:00				
11:10–11:25	教育講演2 低栄養からの脱却：経口摂取を増やすには？〜食事、経管栄養、経口補助食品を再考する〜 演者：合田文則　座長：粟井一哉			ポスター閲覧
11:40		シンポジウム リハビリテーション栄養診療ガイドライン2018 座長：荒金英樹、百崎 良 演者：若林秀隆、荒金英樹、百崎 良、西岡心大	作業療法士企画セッション リハ栄養実践におけるOTの視点〜役割と今後の展望〜 座長：助金 淳 演者：佐藤ことみ、岡 道生、齋藤嘉子、田中 舞	一般演題　ポスターセッション2 P06-10 チーム医療1　座長：坂東達矢 P26-30 チーム医療2　座長：十時浩二 P46-50 その他1　座長：吉田貞夫 P66-70 その他2　座長：園井みか
11:50				
12:00–12:20	教育講演3 小児と高齢者における摂食嚥下リハビリテーションの共通点と相違点 演者：綾野理加　座長：藤本篤士			ポスター閲覧
12:40–12:45				
13:00		ランチョンセミナー1 リハ病棟での包括的リハ栄養 リハビリテーション科医の視点から 演者：森脇美早　座長：荒金英樹 共催：株式会社クリニコ	ランチョンセミナー2 周術期支援チームによるPerioperative Optimization —ロイシン強化飲料を用いたプレハビリテーションの試み— 演者：谷口英喜　座長：若林秀隆 共催：株式会社大塚製薬工場	
13:50				
14:00–15:00	特別講演 高齢社会におけるリハビリテーション栄養の使命〜必要な患者すべてに必要なリハ栄養を提供するためのチーム医療を考えてみよう〜 講師：近森正幸　座長：若林秀隆 共催：ネスレ日本株式会社 ネスレヘルスサイエンスカンパニー			

時間	第1会場（3F 大ホール）	第2会場（5F 第2小ホール）	第3会場（6F 61会議室）	ポスター会場（1F 展示場）
15:00	次期会長挨拶			ポスター閲覧
15:10	社員総会			
15:30		言語聴覚士企画セッション サルコペニアと摂食嚥下障害 座長：佐藤央一 演者：森 隆志、藤本篤士、永見慎輔	看護師企画セッション リハ栄養における看護の役割を考える 座長：古谷房枝、永野彩乃 コメンテーター：社本 博 演者：川畑あかり、豊田実和、小原史織、高橋浩平	
15:40	教育講演4 サルコペニアのメカニズムとリハ栄養の可能性 演者：佐久間邦弘 座長：飯田有輝			一般演題 ポスターセッション3 P11-15 回復期3 座長：吉村芳弘 P31-35 回復期4 座長：坂元隆一 P51-55 回復期5 座長：井村沙織 P71-74 チーム医療3 座長：塩濱奈保子
15:50				
16:20				
16:30	教育講演5 フレイル対策としての介護予防：実際と効果 演者：山田 実 座長：藤原 大 共催 医歯薬出版株式会社	管理栄養士企画セッション リハ栄養を実践する管理栄養士が目指すべきアウトカムとは 座長：嶋津さゆり、小蔵要司 コメンテーター：前田圭介 演者：小蔵要司、上島順子、髙山仁子、苅部康子	薬剤師企画セッション 食欲と運動に関する薬のことを知らずしてリハ栄養は語れない ～薬剤師とリハ栄養～ 座長：中村直人、東敬一朗 コメンテーター：若林秀隆 演者：東敬一朗、若林秀隆、中村直人、豊田義貞、中道真理子	ポスター閲覧
16:35				
16:50				一般演題 ポスターセッション4 P16-20 急性期1 座長：高畠英昭 P36-40 急性期2 座長：鈴木裕也 P56-60 教育・啓発 座長：森みさ子 P75-78 回復期6 座長：野田さおり
17:10				
17:20	教育講演6 「口から食べる」を支える包括的アプローチと地域連携 演者：森 隆志 座長：小山珠美			
17:30				
17:55				ポスター撤去
18:00	閉会式			
18:10				
18:30				
18:40	懇親会受付			
19:00	懇親会（19:00～21:00）会場：リーガホテルゼスト高松			
21:00				

【講演抄録】

◆基調講演　第1会場（大ホール）9：50～10：20
座長：大村健二（上尾中央総合病院 外科・栄養サポートセンター）

「日本リハビリテーション栄養学会の現状と今後の展開」
演者：若林秀隆（横浜市立大学附属市民総合医療センター リハビリテーション科）

　日本リハビリテーション（以下、リハ）栄養学会は、2017年に学会化、一般社団法人化を行った。2017年はリハ栄養ケアプロセスを開発し、学会誌を刊行した。2018年には、脳卒中、大腿骨近位部骨折、がん、急性疾患（廃用症候群）のリハ栄養診療ガイドラインが出版予定である。日本摂食嚥下リハ学会、日本サルコペニア・フレイル学会、日本嚥下医学会との4学会合同で、サルコペニアと摂食嚥下障害のポジションペーパーを作成中である。2019年3月には、日本腎臓リハ学会との合同シンポジウムを予定している。このように、学会化したことで学術的な活動をより活発に行えるようになった。

　2018年の診療報酬改定では、リハ栄養の考え方が反映された。リハ実施計画書やリハ総合実施計画書に栄養関連項目が追加され、回復期リハ病棟入院料1を算定するには記載が必須となった。回復期リハ病棟入院料1の施設基準について、管理栄養士の病棟専任が努力義務となった。この背景として、西岡心大さんや中原さおりさんの論文が、中央社会保険医療協議会総会資料として紹介されたことが大きい（詳細は臨床栄養2018年8月号参照）。

　今後もリハ栄養のエビデンスを創出することで、学術的、政策的にリハ栄養を発展させることが重要である。回復期リハ病棟では、管理栄養士の病棟専任を増やし、管理栄養士の介入やリハ栄養介入によりアウトカムがより改善することを示すことが、2020年の診療報酬改定に向けて重要である。また、地域包括ケア病棟と老人保健施設でも、入院中の栄養改善とADL改善や自宅退院といったアウトカムの関連をみるエビデンスの創出が、リハ栄養を政策に反映させるために重要である。そのため、2019年7月13-15日に開催される第6回リハ栄養研究デザイン学習会に、多くの方に参加してほしい。

一方，研究会設立当初に重視していたFaculty Development (FD)の学習が，現在は研究に偏っている点が課題である．FDとは個人にとって，所属する組織の価値観，方向性をふまえたうえでその組織内における自らの価値を高め，かつ自己実現を行うことで自らも組織も利する(win-win)結果を得るための自己能力獲得，向上のための活動である．FDには，マネジメント能力，問題発見・解決能力，コミュニケーション能力，生涯学習能力が含まれる．リハ栄養の実践を現場で広げるには，リハ栄養の知識・スキルとともにこれらの能力が重要である．研究以外のFDに関する学びの場を増やしたいと考えている．

◆特別講演　第1会場(大ホール) 14：00～15：00
座長：若林秀隆(横浜市立大学附属市民総合医療センターリハビリテーション科)
共催：ネスレ日本株式会社
　　　ネスレヘルスサイエンスカンパニー

「高齢社会におけるリハビリテーション栄養の使命
～必要な患者すべてに必要なリハ栄養を提供するためのチーム医療を考えてみよう～」
講師：近森正幸(社会医療法人近森会理事長)

　高齢患者は骨格筋が乏しく低栄養と廃用が特徴的であり，高齢社会の医療の両輪はリハビリテーション(以下リハ)と栄養サポートになる．その為，高齢患者には必要な患者すべてに，必要な時に，必要なリハ栄養を提供する体制が必要になる．
　当院では多職種による病棟常駐型チーム医療を展開しリハ栄養に関してもアウトカムを出しているが，退院患者のリハ実施件数とNST実施件数を2011年度と2016年度で比較検討した．全体的には年齢が高くなるほどリハ＋NSTが増える傾向にあり入院期間も長期化していた．診断群分類別では呼吸器，神経，外傷の順でリハ＋NSTが多かった．リハのみでは当然ではあるが外傷や神経が多く，NSTのみでは消化器や腎尿路が多かった．リハとNST両方が行われなかった症例は循環器，消化器，腎尿路の順に多くみられた．
　2011年度と2016年度の比較では，リハ実施件数と割合においては4,157件53.1％が5,759件55.0％と患者数の増加に比例して件数は1.4倍に増加しており，必要な患者すべてにリハが提供されている．一方，NST実施件数は2,737件35％が2,263件21.6％と件数で2割近く，割合で4割近くも減少している．患者増を考えるとそれ以上の著しい減少であり，この6年間でNST加算の算定を目的とするのではなく，管理栄養士を病棟に常駐させ栄養サポートのアウトカムを出す方針に転換したことでこのような大きな変化が生じたと考えている．
　NST加算の算定要件では多職種が「同じ時間」に集まってカンファレンスですり合わせして情報共有しているが，情報共有に時間がかかり処理する患者数も限られることから，現実には重度の低栄養患者に限定して対応する栄養治療チーム(NTT)になっている．医師はじめ多職種を長時間拘束する割にはNST加算の診療報酬も低く，非効率でアウトカムの出ないチーム医療になっている．
　必要な患者すべてに必要な栄養サポートを行うためには，病棟常駐の管理栄養士が患者を診て栄養学的に判断し介入し，電子カルテに載せるか一言，二言の情報交換で情報を共有するチーム医療が必要になる．薬剤師が病棟で自由に薬剤業務ができる「病棟薬剤業務実施加算」が栄養サポートに「病棟栄養業務実施加算」として導入されれば，多くの高齢患者の栄養サポートに対応できるアウトカムの出るチーム医療が展開できると考えている．

◆教育講演①　第1会場(大ホール) 10：20～11：00
座長：西岡心大(長崎リハビリテーション病院栄養管理室)

「急性重症患者に必要な栄養マネジメントとチーム医療」
演者：宮澤靖(社会医療法人近森会近森病院臨床栄養部)

　近年，高齢者が増加し，医療が高度化したことで，医療依存度の高い臓器不全の患者が増加している．このような患者は骨格筋が乏しく，侵襲によって，急速に栄養状態は悪化するのが特徴で，特に高齢者の低栄養に対しては，専門性の高い多職種がチームでベッドサイドで対応しないと患者の予後が保証されない時代を迎えたといえる．高齢で臓器不全を有する患者の救命には，根本治療を迅速確実に行なうことが最も大事であり，救命後，回復するためには「食べて動く」ことが必要で，栄養とリハビリテーションのチーム医療が求められている．食べて動かないと骨格筋は減少し，低栄養から免疫能が低下，高齢者は慢性炎症を有していることから感染症を併発，衰弱が進み，死に至る．これらを予防するのも栄養とリハビリであり，チームでの対応が必要となる．今までの医療は，医師・看護師中心の医療で人手が足りないために絶食し，末梢輸液で抗菌薬投与といった非生理的な医療であったが，骨格筋の豊かな若年層が中心でなんとか耐えられたといえる．高齢社会を迎え新生代の医療は，チーム医療で栄養サポートを行い，できるだけ腸を使って輸液を減らして，最低限の抗菌薬を投与する．そして，低栄養から生じる免疫機能の低下，感染症の繰り返しを防ぐことにより，長期入院が減り在院日数も短縮，治療効果も良くなり患者数が増える．それに伴い労働生産性が高まり人件費比率も下がるし，物のコストも削減され，医療の質も向上してくる．今回は，急性重症患者に必要な栄養マネジメントとチーム医療と題し，リハビリテーションと栄養の連携において高齢患者を早く軽快させるためのチームアプローチを栄養治療の目線で概説をしてゆく．高齢社会の急性期医療に際し，NSTは極めて有効なチーム医療であるといえ，そのためには全国の多くの医療機関で，管理栄養士は厨房から積極的に

ベッドサイドでの業務にギアチェンジしてセラピストと連携を図り，多数精鋭部隊で医療を展開することが急務であると考えている．

◆教育講演②　第1会場（大ホール）11：10～11：50
座長：粟井一哉（医療法人粟井内科医院）

「低栄養からの脱却　経口摂取を増やすには？～食事，経管栄養，経口補助食品を再考する～」
演者：合田文則（医療法人社団和風会千里リハビリテーション病院）

　低栄養は，リハビリテーション（以下リハ）の効果を十分に発揮できないばかりでなく，高度の低栄養状態でのリハは，むしろマイナスである．一方，リハ病院において低栄養患者が多いのも事実である．リハを行う患者の低栄養を的確にスクリーニングで見つけ，病態に応じアセスメントし，介入，モニタリング，再介入し，改善後は良好な栄養状態を，自己管理できるように教育指導にすることが必要である．スクリーニングでは，BMI，体重変化，特に発症前と回復期リハ病院入院時の変化，MNA-SF®およびFIMと摂食嚥下評価を加え栄養学的リスクを総合的に判断し対象患者を抽出する．アセスメントでは，低栄養が発症前からか，発症後に侵襲により生じたか，飢餓によるか，悪液質が関連するかを明確にする．サルコペニアの評価も重要で筋肉量の計測も必須となる．嚥下障害では，1）誤嚥性肺炎の既往　2）咳反射の有無　3）嚥下サルコペニアの有無　4）病変と合併症（水頭症，脳炎髄膜炎，感染）のアセスメントをし，リハに必要な最低限の栄養を確保する方策を検討する．漫然と経鼻胃管使用することにより医原性の液体栄養剤症候群によりリハができず廃用となる患者が多い．特に経鼻胃管の自己抜去歴のある患者は，経口摂取を目指し早期に胃瘻造設し半固形化栄養剤の導入することが必須である．なお，胃瘻にしても液体栄養剤を用いると液体栄養剤症候群は減らないことに留意する．介入では，回復期リハでの必要エネルギー量は，日常生活に必要なエネルギー量，リハで消費するエネルギー量および体重の回復に必要なエネルギー量の総和になる．リハで消費するエネルギー量はリハの内容に合わせMETsから求める．多くの患者で2,000kcal以上が必要となる．モニタリング，再介入では，提供した食事量でなく実際に摂取した量で評価する．よくある問題は，カロリーを上げると摂取する容量が増加し食べきれないという点である．容量を増やさない食事の工夫が必要である．また高濃度経口栄養食品「アップリード（4kcal/m*l*）」を用いた服薬補助栄養療法による健康増進プログラム（HUMAN：Heath Up-lead using Medication with Adjuvant Nutrition program）について紹介する．

◆教育講演③　第1会場（大ホール）12：00～12：40
座長：藤本篤士（医療法人渓仁会札幌西円山病院歯科）

「小児と高齢者における摂食嚥下リハビリテーションの共通点と相違点」
演者：綾野理加（あやの歯科医院）

　平成6年の摂食機能療法の保険導入によって，摂食嚥下障害への対応が広がっていったと考えられる．摂食機能療法の対象患者となる摂食機能障害者は，発達遅滞，顎切除及び舌切除の手術又は脳卒中等による後遺症により摂食機能に障害があるものとあるがそれぞれの対応は異なる．
1. 小児の摂食嚥下リハビリテーション
　摂食機能は発達，獲得していくものである．健常児の場合，出生直後は原始反射である哺乳反射により哺乳動作で栄養を摂取していく．哺乳反射が減弱していく5-6ヶ月ごろにはスプーンからの離乳食摂取が可能となり，離乳食を食べながら飲み込む，取り込む，押しつぶす，噛み潰す摂食機能は発達獲得していく．
　小児の摂食嚥下障害のリハビリテーション（以下摂食嚥下リハ）対象児は様々な疾患や食行動による者だが，多くの場合対象児はどこまで摂食機能を獲得しているのか，次の段階に進むための妨げになっているものはなにかを評価することで姿勢，食形態，介助法，機能訓練などの対応法を決めていく．小児の摂食嚥下リハは発達療法であるため，実施者は摂食機能の発達過程を理解することが重要であり日常の食事の中にどのように摂食嚥下リハを組み込むか工夫することも大切である．食事自体が訓練になれば子どもの食に対する意欲は減少し食事が楽しいもの，健康を育むもの，という考えからは遠くなってしまうからである．
2. 高齢者の摂食嚥下リハビリテーション
　先天性の疾患などなく乳児期に離乳食を食べることで摂食機能を獲得した者は，獲得した機能を用いて日々の食事をし，途中摂食嚥下障害を来す疾患に罹患しなくともう蝕や歯周疾患に伴う臼歯の欠損による安定した顎位を得られないことからの喉頭挙上不全や舌機能不全，加齢に伴う喉頭の下垂，サルコペニアによる嚥下関連筋群の筋力低下などが高齢者の摂食嚥下障害の原因とされている．発達療法を行う小児の摂食嚥下リハに対し，高齢者のそれは，失われた口腔の形態を回復する，残った機能を維持もしくは向上させる，などといった対応をしている．
　子どもは減っているといわれるが，周産期医療が発達するとともに，食べることを含め援助が必要な子どもは増える傾向にある．高齢化社会であり食べることへの対応性が叫ばれているが，得られたデータをもとに高齢者の摂食嚥下障害を予防する手立てはあると考える．いずれも今後の展開発展が望まれる分野であると思っている．

◆教育講演④　第1会場(大ホール) 15：40〜16：20
座長：飯田 有輝(JA愛知厚生連海南病院リハビリテーション科)

「サルコペニアのメカニズムとリハ栄養の可能性」
演者：佐久間邦弘(東京工業大学リベラルアーツ研究教育院)

　加齢にともない骨格筋が萎縮し，それまで普通にできていた日常生活(着替え，入浴)ができなくなることをサルコペニア(加齢性筋減弱症)という．サルコペニアの根本的な原因はいまだにわかっていないが，ユビキチン―プロテアソーム(UPS)経路は関わっていないと思う．このUPS経路は，除神経，ギブス固定，無重力により起こる急性の筋萎縮の際に重要な役割をする．これらの場合には，UPS経路の活性化によりタンパク質が分解されるのである．当初は加齢にともなうUPS経路の活性化が，サルコペニアを引き起こすと考えられていた．しかしながら哺乳動物を用いて行われた多くの先行研究は，加齢した骨格筋でUPS経路が亢進していないことを示唆する．一方，タンパク質のリサイクルを行うオートファジー(自食)経路は，サルコペニアに大きく関わっている可能性が高い．加齢したマウスの筋では，オートファジーで重要な役割をするp62/SQSTM1が細胞質に異常沈着している．しかしながらp62/SQSTM1のパートナー(LC3)には，加齢筋における顕著な変化が認められていない．すなわちサルコペニアの筋では，オートファジーの機能不全(不活性化)が起こっており，筋肉内に存在する変性タンパク質や機能不全ミトコンドリアなどを処理できていない可能性が高いのである．サルコペニアを予防する上で，リハビリテーションと栄養が推奨されてきている．定期的な運動はオートファジーを活性化し，サルコペニアを軽減することが知られている．また低栄養が原因でサルコペニアが起こっている場合にも，タンパク質やアミノ酸などの摂取はサルコペニア軽減に効果的であると考えられる．しかしながら，サルコペニアの原因が低栄養で無い場合，すなわち食事が十分に摂取できているにもかかわらず患者がサルコペニアになっている場合，アミノ酸の摂取は症状を悪化させることが予想される．あらゆる動物種において，軽度の食事制限(低栄養)は，サルコペニア予防に効果的だと考えられている．本教育講演では，サルコペニアに関する研究の進捗状況(メカニズム)とリハ栄養の可能性(効果的な条件)についてできるだけわかりやすく解説する．

◆教育講演⑤　第1会場(大ホール) 16：30〜17：10
座長：藤原 大(公益財団法人宮城厚生協会坂総合病院 リハビリテーション科)
共催：医歯薬出版株式会社

「フレイル対策としての介護予防：実際と効果」
演者：山田 実(筑波大学大学院人間総合科学研究科)

　2018年時点で我が国の高齢化率は27％を超え，世界随一の長寿国として超高齢社会を突き進んでいる．介護保険制度は2000年から導入された制度であり，日常生活の遂行が困難となった高齢者にとって重要なサービスを提供している．しかし，本制度導入以降，要介護認定者数は増え続け，介護保険料も増加の一途を辿っている．そこで，2006年からは介護予防事業も本格的に導入されるようになり，現在では介護予防という言葉も随分と国民に浸透してきた．
　要介護の主たる要因は，認知症，脳血管障害，フレイル，転倒・骨折，関節疾患などであり，これらで要介護要因の約7割を占める．興味深いことに，脳血管障害が原因で要介護状態になる方は加齢とともに減少し，逆に75歳以降ではフレイル，転倒骨折，認知症などの老年症候群の割合が増加することが知られている．つまり，高齢期になってからの介護予防の主たるターゲットは老年症候群であり，これらはライフスタイルの改善によって進行を遅らせることが可能であると考えられている．
　フレイルには身体的，心理・精神的，社会的といった要素がある．身体的フレイルには，骨，関節，筋肉などの運動器の機能低下が含まれ，狭義のフレイルとして位置づけられている．心理・精神的フレイルには，軽度認知機能障害や老年性うつ症状などが含まれ，社会的フレイルには閉じこもりなどが包含されることになる．そして，運動にはこれらフレイルを改善させるような効果があり，運動によって身体機能や認知機能，それに精神機能向上効果などが認められている．
　また，運動による身体機能に対する効果を高めるためにも栄養面への配慮は重要である．身体的フレイルの主要な構成要素となるサルコペニアに対しては，運動と栄養の併用療法が有用であることが知られている．そのため，介護予防等の現場でも，運動指導のみならず適切な栄養指導を併用していくことが重要となる．
　本教育講演では，フレイル対策としての介護予防について，その実際や効果，考え方について整理する．

◆教育講演⑥　第1会場(大ホール) 17：20〜18：00
座長：森 隆志(総合南東北病院口腔外科摂食嚥下リハビリテーションセンター)

「「口から食べる」を支える包括的アプローチと地域連携」
演者：小山珠美(NPO法人口から食べる幸せを守る会)

　我が国では，世界に類をみない規模とスピードで超高齢社会が進展している．団塊の世代が75歳以上に達する2025年には高齢化率が30％，2055年には40％にも及ぶことが試算され，要介護高齢者は増加の一途を辿ることになる．これらのことを視野に「地域包括ケア・在宅ケア」の

重要性が叫ばれ，医療，看護，介護，リハビリテーション，保健，予防などの多岐にわたる広範な政策概念が繰り広げられている．

しかしながら，住み慣れた自宅で最期まで過ごしたい・過ごさせてあげたいと願う当事者や家族の思いに応えるべく，住宅事情，介護者不足，マンパワー不足，ケア不足は深刻である．特に，食べることに困難を有した要介護高齢者は，複合した病気や障害を有しているため，食事の介助技術は難易度を増している．また，誤嚥性肺炎という過度な医療安全が懸念されることで，非経口栄養のみで管理されやすい．そのことで人生の最大なる楽しみである最期まで食べ続けたいという願いが叶わないでいる要介護高齢者も少なくない．

そのため，食べる支援には，医学的管理のみならず，誤嚥性肺炎や低栄養のリスクを勘案した心身の調和への包括的なサポートが必要である．安全でQOLを高める食事介助，姿勢調整，栄養ケア，活動性への支援などを多職種で協同し連携することで食べ続けたいという願いをサポートしなければならない．

そこで，筆者らは口から食べ続けるための共通言語としての包括的支援ツール"口から食べるバランスチャート（以下KTBC；Kuchikara Taberu Balance Chart：）"を2015年に開発し，2017年に信頼性・妥当性の検証に至った．

KTBCは合併症や廃用症候群のリスク管理と同時に，対象者の不足部分を補いながら，可能性や強みを引き出す包括的スキルとケアリングを内包し，視覚的に情報の共有ができるしくみとなっている．全体像がレーダーチャートによって視覚的に示されるため，当事者や家族も含めた多職種で共有し，情報，ケア，アプローチ方法を容易に見出すことができる．また，医療施設，福祉施設，在宅でのチームアプローチに活用できることで，地域連携食支援ツールとしても有用である．加えて，健康維持の指標，災害時の二次的健康障害を早期に発見できるトリアージとしても有用なツールである．本講演では，KTBCを開発した本意，使用方法，事例などを紹介する．

◆シンポジウム　リハビリテーション栄養診療ガイドライン2018　第2会場（第2小ホール）11：25～12：45
座長：荒金英樹（愛生会山科病院消化器外科），百崎 良（帝京大学医学部附属溝口病院リハビリテーション科）

「診療ガイドライン作成のねらい」
演者：若林秀隆（横浜市立大学附属市民総合医療センターリハビリテーション科）

診療ガイドラインとは「診療上の重要度の高い医療行為について，エビデンスのシステマティックレビューとその総体評価，益と害のバランスなどを考量して，患者と医療者の意思決定を支援するために最適と考えられる推奨を提示する文書」とMindsで定義されている．一方，EBRN（Evidence Based Rehabilitation Nutrition）とは，現在利用可能な最も信頼できるリハビリテーション（以下，リハ）栄養の情報を踏まえて，患者に最善のリハ栄養を実践することである．EBRNのステップは，①疑問・問題の定式化，②情報の収集，③情報の批判的吟味，④情報を患者に適用，⑤以上①～④の振り返りで構成される．これらのうち②と③は，リハ栄養診療ガイドラインがあれば簡潔に行える．臨床現場でより簡潔にEBRNを実践できるようにするために，リハ栄養診療ガイドライン2018の作成を進めた．

リハ栄養領域では当初，Training（研修会）とPractice（実践）が主に行われていた．4年前にリハ栄養研究デザイン学習会を開始してから，リハ栄養のResearch（研究）が徐々に行われるようになり今回，Guidelineを作成した．しかし本来の流れは，研究→ガイドライン→研修会→実践である．研究や診療ガイドラインなしに研修会や実践を進めたため，臨床現場でのリハ栄養実践はかなり大変だったと考える．今後は，リハ栄養の研究や診療ガイドラインをベースとした研修会を開催して，リハ栄養の実践を広げたいと考えている．

3年前の第5回学術集会の会長講演で，2019年までの目標として，①海外にリハ栄養の考え方を広める，②日本各地でリハ栄養を広める医療人を育てる，③リハ栄養診療ガイドライン作成を挙げた．①，②も3年前より状況は改善したが，③は今回，明確に達成できた．診療ガイドライン作成に関わってくださった皆様，特に荒金英樹先生と百崎良先生に深謝いたします．

リハ栄養診療ガイドラインは完成したが，そのエビデンスレベルや推奨レベルは低いのが現状である．そのため，4-5年後の改訂に向けて，ガイドライン→研修会→実践→研究の流れで質の高い臨床研究を行うことが重要である．研修会として，従来から行っているリハ栄養フォーラム，リハ栄養研究デザイン学習会に加え，来年から新たな研修会を企画検討中である．今回の診療ガイドラインや研修会を基に，より多くの医療者が質の高いリハ栄養の臨床研究を行うことで，より診療に役立つリハ栄養診療ガイドラインに改訂できるよう貢献してほしい．

「GRADEシステムを用いた診療ガイドライン作成」
演者：荒金英樹（愛生会山科病院消化器外科）

【はじめに】近年，加齢や各種疾患に対するリハビリテーションと栄養療法の相互介入が各方面で推奨されてきているが，本邦で学術的なガイドラインは策定されていない．今回，日本リハビリテーション栄養（以下，リハ栄養）学会が中心となり，「がん」，「急性疾患」，「大腿骨頸部骨折」，「脳血管障害」の4疾患での臨床疑問を選定し，システマティックレビューを策定，現時点での推奨事項をまとめた．その過程を報告する．

【方法】日本リハ栄養学会診療ガイドライン委員会は診療ガイドライン統括委員会，診療ガイドライン（CPG）作成グループ，システマティックレビュー（SR）チームおよび外部委員に患者家族代表を含め構成された．作成方法はGRADEシステムに準拠し，Minds診療ガイドライン作成の手引き2014を参考とした．CPGグループでは上記4疾患での成人患者を対象としたKey Question（KQ）を設定し，ガイドラインスコープを策定，Clinical Question（CQ）を作成した．その中で重要と思われるアウトカムを作成委員の投票により採択を決定し，パネル会議でも再調整をおこないSRチームにシステマティックレビューの作成を依頼した．

SRチームからのレビューとEtoD frameworkをもとにエビデンスの確実性，利益と害，患者の価値観や意向のばらつき，コストやリソースといった資源について再検討し，推奨の方向，強さを含む推奨文案を作成した．推奨文案はパネル会議，外部委員会で検討され，推奨文を最終決定した．

【結果】いずれの疾患でもエビデンスレベルの高い研究は少なく，脳血管疾患，大腿骨頸部骨折，急性疾患では低いエビデンスレベルでのリハ栄養は弱い推奨となった．反対に，がんでは運動療法の介入がQOLを低下させる可能性が否定できないこと，高い脱落率から，リハ栄養の介入をしないことが推奨を原案とした．しかし，パネル会議での患者家族のリハ栄養の介入への期待という意向を取り入れ，一定・一律の推奨はしないが，患者および家族の意向と病状を勘案し，リハと栄養指導の必要性を個別に判断することが望ましいとすることで，がん患者へのリハ栄養の介入を否定することはしなかった．医学的な研究結果を公平に判断する立場を堅持しながらも，家族の意向をとり入れるといった作成方法を体験し，チームのメンバーが医療の在り方を改めて見直す機会となり，本ガイドラインがそうした背景で誕生したことは意義深いと考える．

「GRADEシステムを用いた系統的レビュー」
演者：百崎 良（帝京大学医学部附属溝口病院リハビリテーション科）

系統的レビューグループは診療ガイドライン作成グループの考案した脳卒中，大腿骨近位部骨折，廃用，がんに関する4つのClinical Questionに対し，GRADEシステムに準拠し系統的レビューを行った．

系統的レビュー開始前にレビュー実施手順書を作成，レビュープロトコールをPROSPEROに登録した．Clinical Questionより検索語を抽出し，図書館司書と協力し検索式を作成，MEDLINE, EMBASE, CENTRAL, 医中誌の4つの文献データベースを用い，文献を検索した．原則2016年末までに出版されたランダム化比較試験のみを採用したが，害に関するものは観察研究も含め追加検索を実施した．また，あらゆる言語のもの，抄録のみの

ものも可能な限り含めることとした．

Rayyanを用いて二人以上で独立に3500以上の文献のタイトルとアブストラクトをスクリーニングし，22の適格論文を選出した．そして必要な情報を収集し，構造化抄録を作成した．メタアナリシスはReview Managerを用いて実施した．

二人以上で独立にバイアスのリスクを評価し，アウトカムごとにエビデンスの確実性を決定した後，GRADEpro GDTを用いGRADE Evidence Profileを作成し，診療ガイドライン作成チームに提出した．

脳卒中に関しては8つの研究を選出，エビデンス総体は"低〜非常に低"と判定した．大腿骨近位部骨折に関しては9つの研究を選出，2つのアウトカムに対しバイアスのリスクは"深刻でない"，4つのアウトカムに対し"深刻"と判断した．エビデンス総体の確実性はアウトカムによってばらつきがあるが，"中〜非常に低い"と判定した．廃用に関しては2つの研究を選出，すべてのアウトカムに対しバイアスのリスクは"深刻"で，エビデンス総体の確実性は"低〜非常に低"と判定した．がんに関しては3つの研究を選出，すべてのアウトカムに対しバイアスのリスクは"深刻"で，エビデンス総体の確実性は"非常に低"と判定した．

リハビリテーション栄養に関するエビデンスはまだまだ不足しており，さらなる研究が必要である．新たなエビデンス構築のためにも学会員のリサーチリテラシーの向上と研究活動の活性化が期待される．

「GRADEシステムを用いた推奨決定」
演者：西岡心大（長崎リハビリテーション病院栄養管理室）

リハビリテーション（リハ）栄養診療ガイドライン（Clinical practice guideline：CPG）の推奨文案はシステマティックレビューを基にCPG作成グループが作成し，パネル会議を経て決定した．疾患ごとの推奨文は以下のとおりである．

①脳血管疾患【Clinical Question（CQ）】リハを実施されている高齢の脳血管疾患患者に，強化型栄養療法は行うべきか【推奨】リハを実施されている急性期の高齢の脳血管疾患患者において，死亡率・感染の合併症を減らし，QOLを向上する目的に，強化型栄養療法を行うことを弱く推奨する（弱い推奨/エビデンスの確実性：低）．

②大腿骨近位部骨折【CQ】リハを実施している65歳以上の大腿骨近位部骨折患者に，強化型栄養療法を行うべきか？【推奨】リハを実施している65歳以上の大腿骨近位部骨折の患者において，死亡率および合併症発症率の低下や日常生活動作（Activities of daily living：ADL）および筋力の改善を目的として，術後早期からのリハと併用して強化型栄養療法を行うことを弱く推奨する．（弱い推奨/エビデンスの確実性：低い）．

③がん【CQ】不応性悪液質を除く成人がん患者にリハと

栄養指導を組み合わせたプログラムを行うべきか？【推奨】補助化学療法または放射線療法を行う成人がん患者に対して，リハと栄養指導を組み合わせたプログラムを行うことについて一律・一定の推奨はしないこととする（エビデンスの確実性：非常に低い）．ただし患者および家族の意向と病状を勘案し，リハと栄養指導の必要性を個別に判断することが望ましい．低栄養や悪液質を有し，ADL低下を認める成人がん患者に対するリハと強化型栄養療法の組み合わせ効果については現時点でエビデンスが存在せず特定の推奨を行うことはできない．

④急性疾患【CQ】リハを実施されている急性疾患患者に強化型栄養サポートを行うべきか？【推奨】リハを実施されている急性疾患患者に対して強化型栄養療法を行うことを弱く推奨する．ただし，自主的リハに加え強化型リハプログラムの併用が望ましい．（弱い推奨／エビデンスの確実性：非常に低い）

GRADEアプローチに基づき推奨を作成したことで，現時点でリハ栄養介入にどこまで何を期待できるのかを明確にできたと考える．ただし，RCTの少なさ，エビデンスの確信性の低さなど課題も多く，さらなるリハ栄養介入研究が求められる．

◆理学療法士企画セッション　理学療法士が行うリハ栄養評価とは？～多職種からどんな情報を得て，どんな情報を提供するか～　第2会場（第2小ホール）10：00～11：20
座長：中島 活弥（藤沢湘南台病院リハビリテーション科），高橋浩平（田村外科病院リハビリテーション科）
共催：日本理学療法士学会栄養・嚥下理学療法部門

「急性期理学療法士の立場から」
演者：飯田有輝（厚生連海南病院リハビリテーション科）

最近，患者の重症化あるいは高齢化が進み，予後改善に向けた急性期のリハビリテーション（以下，リハ）はより重要性が増している．しかし，リハという中長期的な介入の中では，急性期の定義には様々な切り口がある．急性発症直後の不安定な時期を指すのか，一般急性期病院の入院中を言うのか，診療報酬上の「早期リハ加算」算定期間を指すのか，その設定によってアウトカムも大きく変容する．一般的に急性期リハの目的には，早期離床，早期ADL獲得，廃用症候群も含めた合併症予防などが挙げられる．しかし急性期は病態の特性や変化に合わせ治療方針が細かく設定される．リハの具体的なアウトカムもその都度再設定されるため，病態について情報収集と連携は随時行う必要がある．

発症早期や手術直後の病態急性期は異化亢進状態にあり，蛋白や脂肪が消耗され身体機能や生理的予備能は低下する．異化亢進期は積極的なリハによる身体機能の改善は期待できないが，運動そのものが禁忌になるわけではない．そもそも臨床上，異化亢進状態を見極めるのは難しい．むしろ適切なエネルギー摂取量で管理されていない場合は，積極的運動を控えるべきであり，特に蛋白投与量の充足率は栄養管理面における重要な情報である．

また，手術前やICU入室時に併存するフレイルは，予後不良の規定因子とされている．急性期に侵襲により異化が亢進しサルコペニアが進展すると考えられ，患者入院時はフレイルのスクリーニングと病態悪化予防策が必要となる．リハの介入効果には高齢や虚弱に加え，低栄養や身体活動制限，疼痛，鎮静薬使用，不眠，社会的孤立など環境を含めた医原性の要因が関係する．栄養摂取の面では，高齢者や重複障害の患者が増加し，オーラルフレイルの進展予防に向けた早期リハの重要性が増している．これは単に嚥下機能に対する介入を指すのではなく，食べる姿勢，環境，口腔機能，認知機能など多角的な評価と包括的介入が必要である．これらの因子は栄養摂取やエネルギーバランスにも直接関係するため，リハ栄養の治療戦略を組み立てる際には重要な情報である．

リハ栄養における急性期からの継続性も課題である．どのような情報を次ステージに送り，逆に生活状況などの情報をどのようにフィードバックするか，急性期からの経時的な連携システムが重要である．

「回復期理学療法士の立場から」
演者：備瀬隆広（熊本リハビリテーション病院リハビリテーション部理学療法科）

理学療法士が回復期でリハビリテーション（以下，リハ）を行う際に患者の栄養状態を把握することは必須である．回復期では急性期を脱した患者に対し，ADLの向上，自宅復帰，退院後の安定した生活の獲得を目的とした集中的なリハを提供する．そのなかでも理学療法士は起立動作や歩行などエネルギー消費量が多い運動療法を実施するため，栄養状態を把握したうえでリハを行わなければ，かえって栄養状態を悪化させる可能性がある．また，回復期リハ病棟に入棟する患者の特徴として低栄養やサルコペニアが好発すると報告されている．その理由として急性疾患治療後の高齢者が中心であり，病前からの低栄養，急性疾患治療の不適切な栄養管理，急性疾患や外傷，手術による侵襲，などの要因が複合して栄養状態が悪化しているものと考えられる．

回復期リハ病棟における低栄養やサルコペニアは，リハのアウトカムに悪影響を及ぼすと報告されており，今後の回復期リハでは高齢者がさらに増加し，低栄養やサルコペニアを呈した患者が増えることで，積極的なリハの介入が困難になることが予想される．平成30年度の診療報酬改定では回復期リハ病棟に管理栄養士を選任配置すること，リハ総合実施計画書に担当管理栄養士と栄養関連項目を記載することが求められるようになった．そのため，これからの理学療法士は他職種と連携したチームで栄養状態やサルコペニアの有無を把握し，適切な介入を行っていく

必要がある．

当院の回復期リハ病棟では，低栄養の患者に対してNSTを中心に介入している．NSTカンファレンスにおいて，理学療法士は患者の状態（全身耐久性，筋力など），リハプログラム，リハでの運動強度を中心に報告し，栄養状態を踏まえてリハ時の運動強度の検討を行っている．また，回復期リハ病棟全患者に対し，回復期入・退棟時に体組成分析計（InBody S10）を用いて体組成成分の評価を行い，サルコペニアの有無を確認している．低栄養やサルコペニアの患者に対しては管理栄養士と相談し，積極的なリハの介入が行えるよう補助栄養食品の摂取を検討するなどの対策を行っている．

本講演では回復期において理学療法士がどのようにリハ栄養を取り組んでいけば良いか，当院で行っているリハ栄養の評価や実践，今後の課題などについて述べる．

「生活期理学療法士の立場から」
演者：東大和生（くぼかわ病院訪問リハビリテーション室）

生活期では「住み慣れた地域で自分らしい暮らしを人生の最後まで続けること」が目標となる．しかし，急性期と回復期の連携により在宅復帰できても，生活期での連携が出来ていないことで，再入院となるケースがしばしば見られる．例えば，低栄養の高齢者が入院した場合，急性期や回復期ではNSTを中心に，質の高い医療を提供できるが，生活期では医療専門職中心の支援から介護専門職中心の支援へシフトするため，低栄養やサルコペニアへの対応が遅れ，フレイルに陥ってしまう．

生活期は，ケアマネージャーが作成したケアプランに各種介護サービスが組まれるが，リハの必要性があっても介護保険の限度額オーバーで介入出来ない，あるいは自立支援型でないケアプラン（お世話型ケアプラン）のために介入出来ないという問題が生じていた．この解決の糸口になったのが，各市町村主催の地域ケア会議である．

当院のある四万十町の地域ケア会議では，理学療法士がアドバイザーとして参加し，低栄養やサルコペニア，フレイル対策など，リハ栄養の視点で助言し，ケアマネージャーが作成するケアプランのブラッシュアップに繋げている．また介護保険サービス担当者会議では，低栄養が疑われれば，在宅で可能な食事の工夫を，サルコペニアやフレイルが疑われれば，「いきいき百歳体操」や「かみかみ百歳体操（嚥下体操）」「しゃきしゃき百歳体操（二重課題体操）」を指導，心不全や腎不全では運動か安静かで他職種と対立することもあるが，各種データを示して理解を得るようにしている．

入院元の医療情報が不十分な場合がある（体重変動や血液データ，入院中の活動量など）が，その際は必ず，こちらから情報収集に出向き，その後の経過は報告に行くようにしている．また，複数の介護保険サービス提供機関にも情報交換に出向き，顔の見える関係構築に努めている．

その過程で，体重や筋力等の情報を必要とする事業所が多くなってきた事が分かった．また，ある事業所はInBodyを導入し，その結果を提供してくれるようになった．

最近は，慢性心不全で寝たきりの状態から歩行自立となったケース，人工透析で車椅子レベルの状態から歩行自立になったケース，ALSで寝たきりの状態から起居移乗が自立となったケースなどの結果が出てきた．そして，ケアプランにリハ栄養の視点を組み込んでくれるケアマネージャーが少しずつ増えてきたことは大きな収穫である．

◆歯科衛生士企画セッション　医科歯科連携の未来を斬る!!!　第3会場（61会議室）10：00～11：20
座長：金久弥生（明海大学保健医療学部口腔保健学科設置準備室），白石　愛（熊本リハビリテーション病院　歯科口腔外科）

「リハビリテーション栄養における医科歯科連携の課題」
演者：前田圭介（愛知医科大学緩和ケアセンター）

リハビリテーション（リハ）栄養は，障害を持つ人または障害リスクが高いフレイル高齢者を対象として，QOL，社会参加，活動，心身機能の維持向上を目的に行う栄養管理である．個々のゴールはさまざまだが，すべての対象者にとって栄養摂取量確保は，ゴールに到達するための必須かつ共通事項である．しかも，栄養素を口から摂取することがゴール到達に非常に効果的であることも知られている．

リハ栄養対象者の多くは，医療または介護保険を利用しているため医師，看護師，管理栄養士，療法士等の関わりは相対的に容易である．しかし，口の健康管理専門家である歯科医師，歯科衛生士がリハ栄養に関わるには，医科歯科の見えない壁を乗り越えてこなければならず，容易ではない．経口摂取という観点からみると，医科歯科連携の充実がリハ栄養介入成功の重要なカギであると考えられる．

医科歯科連携が容易でない理由はいくつかある．1）病院が歯科を標榜しているかどうかで院外の歯科資源が使えるかどうかが決まること，2）医科内の連携自体がうまくいかないことがあること，3）口腔健康管理＝口腔衛生管理であると考えてしまいがちであること，4）すべての歯科が食べる口づくり専門家であるとは限らないこと，5）在院中に解決できない口の問題が多いこと，6）老年栄養に関してまだあまり知識が普及していないことなどである．

当日は，医師の立場から俯瞰してみた，医科歯科連携の課題を取り上げる．より安全に，より効率よく経口摂取するために，医科歯科連携は欠かせない．課題を少しでも解決し，効果的なリハ栄養を提供できる体制づくりに寄与できることを願っている．

「歯科医師の立場から」
演者：藤本篤士（医療法人渓仁会札幌西円山病院歯科）

1994年の診療報酬改正で歯科訪問診療が導入されて在

宅や施設での訪問診療が徐々に増加し，さらに介護保険施行の2000年前後に口腔ケアの有効性や歯周疾患と糖尿病などとの関連が学術的に認められ始め，医科歯科連携の機運が高まった．そして2006年に健康保険法，医療法，健康増進法，介護保険法など医療にとって基幹となる法律の連動した改正を迎えたが，学問や医療とは全く関係のない日歯連の政治的不祥事のため，歯科界から厚生行政に代表を送ることができなかった．この改正の中では，がん，脳卒中，急性心筋梗塞，糖尿病の4疾患と（2013年には精神疾患を加えて5疾患となった），救急医療，災害時における医療，へき地医療，周産期医療，小児医療の5事業について国が指針を提示して，各都道府県が医療計画を立てるという医療計画制度が新たに提示されたが，国の指針では全く歯科が取り残されたような形となった．しかし日本歯科医師会や各都道府県歯科医師会の尽力もあり，各都道府県単位での医療計画では，がんは47都道府県のうち27都道府県（57％），脳卒中は38都道府県（81％），急性心筋梗塞は23都道府県（49％），糖尿病は43都道府県（91％）が歯科を位置づける計画内容となったことが，医科歯科連携の始まりとなったように思う．

しかし一般病院の2割前後にしか歯科が併設されておらず，歯科医療は歯科完結型であることが普通であった一般歯科開業医が8割前後であり，教育も十分に受けていないというような歯科の実情では，医科歯科連携にすぐに加わることが難しかった．また医科と歯科はお互いにブラックボックスであり，十分なコミュニケーションがとれない状況であったが，医科との連携が必要な訪問診療やNST，摂食嚥下障害などを通して，徐々にではあるが医科歯科連携が広まってきたと思われる．

いくつかの症例を通して，顔を合わせて話し合うことで，さまざまな知識を共有でき，より良い医療の提供ができる医科歯科連携のあり方について考えてみたい．

「看護師の立場から」

演者：古谷房枝（二葉県千葉リハビリテーションセンター）

肺炎予防のための「口腔ケア」は，いまや看護職の重要なケアのひとつである．しかし看護職が，「歯科領域」との連携で思い浮かべるのは，周術期病棟では「感染予防」や「動揺歯」処置などのための術前歯科受診，リハビリテーション（以下，リハ）病棟では「う歯」「動揺歯」の処置，「義歯」調整ではないだろうか．

自身が勤務してきた回復期リハ病棟を中心に考えてみる．急性期病棟（院）から転棟（院）してくる義歯のある患者の多くは，義歯があわず，調整が必要な状態であった．急性期治療が優先され，絶食などで義歯の装着をせず，そのため装着の不具合が生じていた．リハ病棟では，経口摂取を支援するために，早期より義歯調整を歯科に依頼をしていたが，しばしば歯科受診の日程調整待ちで，食形態の調整が必要な時もあった．また経管栄養が主である患者では，STや摂食嚥下障害看護認定看護師らを中心としたリハを行う中で，経口摂取開始の目途がたってから，歯科受診につなげることも多かった．

そもそも義歯の調整が必要な状態は，オーラルフレイルの可能性があることや，不適切な口腔環境は咀嚼嚥下障害のある患者だけでなく，生活習慣病などにも関連していることは，現場では十分周知されていない．医科歯科連携で，リハ栄養を実践していくことは，患者支援である治療やケア，そしてQOLを阻害するフレイルやサルコペニアの予防・改善にも重要なはずだが，実際連携を難しくしているのは何故なのだろうか．

日本看護協会は，「2025年に向けた看護の挑戦「看護の将来ビジョン」の中で，「看護は，常に予防的視点に立ち，どのような健康状態にあってもその人らしく暮らすことを支援していく．（中略）より自立した生活に向けて，健康状態に合わせ必要な保健・医療・福祉をつなぐ」ことが求められている．このことから看護職は，医科歯科連携の重要性を熟知し，必要なシステムの構築や推進を図るために，自施設に提案できる力が必要であろう．多くの方が「最後まで口から食べる」ことを望んでおり，その意思決定支援は看護職の重要な役割でもある．そのためには，オーラルフレイルをはじめ，食べられる口腔環境を整え，そして食べるための姿勢や意欲，そして機能面の維持向上は喫緊の問題であろう．

このシンポジウムでは，医科歯科連携における問題点を看護職の立場から検証するとともに，これからのあるべき姿を一緒に考えたい．

「管理栄養士の立場から ～回復期を駆け巡るDHと管理栄養士の協力（強力）タッグ！～」

演者：嶋津さゆり（熊本リハビリテーション病院栄養管理部）

当院は，一般病棟90床，回復期リハ病棟135床を有するリハビリテーション専門病院である．在宅復帰し普通の生活にもどるまでをリハのゴールと捉え，病院と在宅を調整するマンパワー，福祉スタッフの充実，訪問看護・リハ体制の充実を20年以上前から開始した．歯科，口腔問題においても，10年前非常勤歯科医師と歯科衛生士による週二回の診療開始，その3年後，新館建築を機に歯科室完成，常勤歯科医師1名，歯科衛生士2名から本格稼働した．

熊リハの摂食嚥下チームは，摂食嚥下専門リハ医師，言語聴覚士，理学療法士，作業療法士，看護師，管理栄養士であったが，現在は歯科医師，歯科衛生士も参画している．NST活動においても診療報酬点数化以前より歯科はNST回診へ同行して，口腔状態の評価，義歯の情報等の助言をしている．回復期病棟内における歯科衛生士と管理栄養士の協働としては，1.口腔内環境の評価．→入院時担当管理栄養士が栄養アセスメントにおいて口腔内の確認を

行い汚染している場合には連絡する．早期から歯科衛生士による専門的なケアが開始される．2.口腔評価と食形態の調整．→歯科衛生士より口腔の状態および評価について連絡あり食形態が適応かを判断．3.歯科治療に応じた食形態の配慮．→治療後，形態配慮の必要性と予後予測．4.その他の情報交換等を実施している．脳卒中回復期において口腔問題を82.2%，サルコペニアを53.5%に認めた．脳卒中回復期には，サルコペニアと口腔問題が頻発し，口腔問題はサルコペニアの独立したリスク因子であった．脳卒中嚥下障害患者へ早期経口摂取のためにも，早期口腔評価の重要性が示唆された．本学会では，回復期リハ病棟を駆け巡る優秀な歯科衛生士と気合だけの管理栄養士の活動状況を中心に報告する．

◆作業療法士企画セッション　リハ栄養実践におけるOTの視点〜役割と今後の展望〜　第3会場（61会議室）11：25〜12：45
座長：助金　淳（日比野病院地域連携部／診療技術部　リハビリテーション科）

「急性期の立場から」
演者：佐藤ことみ（国立病院機構金沢医療センター　リハビリテーション科）

　2011年の米国医師会雑誌（JAMA）でCovinskyらは，「70歳以上の入院高齢者の30%以上は，入院時には認められなかった新たな障害を抱えて退院することになる．」と述べています．本来，病院は病気を治すところですが，病気を作ってしまう側面もあります．入院するとまずベッド臥床を強いられ，クリティカルな状況であれば，より臥床期間は延長されます．その期間に患者はベッド上で食事，排泄，入浴などを行うことになり，不要に時間が経てば「廃用症候群」が完成します．しかし，近年，多くのエビデンスが創出され，少しずつ「安静」からの脱却が進められてきました．急性期のリハビリテーションでは，廃用症候群などの二次的障害の予防や円滑な回復を目的とした早期離床が推奨されており，より早期から関節可動域運動や筋力訓練，座位練習，移乗練習等が行われるようになりました．しかし，対象者の目的や価値のある生活行為に焦点を当てた治療や援助を目指す作業療法では，より個別性を重視した関わりが求められ，急性期から活動や参加に焦点を置いたICFに基づく作業療法を展開していくことが重要になります．

　急性期でリハビリテーション栄養を展開する際に問題となるのが，医学的な管理を重視するあまりに対象者の生活が置き去りになるケースです．周術期や肺炎患者に対する不要な安静や禁食，不十分な栄養管理がその一例であり，それらは嚥下障害，低栄養，医原性サルコペニアの要因になり，長期臥床やADL低下を生み出します．また，意識障害や脱水，術後せん妄，強い疼痛，認知症患者への投薬や抑制等の有害事象もまた，食欲不振やADL低下を生じるリスクとなります．こうした中，急性期作業療法士の役割とは，多職種と連携し，急性期症状や有害事象を考慮しながら，身体・認知・精神機能を維持し，早期ADLの自立とQOL向上を支援することであると考えます．また，入院日数が短縮している今，病院内での多職種による連携のみならず，地域とのつながりもより重視される時代になりました．リハビリテーション栄養は退院後も継続されないと，対象者にとって意味を為しません．

　今回の発表では，急性期作業療法士がリハビリテーション栄養を実践していく上での工夫や課題などを実際の活動内容や事例を通してお伝えしたいと考えています．

「回復期の立場から」
演者：岡　道生（医療法人松徳会花の丘病院リハビリテーション科）

　回復期リハビリテーション病棟（以下，回復期リハ病棟）は，心身ともに回復した状態で自宅や社会への復帰を目的とした病棟です．そのためには，安定した栄養状態や全身状態で介入を行うことが前提となります．回復期リハビリテーション病棟協会栄養委員会の施設調査では入院時の約4割が低栄養との報告があり，すべての患者に低栄養を疑うと報告されています（高山,2013）．

　回復期リハ病棟の対象者は日常生活動作に介助が必要な人から，社会復帰を目指す人まで様々であり，身体や精神機能面への介入だけではありません．栄養状態もモニタリングしながら，その人の退院後の生活にあった必要な支援・介入を，多職種が連携して行うことが望まれます．しかし，入院時に低栄養の状態が見逃されたまま，リハビリテーション介入し，エネルギー摂取量より運動消費量が多いことがあります．

　回復期リハ病棟における作業療法士は，病前の細かい生活歴やその人の価値観，自己管理能力などの情報収集からその人のニーズに沿った様々な生活行為の再獲得を患者と一緒に目指していきます．日常生活動作能力向上のみではなく，栄養状態の評価も行いながら，日々の運動負荷量を調整し，日常生活動作指導や代償手段の獲得，自助具の使用なども含めた環境調整も実施していきます．例えば食事場面では，食事摂取量や食嗜好，食事のタイミング，病前の食事の様子などを評価し，他職種と連携して，より退院後の環境に近い形で介入します．必要であれば，調理場面では，管理栄養士と協働し，栄養指導も含めて練習を行います．また，出来るだけ長く住みなれた地域で生活していくために，入院時から患者・家族，生活期スタッフと一緒に退院前カンファレンスを行い，本人の望んでいる生活や，栄養状態，栄養管理について共有していきます．このように，長い時間携わり，多くの職種が連携して関われる回復期の強みを生かして，退院後の生活を長く継続するために，生活期のスタッフや社会資源へと丁寧に繋げていく

ことも重要な役割と考えています．

今回の発表では，リハビリテーション栄養実践における作業療法士の視点や他職種との連携などを，事例などを通してお伝えしたい．

「生活期の立場から」

演者：齋藤嘉子（公益社団法人信和会介護老人保健施設茶山のさとリハビリテーション課）

生活期リハビリとは，急性期・回復期リハを過ぎた人のことを指します．そのため，「生活期」と一括りにしても，その対象は幅広く，栄養に対する考え方や進め方は多種多様にあるといえます．在宅で生活している人，施設入所の人，施設も老健から特養まで，また療養型病院で最後まで過ごす人，などなど．

在宅や施設生活などで直面したのは，病院とはかけ離れた，偏食や食事制限が守れていないなどの栄養管理の実態．また老々介護，認々介護，セルフネグレクトなど，さまざまな問題もあります．周囲の知識と意識不足が原因で治っていたはずの褥瘡が再燃するなど，急性期・回復期からの継続したケアが難しく，対象者のADLの維持すらできていないことも多々見受けられます．

そもそも生活期では，検査データや体組成計がありません．そのため正確な身長計測・体重測定・BMIは必要不可欠であり，%TSF，%AC，%BWを診ることがとても大切となります．またご家族から食の好みや，普段の食事時間など生活リズムの情報を知ることも重要です．そしてOTは，身体機能，認知症や高次脳機能障害，うつなどの精神疾患を考慮し，食事場面を注意深く観察，環境設定やシーティング，食具や食材の工夫などを探しアプローチしていきます．

目の前にいる人がどんな人なのか，なぜ食べないのかなど，その人の生活史や性格などの個人因子に着目し，評価するのが生活期のOTの大切な役割であると思います．

生活期への連携は一筋縄ではいかないものですが，生活期の現場には医療・介護の経験が長いスタッフも多数います．その経験を共有して更に知識や意識を高めていくことで，対象者のQOL向上や社会参加の推進，また人によっては二次障害を防ぎ，命を守ることができます．多職種での連携強化も生活期には欠かせない要素であり，対象者の周囲環境を評価するOTはここでも大きな役割を担っています．まだまだ生活期での栄養管理には課題が多く残りますが，今回は事例を通して，生活期におけるOTの紹介をしていきたいと思います．

「総論・研究におけるOTの展望」

演者：田中 舞（富山県リハビリテーション病院・こども支援センターリハビリテーション療法部成人療法課作業療法科）

作業療法士は，対象者が住み慣れた地域でその人らしく生活が送れるよう，様々な視点から支援を行います．セルフケア1つにとっても，姿勢や環境，運動強度，動作に対する意味合いは対象者によって大きく異なります．この価値観の幅を理解し支援する事が，リハビリテーション栄養の実践にとても重要です．

作業療法士がリハビリテーション栄養において担う主な役割は，①対象者の具体的なニーズの把握，②ニーズを達成するために必要な活動量とエネルギー量の提案及び指導，③食事や整容動作における環境調整とシーティング，④摂食行為の障害の把握と個々に応じた介入方法の提案，⑤調理や外出訓練を通した実践的かつ効率的な調理方法の指導です．

食事は生活の一部であり，食支援を行う事は，生活を支援する事と同じです．1人として同じ人はいないように，食事や生活には個人や各家庭特有の文化や様々な背景があり，この把握ができていないと，より良い食支援やリハビリテーション栄養の実践は成立しません．しかし，食事や生活に対する価値観は，一度や二度の会話ではなかなか引き出す事ができません．信頼関係を作り，時間をかけて，その方の人生に寄り添いながら，対象者が「自分らしく」生きていくためにはどのような支援が必要なのか．これを明確化する事は，作業療法士の何よりもの強みです．そして，作業療法士こそ，リハビリテーション栄養の実践のリーダーであるべきだと私は考えています．

しかし，リハビリテーション栄養そのものや，臨床研究の実践，アウトカムの発信をしている作業療法士は未だ少ない状況にあるのが現状です．今春には，日本作業療法士協会との協働で「作業療法マニュアル：栄養マネジメントと作業療法」を発刊し，今夏には筆者の症例報告が作業療法ジャーナルに掲載されました．作業療法におけるリハビリテーション栄養のアウトプットは未だ発展途上でありながらも，小さな芽を少しずつ出している所です．

本項では，「総論・研究におけるOTの展望」と題し，作業療法士としてのリハビリテーション栄養の実践について，総論と研究の2つの視点を大きな柱として，私なりの知見をお話しできたらと考えています．

◆言語聴覚士企画セッション　サルコペニアと摂食嚥下障害　第2会場（第2小ホール）15：10〜16：30
座長：佐藤央一（天満病院リハビリテーション科）

「急性期病棟の現状と栄養サポートの重要性」

演者：森 隆志（総合南東北病院口腔外科摂食嚥下リハビリテーションセンター）

【サルコペニアの摂食嚥下障害とは】全身及び嚥下関連筋群のサルコペニアによる摂食嚥下障害は，サルコペニアの摂食嚥下障害と呼ばれる．近年，サルコペニアの摂食嚥下障害の診断フローチャートが近年開発され妥当性と信頼性が検証された．この診断法では，65歳以上の従命可

な者を対象とし，全身のサルコペニアの有無と診断名，嚥下関連筋群の筋力からサルコペニアの摂食嚥下障害の可能性が高い群，可能性あり群，除外群に分類する．この診断法を使った報告では，急性期病院では摂食嚥下リハビリテーション（嚥下リハ）センター嚥下リハの対象者のうち30％あるいは15％でサルコペニアの摂食嚥下障害の可能性があるか可能性が高いグループに分類された．筆者の所属する総合南東北病院の嚥下リハセンターには年間約1,400人の新規の嚥下リハ患者が紹介される．2012年から2016年までの嚥下リハセンター患者4,443名の入院時の診断名を調査したところ，約半数は，脳卒中等の明らかに摂食嚥下障害を引き起こす疾患ではなく肺炎，心不全，尿路感染等であった．これらの患者の少なくとも一部はサルコペニアの摂食嚥下障害の可能性があると予測される．

【低栄養との関連】サルコペニアの有無に関わらず，脳卒中で摂食・嚥下障害のある患者はない患者に比し栄養障害の割合が2倍高い．また，嚥下障害のある高齢者の55％は低栄養のリスクがある．そもそも，摂食嚥下障害の臨床では栄養の視点が欠かせない．サルコペニアの摂食嚥下障害に関連して，Moriらは，嚥下リハの対象者を低栄養群と非低栄養群に分け比較したところ低栄養群にサルコペニアの摂食嚥下障害が多く，低栄養はサルコペニアの摂食嚥下障害の独立した危険因子であっと報告している．前述のMaedaらの報告でも低栄養との関連が示されておりサルコペニアの摂食嚥下障害への対応には十分な栄養療法が必要であると考えられる．脳卒中等による摂食嚥下障害者への栄養介入は，22kcal/day/kg以上の投与を栄養療法奏功群としている報告がある．一方，サルコペアの摂食嚥下障害者に対する治療は，複数の症例報告があり，これらの報告を参照するとサルコペニアの摂食嚥下障害の患者には投与エネルギー量は標準体重に換算しても35kcal/day/kg程度は必要な可能性がある．サルコペニアの摂食嚥下障害者への対応には，より積極的な栄養療法が必要な可能性がある．

「歯科でできる治療とサポート」
演者：藤本篤士（医療法人渓仁会札幌西円山病院歯科）

人口構造の高齢化が進行することにより，脳卒中後遺障害としての摂食嚥下障害ばかりではなく，サルコペニア，進行性の神経内科疾患，認知症，薬剤の副作用，食事介助技術などが複合的に障壁となっている摂食嚥下障害が増加し，病院や施設，在宅で多くの患者が摂食嚥下障害に苦しんでいると同時に，関わる医療者や介護者も難渋している現実がある．これらの摂食嚥下障害は「治る」「治らない」「治らず悪くなる」部分が複合しており，cure（治す）だけではなくcare（支援する）を含めた対応が求められる．

口腔に関しても咀嚼嚥下運動に関わる筋肉のサルコペニアにより，さまざまな病態の摂食嚥下障害がみられる．これらの高齢者の摂食嚥下障害は適切な咀嚼訓練や嚥下訓練を行ったとしても効果がなかったり，訓練自体ができなかったり，機能性が回復するまでの改善がみられないことが多いであろう．しかしこのような高齢者の治らないサルコペニアに対しては，現状での機能を最大限に発揮できるような歯科的な治療や支援が非常に有効な場合も多い．特に舌接触補助床（PAP：Palatal Augmentation Plate）による専門的歯科治療は，咀嚼嚥下機能に大きな役割を果たす舌のサルコペニアに対して有効な症例をよく経験する．しかし今までの歯科医学では義歯やブリッジ，クラウンなど補綴装置による口腔器官の形態回復や形態維持を主眼として進歩してきたが，その口腔器官を機能させるための筋肉の減少や減弱を原因とする機能低下に対する対償的治療方法が，臨床現場で広がっているとは言い難い現実がある．このようなアプローチが必要な症例の考え方や具体的な対応の解説を通して，歯科でできる治療とサポートについて考えてみたい．

「摂食嚥下訓練の実践方法―呼吸発声発語器官を中心に―」
演者：永見慎輔（川崎医療福祉大学医療技術学部感覚矯正学科）

サルコペニアの摂食嚥下障害（Sarcopenic dysphagia）は，嚥下関連筋群と全身の筋肉量減少と筋力低下を伴う，新しい概念の摂食嚥下障害である．2015年にClaveとShakerらが，骨格筋の萎縮に伴う摂食嚥下障害があると指摘しており，その対象患者は増加すると想定されている．また，摂食嚥下機能の障害は低栄養や誤嚥性肺炎を引き起こすため，生活の質の低下に直結する．さらに，誤嚥性肺炎の存在は，患者の予後を悪化させ，重症化することで多くの予後不良因子に結び付く．そのため，サルコペニアによる摂食嚥下機能低下に対しては，機能訓練と低栄養の治療等を同時に行わなければならない．

摂食嚥下障害を発症した際には，速やかに摂食嚥下リハビリテーション（以下＝嚥下リハ）を開始する必要がある．サルコペニアの摂食嚥下訓練に対する，アプローチとしては，筋力増強訓練が中心であるが，運動学習の観点によるアプローチを軽視してはならない．注意しなければならないのは筋力増強に必要な訓練のみを単一的にステレオタイプな訓練として用いないことである．何故なら，嚥下に対する運動学習は嚥下することでしかその方法が習熟しないと考えられているためである．

また，嚥下リハでは嚥下造影検査（VF）や嚥下内視鏡検査（VE）で所見を「見える化」することを重要視している．そのため，直接嚥下訓練と間接嚥下訓練のいずれかを選択するのかは，リスクの観点に重きを置いて決定されている．しかし，嚥下に関しても他の身体機能と同様に，使わなければ使わないほど様々な問題が生じると考えられる．繰り返しになるが，嚥下は嚥下することでしかその方法は習熟しないことを念頭において介入しなければならない．国際的に様々な手法や方法論が展開されていることを踏ま

え，STの嚥下リハについて概説する．

◆看護師企画セッション　リハ栄養における看護の役割を考える　第3会場（61会議室）15：10～16：30
座長：古谷房枝（千葉県千葉リハビリテーションセンター看護局），永野彩乃（西宮協立脳神経外科病院看護部）
コメンテーター：社本　博（（南相馬市立総合病院脳神経外科）

「リハ栄養における看護の役割とは　―リハ栄養ケアプロセスから考える看護師の役割―」
演者：川畑あかり（聖マリアンナ医科大学病院横浜市西部病院看護部）

　看護師は，「統合されたケア」として「活動」と「栄養」を日常生活に根付かせる支援をしている．入院直後から患者に関わる看護師は，サルコペニアの予防・早期発見と対応の要になるといえる．しかし臨床では，日常生活援助の過剰や不足，不適切な食事と環境に気がついていない場面が散見される．本検討では，看護師を取り巻く環境を踏まえリハ栄養ケアプロセスにおける看護師の役割を考察する．
　看護師は，患者のそばに24時間いて，リハ栄養ケアプランの最終実施者となることが多い．看護師は24時間の業務やケアを，看護の倫理綱領に示されている「すべての患者が平等に看護を受ける権利」を基に優先順位を検討している．ここでの平等とは，単に同じ看護を提供することではなく，患者の個別的ニーズに応じた看護を提供することである．例えば，「3食の食事を車椅子に乗車して摂る」というプランが立っていても，他に手術直後の患者，せん妄により混乱している患者がいた場合は，ベッド上での食事を選択せざるを得ないことがある．リハ栄養ケアプランは，最終実施者である看護チームが行動できる方法でなければ，机上の空論になる可能性があり，全国で同様の問題が起こっているのではないだろうか．
　看護師がリハ栄養ケアプランを実施するための方法を，リハ栄養ケアプロセスのうちゴール設定に着目して考えてみる．看護師は，ゴール設定するときに，看護チームで実践可能な具体的内容であるのか，積極的に意見を述べることが必要である．患者・家族にとって，重要で切実なゴールは，時には看護チームで日常生活に組み込むことには難度が高い場合もある．その場合は，日常生活に組み込むことができるようになるまで，NSTや摂食嚥下チームなど，専門家の力や知恵を借りることもできるのではないだろうか．
　リハ栄養は，看護師にとって日常生活援助などの看護ケアの一環であり特別なことではない．一人一人の看護師が「医原性サルコペニアをつくってしまっているかもしれない」と自覚できるように働きかけることが大切である．看護師の役割は，リハ栄養ケアプロセスを意識して，ゴールに向かいながら多職種とディスカッションし，多様なアプローチを展開することだと考える．当日は会場の皆様とディスカッションしながら，看護師の役割について考察を深めたい．

「リハ栄養における看護師の役割　在宅の立場から～あなたはいまチームの中で，どんな看護師として存在していますか？～」
演者：豊田実和（リハビリ訪問看護ステーションハピネスケア）

　リハビリテーション（以下リハ）も栄養管理も，患者に必要なケアはすべてなされるべきであり，リハも栄養管理も，看護ケアとして欠かせない要素である．
　病院組織構造が細分化され，分業が徹底することで効率よく機能している傍ら，職種間は分断されている．産業革命以降，組織において分業化と専門化は社会経済の発展とともに進展するものであり，病院組織も分業により多くの患者の診療を支えている．しかし，部分労働がもたらす人間の部品化，作業のルーティン化，労働モラルの衰退など，分業の進展は社会病理学的な現象をもたらしている．業務マニュアルの台頭や標準化が進む反面，指示待ちになる傾向や，信念対立が起こり，専門性が阻害要因を生み出し，チーム医療が排他性を孕む事態も起こっている．
　デュルケームは1893年に出版された社会分業論の中で，社会的分業の進展は効率的分割ではなく，社会的連帯の源泉であり，「機械的連帯」から「有機的連帯」への必然的な発展過程と位置付け，分業の下で発現している矛盾対立は社会組織が未だ発達していないことによるものであると述べている．
　地域包括ケアシステムにおける連携のあり方において，看護職は，医療と介護の間にあり，多主体・多職種の連携・協働を促す役割を担うことが期待されている．連携は「連絡」レベルから情報共有を行う「コーディネーション」に引き上げられ，連携のためには，顔の見える関係づくりを基盤に，多職種の相互理解はもはや不可欠となっている．また，単身・高齢者のみ世帯が主流になる中で，本人家族の理解と心構えが重要視されている．リハと栄養管理が，生命活動の維持回復において必要不可欠であることの理解を本人家族に促し，全身管理を行うこと，潜在する生活課題を見据え，回復のプロセスを俯瞰しながら，他職種の後方支援として備えることがリハ栄養における看護の役割ではないだろうか．療養生活における課題や困難，そこに他職種とともに関わり続ける苦労はつきないものである．しかし，困った時こそ連携のチャンスと捉え，ネガティブケイパビリティを発揮し，結果を急がずに回復のプロセスを承認できる看護師でありたい．

「管理栄養士から看護師に期待すること」
演者：小原史織（愛生会山科病院栄養科）

　リハビリテーション（以下，リハ）栄養の実践において，

看護師は多職種連携のコーディネーターである．

看護師は患者の入院時から退院まで24時間診療支援や清拭や排泄介助，食事介助などの生活支援を行い，多職種の中で患者の状態に対して最も多くの情報を持ち，その視点は的確であることが多いと感じる．しかしながら，自身が持つ情報の重要性に気付かない場合は，その情報が多職種につながれずに看護師間で留まっていることがある．

職種の違いによる，患者への異なる観察項目，アプローチが多職種連携の本来の目的である．例えば，患者の食事摂取量が不良ということに対し，管理栄養士は提供している食事が患者の嗜好に合わない，もしくは食事形態が不的確であることを想定し，提供内容の変更を検討し，摂取量から摂取栄養素量を把握，不足分を補う方法といった食事内容から介入を考える．一方，看護師は，入眠困難や頻尿による睡眠不足，さらに排便コントロールの不良などの生活環境が食欲減退の原因と考えるかもしれない．また，食事時間中姿勢を保つだけの耐久力がなく，疲労感などの身体機能や，内服薬の副作用などによる食欲減退を来している可能性もある．そのため，患者の問題点を看護師間だけで抱え込まず，管理栄養士をはじめとする多職種で意見交換をすることが大切である．

さらに，慎重なアセスメントを経ずして指示される「とりあえず絶食」「とりあえず安静」が原因となる医原性サルコペニアを防ぐには看護師の役割は大きいと考える．医師の指示を最初に受ける看護師が，そのリスクに気づき，適切なアセスメントの上で医師に栄養管理やリハの必要性を提案し，多職種につなぐことで，不適切な栄養管理と安静による医原性サルコペニアを防ぐことができると考える．

栄養管理は管理栄養士だけが行うものではなく，リハもリハスタッフだけが行うものではない．リハ栄養は患者にかかわるすべての多職種がチームとして取り組み，実践する必要がある．患者の情報を最も多く把握している看護師こそが，多職種をつなぐコーディネーター，チーム医療のキーパーソンとしての活躍が期待されている．

「セラピストから看護師へ期待すること」

演者：高橋浩平（田村外科病院リハビリテーション科）

リハビリテーション（以下，リハ）栄養を実践するうえで，看護師は欠かせない存在である．食事，睡眠，排泄，保清，服薬，精神的ケアなど基本的な看護ケアが適切に行われることで，機能訓練の効果や患者の意欲がより向上する可能性がある．

また，看護師は臨床現場で最も患者に近い立場にいて生活を見ており，患者および家族から多くの情報を得ているため，理学療法士にとって看護師との情報交換は重要である．例えば，看護師から食事摂取状況や体重変化の情報を得ることで，それが栄養評価として活かせ，理学療法のリスク管理ができる．また，看護師から入院前の生活状況や本人および家族の希望などの情報を得ることで，適切なリハのゴールを立案できる．一方，理学療法士から看護師に情報を提供することも重要である．理学療法等により患者の身体機能や「できる日常生活活動（以下，ADL）」能力が改善した際には，理学療法士が看護師にそれを伝え，病棟で「しているADL」に反映してもらうことで，ADL能力がさらに向上する可能性がある．

このように看護師は，患者の情報を他の職種に提供したり，他の職種から情報をもらい病棟での生活に反映させるといった，患者，医療スタッフをつなぐコーディネーターの役割があり，それがリハ栄養の実践においても特に重要であると考える．

リハ栄養のコーディネーターとしての役割を担うためには，まずはリハ栄養への関心，知識を高めることが重要である．それに加えて信念対立を予防あるいは克服する考えや方法を知っておくことも大切である．信念対立とは，立場や価値観の相違から生じる争いであり，人間関係に支障を来たし，多職種が集まったチームでしばしば生じることがある．信念対立が生じてしまうとチーム医療の機能が低下するため，信念対立解明アプローチの考えはリハ栄養を実践するうえで役に立つと考えられる．

看護師がリハ栄養の視点を持ちながら日々の看護ケアをし，またコーディネーター役となり，多職種が協同したリハ栄養を実践する．そうすることで障害者，高齢者の機能，活動，参加，QOLがより向上するものと考える．

◆管理栄養士企画セッション　リハ栄養を実践する管理栄養士が目指すべきアウトカムとは　第2会場（第2小ホール）16：35～17：55
座長：嶋津さゆり（熊本リハビリテーション病院栄養管理部），小蔵要司（恵寿総合病院臨床栄養課）
コメンテーター：前田圭介（愛知医科大学緩和ケアセンター）

「リハ栄養の未来に向けて管理栄養士が目指すアウトカム」

演者：小蔵要司（恵寿総合病院臨床栄養課）

近年，リハビリテーション栄養（以下；リハ栄養）はわが国で急速に浸透してきた．誕生してしばらくは概念やコンセプトなど総論が先行し，具体的な実践方法など各論が追いついていなかった．しかし，2017年にリハ栄養ケアプロセスが完成したことで，具体的な実践方法についても発信しやすくなった．次のステップとして重要なのは，リハ栄養（ケアプロセス）によって何ができるか，どんな結果を出すかである．

リハ栄養の新定義（Wakabayashi, 2017）ではリハ栄養のアウトカムとして「障害者やフレイル高齢者の栄養状態・サルコペニア・フレイルを改善し，機能・活動・参加，QOLを最大限高める」と明記されている．一方，管理栄養士特有のアウトカムもあろうかと思う．例えば，病棟の栄養ケアで得られるアウトカム（医原性サルコペニアの予防，

回復期リハ病棟や緩和ケアチームにおける喫食率やactivities of daily livingの向上)，社会のニーズに応えるアウトカム(入院支援，在宅訪問ケアや地域連携の強化・推進)，障害者やフレイル高齢者の笑顔に結びつくアウトカム(食べることをはじめとするQOLの向上)，管理栄養士の未来につながるアウトカム(診療報酬につながる臨床研究，論文執筆)などである．

本企画では，急性期，回復期，在宅(高齢者施設)の各領域におけるリハ栄養の，「管理栄養士の目指すべきアウトカム」と「どんなことをすべきか(アウトカムに至るプロセス)」に焦点を当てて議論する．3名の演者には，アウトカムはより障害者やフレイル高齢者にとって身近なアウトカムで議論したいこと，数値で表現できるアウトカムを提示して頂くことをお願いしている．私は，企画の趣旨説明と，過去3回のサーベイランス調査から明らかになった管理栄養士のリハ栄養実践の現状や課題について提示する．管理栄養士は，リハ栄養(ケアプロセス)を用いて高齢者・障害者の機能・活動・参加を最大限に引き出す栄養管理を行うことが求められている．その答えの一端を示す企画にしたい．

「急性期病院でのリハ栄養アプローチとアウトカム」
演者：上島順子(NTT東日本関東病院栄養部)

　リハ栄養を急性期病院で実践するためには，以下の3点が必要だと考える．①不適切な栄養管理による栄養障害の発生・増悪を予防すること，②栄養障害を有する患者の早期抽出と早期介入，③入院中だけでなく退院後も継続的な栄養サポートを提供することである．例えば消化器外科手術を受ける患者では，手術侵襲により筋肉量を含む体重が少なからず減少する．入院前は健康であった患者も，治療により様々な障害を抱えこむこととなる．これらは治療の影響で予防しがたいものである．しかし，不適切な栄養補給と不活動によって生じる栄養障害は避けることができる．不適切な欠食や，寝たきり，不十分な栄養補給による低栄養やサルコペニアが代表例として挙げられる．これらを避けるためには，医師や医療スタッフ全員の栄養管理に対する知識の向上が必要であろう．院内の栄養管理の中心となる栄養サポートチームや栄養管理部門からの教育的情報発信が必要となる．栄養障害を有する患者の早期抽出と早期介入に関しては，全患者を普遍的に評価し，介入するための体制づくりが必要である．体制ができたうえで，妥当性のあるスクリーニングツールを用いて栄養スクリーニングを行い，管理栄養士などの専門職による栄養アセスメントののち，栄養診断，介入といった手順を踏んで栄養管理を行うことが重要である．最後に，がんなどの長期にわたる治療を行う疾患の場合，継続的な栄養サポートが必要となる．入院中のみならず，外来でのリハ栄養アプローチを用いた栄養指導が長期に渡るがん治療を乗り切るためにも必要である．在院日数の短縮化で，急性期病院入院中に栄養状態を改善させることは困難なことも多い．しかし，リハ栄養介入を管理栄養士が行うことで，無駄な欠食期間を減らしたり，低栄養による死亡リスクを減らすこと等が可能となると考える．本発表では，当院の栄養管理体制とリハ栄養アプローチの実際について述べ，急性期病院の管理栄養士が目指すべきアウトカムについて提案してみたい．

「生活機能向上を目指す回復期のリハ栄養」
演者：髙山仁子(熊本機能病院栄養部)

　回復期リハビリテーション(以下，リハ)病棟は，脳卒中や大腿骨近位部骨折，廃用症候群の患者に，日常生活動作(以下，ADL)の向上や寝たきりの防止，在宅復帰を目的としたリハを集中的に行う．平成30年度の診療報酬改定において，入院基本料1の算定要件として栄養状態の評価やリハ計画に管理栄養士が参画すること，入院栄養食事指導料算定の包括除外，そして管理栄養士の専任配置努力義務規定が定められた．改定の背景には，近年，回復期リハ病棟患者において体重減少や栄養障害がリハアウトカムの改善を阻害する可能性をエビデンスとして示したことがある．回復期リハ病棟の管理栄養士は，さらにエビデンスを積み上げて病棟配置への流れを加速し，全国で低栄養を予防・改善してADLや生活の質向上に寄与することを示さなければならない．

　リハ栄養を実践する回復期リハ病棟の管理栄養士は，低栄養の予防・改善の度合いを数字で示す事，その結果ADLの改善につながることを回復期全体で示す事を目指すべきである．アウトカムを達成するためにはリハ栄養ケアプロセスが有効である．リハ栄養ケアプロセスは，評価，診断，介入，ゴール設定，モニタリングなど，対象とやるべきことが明確であり，回復期リハ病棟におけるリハ栄養の標準化にも有用と考える．

　また，在宅生活の継続(再入院率低下)も管理栄養士が関与できるアウトカムのひとつである．在宅での生活を継続するためには，低栄養やサルコペニア，フレイルを防ぐことが重要である．要介護者，サルコペニア，フレイルに対する栄養指導は食事指導とは異なる．栄養状態の改善＝機能改善が目的ととらえると従来型の指導から視点を変える必要があり，そこにリハ栄養の視点は欠かせない．

　今回の発表では，回復期リハ病棟協会栄養委員会での取り組みも交え，患者ひとり一人の生活機能向上を実現するために私達管理栄養士が取り組むべきアウトカムとそこに至るプロセスについて考えてみたい．

「在宅と高齢者施設の管理栄養士が目指すリハ栄養のアウトカム」
演者：苅部康子(介護老人保健施設リハパーク舞岡　栄養課)

　介護老人保健施設入所者の要介護認定理由は転倒・骨折，脳卒中，高齢による衰弱，認知症，関節疾患などが多

く，低栄養状態が広く認められる．例えば当施設に入所した65歳以上の要介護高齢者のうち，30％が低栄養，53.3％が低栄養のおそれありと判定され，栄養状態良好は16.7％であった．一方，転倒予防や介護予防の観点から重要であるサルコペニアは，加齢以外にも低栄養，不活動，疾患もその原因に含められる．在宅や施設入所の高齢者の栄養状態やサルコペニア改善に対しては，効果的な介入を行うことで要介護状態の重度化を抑制する必要がある．サルコペニアを予防するためには，特に栄養と運動の介入が有用とされている．しかし，在宅や高齢者施設入所の要介護高齢者に対し，どのようなリハビリテーション栄養（以下；リハ栄養）を実施すれば，一定の効果が得られるのかは不明瞭である．演者はリハ栄養の研修会に参加し，書籍を読み，先行研究を参考にリハ栄養計画を立てている．

平成30年度介護報酬改定では，アウトカムのひとつであるactivities of daily living（以下；ADL）の評価方法としてBarthel Indexが初めて導入された．介護制度で求められるアウトカムは他にもあり，例えば介護予防通所介護・介護予防通所リハでは要介護度の維持・改善，介護老人保健施設（以下；老健）では在宅復帰，そして訪問リハ・通所リハでは社会参加などである．Nishidaらは，入所者の栄養状態，ADL，帰宅を望む家族の存在と自宅復帰とが関連することを報告した（Nishida, 2018）．低栄養やサルコペニアの要介護高齢者を発見しリハ栄養計画を立案すること，活動に見合った必要栄養量を提供するだけでなく，在宅復帰や社会参加に対する栄養管理を行うことが重要である．在宅と高齢者施設の管理栄養士は，在宅復帰や社会参加のリハアウトカムに対し，エネルギー，たんぱく質，脂質などの栄養素の量や質，提供したタイミングが有効であったのかを検証することが求められている．将来，リハ栄養のアウトカムが，介護保険制度の要になるに違いない．さらに本発表では，レビー小体型認知症のサルコペニアを認める要介護高齢者に対し，リハ栄養介入後，自宅復帰した事例を発表する．

◆薬剤師企画セッション　食欲と運動に関する薬のことを知らずしてリハ栄養は語れない〜薬剤師とリハ栄養〜
第3会場（61会議室）16：35〜17：55
座長：中村直人（公立陶生病院医療技術局 薬剤部），
東 敬一朗（医療法人社団浅ノ川浅ノ川総合病院薬剤部）
コメンテーター：若林秀隆（横浜市立大学附属市民総合医療センター リハビリテーション科）

「回復期リハ病棟に薬剤師が常駐する意義 〜リハ栄養，リハ薬剤のはじめの一歩〜」
演者：東 敬一朗（医療法人社団浅ノ川浅ノ川総合病院薬剤部）

リハビリテーション（以下，リハ）栄養の定義には予防的観点も含まれている．特に低栄養状態の高齢患者に対して，栄養状態の改善と効果的なリハを両立することは難しい．そのため，できるだけ早期からリハを視野に入れた栄養管理を実施し，患者の栄養状態を維持・改善することが重要となる．リハ栄養における薬剤師の役割は，主に「1：経口摂取，経腸栄養が困難場合でもリハの効果を最大限発揮できるようにするための輸液栄養管理」，「2：摂食嚥下機能に悪影響を及ぼす薬剤の適宜漸減・中止の提案」であり，いずれも栄養状態の維持・改善が目的となる．

後者はリハ薬剤でもある．リハ薬剤とはリハ栄養の薬剤版であり，リハの効果を最大限発揮するための薬物療法であり，薬物療法の内容に応じて最大限のリハを実施することでもある．高齢者の多剤併用によって起こる有害作用や相互作用はポリファーマシーといわれ，現在社会問題となっている．中には，運動や活動，栄養に悪影響を及ぼす薬剤も多くあるため，そのような薬剤を漸減・中止することがリハにとってメリットとなることもある．よって，リハ薬剤の主な目的はポリファーマシーの是正であるともいえる．

リハ栄養，リハ薬剤の主な場は，やはり回復期リハ病棟である．では，回復期リハ病棟で薬剤師がその職能を発揮できているかというと，残念ながらそうではない．なぜなら，多くの施設の回復期リハ病棟に薬剤師がいないからである．その理由の一つとして，診療報酬上の問題が挙げられる．薬剤師が大きく関与する診療報酬として薬剤管理指導料および病棟薬剤業務実施加算があるが，これらはいずれも基本診療料である回復期リハ病棟入院料に包括されるため，別途算定することができない．こういったことから費用対効果が乏しいと判断され，病院薬剤師が回復期リハ病棟に配置されることが少ないと考えられる．

だからといって，回復期リハ病棟に薬剤師は不要かというと，そうではない．リハ栄養，リハ薬剤の実践に薬剤師は不可欠である．回復期リハ病棟で薬剤師がその職能を十分に発揮することでリハの効率を上げ，患者にとって大きな利益となるはずである．

リハ栄養，リハ薬剤のはじめの一歩は，回復期リハ病棟に薬剤師が常駐することである．そこで，薬剤師が回復期リハ病棟に常駐することでリハ栄養，リハ薬剤にどのように貢献できるか，実際に常駐することで起こった変化とともに紹介する．

「リハ栄養とリハ薬剤〜薬剤師への期待〜」
演者：若林秀隆（横浜市立大学附属市民総合医療センター リハビリテーション科）

リハビリテーション（以下，リハ）薬剤とは，リハ栄養の薬剤版である．リハ薬剤の定義は，フレイル高齢者や障害者の機能・活動・参加，QOLを最大限高める「リハからみた薬剤」や「薬剤からみたリハ」である．従来の薬物治療は主に疾患モデルであり，いかに疾患を治癒させるか，良好にコントロールさせるかに重きを置いていた．しかし今

後は，疾患モデルと同時に生活モデルの薬物治療も重要になると考える．生活モデルの薬物治療が，リハ薬剤といえる．

リハからみた薬剤とは，機能・活動・参加の評価およびリハでの訓練内容を考慮した薬物治療を行うことである．例えば，機能障害，活動制限，参加制約に対する薬物治療や，ポリファーマシーで機能障害，活動制限，参加制約を認める場合の薬剤調整である．6分間歩行距離が400m未満のフレイル高齢者を対象に，アロプリノールの身体機能やQOLなどへの効果を検証するランダム化比較試験が実施されている．また，不安や抑うつのない患者も含めた脳卒中を対象に，選択的セロトニン再取り込み阻害薬（SSRI）の機能回復への効果を検証するランダム化比較試験も実施されている．

ポリファーマシーとは，単に多種類の薬剤が投与されているだけではなく，多種類の薬剤が併用された結果，何らかの害をなすものと最近，定義された．ポリファーマシーはフレイル，低栄養，サルコペニア，リハのアウトカムと関連している．そのため，ポリファーマシーを改善することで，単に栄養状態やサルコペニアが改善するだけでなく，機能・活動・参加，QOLがより改善する可能性がある．

薬剤からみたリハとは，薬物治療の内容を考慮したリハを行うことである．疾患治療のために副作用を認めても薬剤使用を継続せざるをえない状況下で，どのようなリハを行うかを検討することが含まれる．例えば，統合失調症に対する抗精神病薬の治療が必要な状況で，抗精神病薬による薬剤性パーキンソン症候群を認めても，薬剤を継続しながら機能訓練を行うことが必要である．

今後，薬剤師が今まで以上にリハに関与することで，「薬剤師なくしてリハなし」といえる近未来を作りたい．一部の薬剤師には，主に生活モデルの薬物治療に関与してほしい．より多くの薬剤師がリハ栄養とリハ薬剤に関与することで，フレイル高齢者や障害者の機能・活動・参加，QOLの改善に貢献することを期待している．

「ICFから考える在宅薬剤管理の現在地」
演者：豊田義貞（株式会社龍生堂本店　地域医療連携室）

在宅療養支援における薬学管理には，まず当事者の暮らしと薬物治療の関係性を推し量ることを一つの重要な目標とし，その作業から当事者との関係構築をも目指すという，PCCM（Patient Centered Clinical Method）の概念に通じた考え方がある．

その暮らしについて，日本薬剤師会は在宅薬剤管理において「食事・排泄・睡眠・運動・認知」の5項目を評価することを推奨している．このなかでも今セッションのテーマにもある食欲，ひいては食事の問題は，薬が影響していると考えられるケースがある一方，個人の価値観や当事者を取り巻く環境因子も絡んだ複合的な問題であることのほうが圧倒的に多く，BeersやSTOPP/STARTといった海外のCriteriaのほか，「高齢者の安全な薬物療法ガイドライン2015」を参考に減薬介入を試みたところで（減薬はできても）解決には至らないことをこれまで何度も経験してきた．

そして近年話題として頻繁に語られるポリファーマシーだが，有害事象との関連は多くの疫学研究によって示されているものの，その介入について予後の改善をはじめとする臨床アウトカムを訴えた質の高いエビデンスは見当たらない．これは日々の業務で感じている印象と合致しており，上述の経験とあわせて，「薬が多いことは良くないから減らそう」という分かりやすいメッセージ性の代償に自らが短絡的な思考に陥らないよう注意したいという自戒にもなっている．

こうしたことから，薬も栄養も単純な「足し算・引き算」ではないのだろうと考える．当事者と向き合い，その「生きることの全体像」の理解を地道に積み上げていく作業が在宅療養支援に必要で，その過程で処方の適正化が成されることが望ましい．

訪問薬剤師の立場から，今，在宅療養支援の現場では薬や栄養に関してどのような問題が起こっているのかをICF整理チャートを用いて紹介する．人の暮らしそのものにエビデンスはないが，ICFという生活機能の表現形を用いることで，その片鱗に触れることはできるかもしれない．紹介の中で薬が当事者の食欲（食べたいという気持ち）・運動（自立した動作を行うこと）と，どう関連しているかをイメージして頂ければ幸いである．

「急性期病院の薬剤師が始めるリハ栄養—リハ薬剤の視点から—」
演者：中村直人（公立陶生病院医療技術局薬剤部）

入院期間が短い急性期病院においてこそ，早期のリハビリテーション（以下，リハ）介入が必要である．もちろん，適切な栄養補給が健康を維持するための基本であり，適切な栄養補給が行われなければ身体の構成成分が正常に維持できず，その機能を正常に発現できない．

リハ栄養の考え方として，エネルギー出納の側面から見れば，栄養は「In」，リハは「Out」である．現状の「In」に対して「Out」を実施する．または，必要とする「Out」に対して「In」を実施するこのバランスを取り，設定したゴールを目標として良好な結果を目指すこととなる．

リハからみた薬剤とは，国際生活機能分類（ICF）による機能，活動，参加の評価およびリハを考慮し，薬物治療を行うことである．ポリファーマシー対策もこれに該当する．薬剤からみたリハとは，薬剤で機能，活動，参加が悪化しているが，治療のために薬剤の継続が必要な場合，副作用を考慮したうえでリハゴールを目指すものである．また，リハ薬剤に包括される概念として，リハ栄養薬剤がある．これは，薬剤の影響による，食欲不振や嚥下障害などによって引き起こされる低栄養状態の改善を目的とする．

リハを実施するための，攻めの栄養管理（経管栄養・静脈栄養）もこれに該当するであろう．

手術などの侵襲的医療を受ける患者は高齢化や重症化が進み，医療の安全確保にはこれまでにも増して細心の注意が求められる．医師，看護師，薬剤師，管理栄養士，歯科医師，歯科衛生士，理学療法士，作業療法士，言語聴覚士，臨床工学技士，メディカルソーシャルワーカーなど多職種がお互いの専門性を活かしながら情報共有して，チームとして患者を支援するシステムが重要である．

しかしながら，リハ領域では薬剤より機能訓練が重視され，薬剤領域ではリハより疾患治療が重視されていると感じられる．リハと薬剤を一緒に考えることで，リハの効果を最大限発揮することが可能となってくる．今日は体調が悪いからリハができないと訴える患者がいたら，薬剤に関連する意欲低下，食欲不振，筋肉障害，排尿障害，錐体外路障害，末梢神経障害，その他の神経障害，精神障害などを疑いチェックする必要があると考える．本シンポジウムでは，急性期病院における，脳卒中，大腿骨近位部骨折を中心に，リハ目線からの薬剤師の関わりについて考えてみたい．リハ薬剤は，薬剤師のさらなる飛躍の一歩となるはずである．

「リハ栄養の未来にリハ薬剤をたずさえて」

演者：中道真理子（社会医療法人原土井病院薬剤部）

超高齢化社会を迎えた日本で取り組むべき薬物療法支援として，リハ薬剤がある．高齢化は併存疾患を招き，多くの薬が処方される．たとえば，74歳の併存疾患5つをもつ女性を想定して，ガイドラインの推奨に沿って薬を処すると12剤の多剤となる．日本の市中病院における観察研究でも平均6.4剤が63％に認められ，入院すると薬は増加する傾向にある．入院では，6剤以上，外来では5剤以上で，薬物有害作用発現頻度が増加する．一般的には，医師の診断のもとに薬が処方され，治療が終了すると薬も終了することが求められる．しかし，現状では，治療が終了した薬が漫然と投与され，開始理由がわからない薬が存在する不適切処方や重複処方が散見される．多剤併用，不適切処方，重複処方及びアンダーユースなどの概念を包括してポリファーマシーと定義される．高齢により薬物動態に関連する生理機能の低下は悪い影響を及ぼす要因となる．

当院の脊椎圧迫骨折高齢者を対象とした観察研究では，女性（p＜0.001），薬剤数（p＝0.046）が多いことが四肢骨格筋量をBMIで補正したALM/BMI低値と関連した．また，42種類の薬剤のうち上位10種類に，不適切処方の指標であるBeers criteriaや高齢者薬物療法ガイドラインで示す中止するべき薬剤が多く存在した．この結果はポリファーマシーによるサルコペニアを来す可能性を否定できない．実際に，ポリファーマシーは骨格筋のタンパク質の合成と分解のバランスを変えることができるいくつかのメカニズムと相互作用する可能性が報告されている．

国際生活機能分類（ICF）で薬剤は健康状態に分類され，心身機能・身体構造，活動，参加に関連する視点がもとめられる．薬が先にくる思考ではなく，暮らしが先にくる思考により心身機能・身体構造，活動，参加へのリハ薬剤の視点が可能となる．ICFの評価には，リハ栄養やサルコペニアの評価が重要となり薬剤師単職種だけでは困難である．医師，看護師，管理栄養士，セラピスト，歯科医，歯科衛生士，ソーシャルワーカー，ケアスタッフなどあらゆる職種との協働により生活機能向上とQOL獲得の目標とした薬物療法支援が必要である．

【一般演題抄録】

◆ポスターセッション1　回復期①～脳血管～（展示場）
10：40～11：20
座長：植木昭彦（高松協同病院リハビリテーション科）

P-01　脳卒中患者における歩行自立への栄養指標の関連性の検討

1）医療法人社団和風会橋本病院　2）千里リハビリテーション病院

大野達郎[1]，合田文則[2]

【目的】本研究では，歩行自立に必要な栄養指標の関連性を血液生化学的検査，入院時エネルギー充足率を用い検討した．

【方法】平成28年度に入院した除外を除く120名を抽出した．退院時歩行自立群，非自立群を2群に分類し，血液生化学的検査，年齢，性別，BMI，入院時エネルギー充足率，摂取方法を説明変数とし，ロジスティック回帰分析を実施した．また，ROC分析にて歩行自立のcut off値を求めた．

【結果】ロジスティック回帰分析の結果，GNRI（OR＝1.12，95％ CI＝1.04-1.19），摂取方法（OR＝12.65，95％ CI＝1.32-120.48），年齢（OR＝1.08，95 ％ CI＝1.024-1.142），入院時エネルギー充足率（OR＝1.0308，95％ CI＝1.0058-1.0565）が有意に目的変数を説明した．cut off値は，ROC分析の結果，GNRIが95（AUC 0.81，感度65％，特異度86％），エネルギー充足率は84％（AUC 0.63，感度56％，特異度72％）であった．

【結論】歩行自立にGNRIと入院時エネルギー充足率が有用であった．GNRI 95以上，入院時エネルギー充足率84％以上が必要と考えられた．

P-02　回復期脳卒中患者のサルコペニアの実態とADL帰結との関連

長崎リハビリテーション病院

松下武矢，佐藤恵理，本土瑞基，田口詩織，地頭所公晃，鷲田　誠，山内杏奈，西岡心大

【目的】回復期リハビリテーション（以下，リハ）病棟における脳卒中患者のサルコペニア（以下，サルコ）の実態およびサルコがADL帰結に与える影響を明らかにする．

【方法】対象は2017年1月～2018年3月に当回復期リハ病棟に入院した脳卒中患者．原疾患，発症から回復期リハ病棟入院までの日数，在院日数，病前要介護度，下肢運動麻痺，BMI，低栄養の有無，入退院時FIM，歩行自立度，転帰先を後方視的に調査した．サルコはBIAで評価したSMIと握力を用いてAWGS基準により判定した．主要アウトカムはFIM運動利得とし，サルコの有無との関連を単変量・多変量解析により検証した．

【結果】対象者267名（平均72.5歳，男性150名，入院時FIM中央値114）の内，129名（48.3％）をサルコと判断した．FIM運動利得はサルコ群が有意に低値であり（18.5vs25，P＝0.023）．FIM運動利得を目的変数とした重回帰分析の結果，サルコは独立した予測因子であった（$\beta=-4.155$，$P=0.022$，$R^2=0.296$）．

【結論】回復期リハ病棟における脳卒中患者においてサルコがADL帰結に影響する可能性が示唆された．

P-03 作業療法の視点で患者中心の栄養介入に取り組んだ一例

宝塚リハビリテーション病院
輿 祥子

【はじめに】今回，食文化の違いから食事摂取が進まず，体重減少が続く脳卒中患者を担当した．作業療法の視点から栄養補助品を提案し，食事摂取量の確保と体重増加に至ったため報告する．

【対象】脳梗塞を発症した90歳代女性．入院時の身長は153cm，体重は41.4kg，BMIは17.7．

【方法・経過】主食摂取量は2～5割．入院以降体重減少を認め，2か月後には体重38.7kg，BMI16.5となった．そこでカナダ作業遂行モデルを参考に，症例の価値観や文化的環境に焦点を当て面談を実施．日本食への馴染みが少ないこと，特に食事の見た目を気にされていることが分かった．それらを手掛かりに見た目が洋菓子に近い大塚製薬製SOYJOYを間食に提案した．1週目は主食摂取量に変化はなかったが，SOYJOY1本は好んで摂取された．2週目には「小腹が空く」と主食10割摂取，SOYJOYを1～3本を摂取された．

【結果】介入より4週後の体重は40.9kg，BMI17.5となった．

【考察】作業療法士は「その固有の人間である患者を中心においてどのような作業を行うかを決めること」を専門としている．作業療法の視点からリハ栄養介入においても「患者中心の実践」に取り組んだことで，患者に適した栄養補助食品を提供できた．

P-04 回復期脳卒中患者へのリハ栄養チームの取り組み

HITO病院
加藤絵理子，岩瀬美保，宇田育美，宮内紳吾，篠原将平，小野晋平

【目的】2017年より回復期リハビリテーション病棟の中から低栄養患者を対象に多職種でのリハ栄養カンファレンスを毎週実施し，リハビリ目標に沿った食事摂取量や運動負荷量の調整を行っている．今回，脳卒中患者に対しての取り組みを報告する．

【方法】対象は2017年9月～2018年6月までにリハ栄養カンファレンス対象となった7名．検討項目は①体重・BMI②FIM③10m歩行④Alb値⑤筋肉量⑥エネルギー・たんぱく質充足率について入棟時と退院時の比較検討を行った．

【結果】①体重（kg）：41.2→40.5，BMI（kg/m^2）：16.8→16.6 ②FIM（点）：42→72（$P<0.001$）③10m歩行（m/sec）：31.43→14.51 ④Alb値（g/dl）：3.6→3.6 ⑤筋肉量（kg/m^2）：4.7→4.8 ⑥エネルギー・たんぱく質充足率（％）：85→114.

【考察と課題】多職種によるリハ栄養カンファレンスを実施し，リハビリ目標に沿った食事摂取量や運動負荷量を調整することで体重，Alb値，筋肉量の維持ができ，FIMや歩行速度の機能改善に繋がったと示唆される．今後の課題としては体重，Alb値，筋肉量を増加させることによるさらなる機能改善を課題とする．

P-05 脳卒中回復期の小脳出血，梗塞における運動失調の程度とエネルギー摂取量の関連

さくら会病院
二井麻里亜

【目的】脳卒中回復期の運動失調と消費エネルギー量の関係は明らかではない．運動失調とエネルギー摂取量の関係を調査した．

【方法】2015年6月から2018年6月に入院した小脳出血，梗塞の患者8名を対象とした．小脳性運動失調のスケールSARAを用い，8点をカットオフ値として，退院時の点数で運動失調重度群（4名）と運動失調軽度群（4名）に分類した．入院時と退院時のBMI，摂取エネルギー量，入院中の体重変化をMann Whitney U検定，入院時と退院時の比較はWilcoxon符号順位検定を行った．

【結果】平均年齢73.9歳男性6名女性2名．入院時BMI【軽度群23.6kg/m^2，重度群18.9kg/m^2（$p=0.021$）】，退院時の摂取エネルギー量【軽度群26.2kcal/kg，重度群44.0kcal/kg（$p=0.021$）】で差を認めた．BMIの変化は軽度群（$p=0.789$），重度群（$p=0.875$）でいずれも変化はなかった．

【結論】重度群で摂取エネルギー量が多かったが，体重の変化はなかった．運動失調が重度の患者ではエネルギー消費量が多い可能性が示唆される．

◆ポスターセッション2　チーム医療①（展示場）11：40～12：20
座長：坂東 達矢（坂東歯科クリニック）

P-06 当院，療養病床におけるチーム医療の実際とNSTの認知度〜質問紙調査から〜

関東病院
井戸川由花

【背景と目的】当院にて療養病床における経口摂取移行の要因を検討したところ，NST・摂食嚥下支援等の多職種介入の関与が考えられた．今回，質問紙調査にて当院におけるチーム医療の現状とNSTの認知度を知り，療養病床でのチーム医療の在り方と多職種連携向上を目的とする．

【方法】当院のコメディカルスタッフを対象とし質問紙調査を実施．内容はチーム形態，NST知名度・必要性とした．なお，発表に際し当院倫理委員会にて承認を得た．

【結果】全体では相互関係モデルが最も多く，次いで多職種モデル，チームに該当しないの順となった．介護スタッフではチームに該当しないが最も多く，看護師・臨床工学技士では相互関係モデル，リハスタッフでは相互乗り入れモデルが多かった．NSTを知っているは全体で約8割，そのうち約9割がNSTの必要性を感じていた．介護スタッフでは約5割がNSTを知らないと答えた．

【考察】NSTは異なる職種の複数の専門家が互いの知識，技術を持ち寄り，チーム医療を行うことである．療養病床では人的制約等が生じる為，多職種での包括的介入が必要であり，相互関係・相互乗り入れのモデル形態が重要となってくると考える．それに加え，介護スタッフのチーム参加を増やし，NSTの啓発活動について今後検討していく必要がある．

P-07 経口摂取不可と判断されたが，多職種連携により3食経口摂取可能となった症例

医療法人桜十字桜十字病院リハビリテーション部
宇野 勲

【目的】今回，他院で経口摂取不可と判断され胃瘻造設後，当院で3食経口摂取を獲得できた症例を経験したのでここに報告する．

【症例】80歳代後半の女性．誤嚥性肺炎を繰り返され，他院で経口摂取不可と判断され胃瘻造設．家族から経口摂取をさせたいという希望があり当院に入院．脳出血後遺症により意思疎通困難．BMI14.2kg/m^2．FIM20点，CC22cm，FILS1，KTBC40点．看護師，ST，PTで姿勢調整，食事介助行うことで経口摂取可能であったが，座位耐久性が低く覚醒状態が不良であり，摂取量にムラがあった．そこで，病棟スタッフと離床計画を検討し，ST，管理栄養士と食事内容の検討を行った．

【結果】7病日には全量摂取できる日が出てきたが，ムラがあり，50分程度要していた．43病日には30分以内で全量摂取できるようになり，53病日に施設へ退院となった．退院時BMI15.3kg/m^2，FIM20点，CC23.5cm，FILS7，KTBC47点．

【考察】多職種で話し合うことで，食事摂取状況や日中の覚醒状況などPTだけでは見えてこない課題が明確になり，ポジショニングや離床計画など，多職種共働のリハビリテーションが行えたことで3食経口摂取獲得に至った．

P-08 患者・家族の思いを支えたチーム医療

1) 広島共立病院看護部 2) 広島共立病院内科
中尾加代子[1]，Wong Toh Yoon[2]

【目的】脳血管疾患で重度の麻痺や嚥下障害を発症により，今後の人生に絶望感を抱くことがある．今回，重度の左上肢完全麻痺，経鼻経管栄養チューブ挿入（以下NGT）状態で入院した患者の改善症例を報告する．

【対象】82歳 女性
既往：狭心症，脳動脈瘤
現病歴：心源性脳梗塞，左上下肢完全麻痺

【結果】頸部聴診で嚥下音に問題はなかった為，NGTを抜去し経口摂取を開始．また嚥下造影でも嚥下機能を確認し段階的に食事を勧めた．食事摂取量が少量であった為栄養補助食も使用したが，退院時には普通食が3食摂取と可能となった．FIMは65点から100点となり，入院時の絶望感と不安はなく涙ぐみながら杖歩行で退院した．

【考察】身体機能にダメージを受け障害が残存すると，今後の生活や健康状態等で不安を抱く．また，本人だけではなく，家族もどう対応してよか迷いが生じる．当院病棟には，リハビリテーションを目的にわずかな期待と希望を持ち入院をする．可能な最大限の回復を目指し，医療スタッフが連携を行い支えることが身体・機能だけではなく，精神的な回復にも影響すると考える．

P-09 ST評価と多職種連携により嚥下機能が改善した高齢の一症例

1) 医療法人社団和風会橋本病院 2) 二里リハビリテーション病院
関 彩里[1]，白川 卓[1]，大野達郎[1]，熊倉勇美[2]

【はじめに】ST介入とチームアプローチで改善した高齢廃用症候群の一症例について報告する．

【症例・経過】80代，男性．平成X年X月X日に意識レベル低下しA病院へ救急搬送．X-CTにて肺炎像を確認．41病日に当院転院．FIM 32点(運動21)，MMSE10，JCS I -3，藤島Gr7で，軟飯，軟菜の摂取を開始したが，肺炎発症．VF後，STの評価をチームへ伝達・介助指導をし，64病日より昼1食のみ補助栄養を摂取開始．栄養値はTP7.0，ALB2.6，ChE157，CRP7.05，Hb10.4．1回/週程度ST評価し，89病日に昼1食，92病日に2食，101病日に3食に変更．122病日に椅子座位，自己摂取となり，施設退院．退院時FIM 49点(運動37)，MMSE14，JCS I -0，藤島Gr7，栄養値はTP8.3，AL33.9，ChE265，Hb12.8へ改善．

【考察】肺炎発症後，VFとSTによる評価，看介護・PT・OTへ直接介助指導を実施．段階的に食事レベル

アップを図った．以上により，安定した経口摂取が可能となったと考えられる．

P-10　エコー画像を用いた嚥下観察を取り入れた多職種連携による摂食嚥下ケアの一例

1) 北美原クリニック　2) 東京大学　3) 金沢大学
中村深雪[1]，吉田美香子[2]，岡田晋吾[1]，三浦由佳[3]，真田弘美[2]

【背景】摂食嚥下ケアでは，看護師や療法士，栄養士，介護士など多職種の連携が重要である．しかし，外観からの食事場面の観察では誤嚥や残留を確認できず，医療者は窒息などの不安を抱えながらケアをしている現状がある．今回，看護師によるエコーでの喉頭蓋谷の残留観察を多職種で確認することで，連携がスムーズになり，安全な食事摂取が実現した症例について報告する．

【症例】90歳代，女性．食事時にむせや原因不明の体動があるため，多職種の立ち合いのもと，看護師がエコーで喉頭蓋谷の残留を食事中に観察した．

【結果】ペースト食は残留なく嚥下できるが，時間経過とともに疲労し，身体を大きく前後に揺らし全身の力で嚥下していることが判明した．そこで，多職種で食形態の変更（ペースト→ゼリー），食事姿勢の工夫を行い，その際に安全に嚥下できることをエコーで確認した．主治医の許可を得てケアを変更したところ，食事時間が短くなり，むせや体動の回数は軽減した．

【考察】エコーを用いた嚥下観察によりケアの安全性を確認することができ，多職種連携の促進，最期まで口から食べることの実現につながる可能性が示唆された．

◆ポスターセッション3　回復期③〜サルコペニア・廃用〜（展示場）15：50〜16：30
座長：吉村芳弘（熊本リハビリテーション病院リハビリテーション科）

P-11　段階的な栄養と運動の提供により在宅復帰に至った高齢重度低栄養患者

1) 丸木記念福祉メディカルセンター　リハビリテーション科　2) 同栄養課　3) 埼玉医科大学保健医療学部
関口淳史[1]，山田佳子[2]，丸谷康平[3]，高石真二郎[1]，丸木秀行[1]

【目的】積極的リハ困難な高齢重度低栄養患者に対し，段階的な栄養・運動介入を行い，ADLの改善があるか検討した．

【対象方法】急性硬膜下血腫を発症した肺炎後廃用症候群と低栄養のある90歳男性に対し，入退院時の栄養・運動指標を評価した．29病日転入，発症から3kg体重減少．3METs上限に運動療法開始．40病日3.3METsとし栄養附加食提供を開始．43病日入院時より体重減少は無い為提供栄養量増量，70％HRの運動開始．73病日3.5METsに増加．103病日病棟内移動修正自立とし4METs，80%HRの運動開始．FIMの改善を認め190病日自宅退院．

【結果】入退院時の変化は，栄養指標BMI12.7→14.8（kg/m^2），CONUT値9→4点，MNA-SF 2→9点，SMI値4.4→4.6（kg/m^2），下腿周囲径22.5→25.3cm．運動指標は握力15→21kg，通常歩行速度0.65→0.82m/sec，6MD 25→220m，FIM 60→123点となり在宅復帰．

【考察】高齢重度低栄養患者において段階的な栄養・運動管理がADL自立度の向上に有効であった．

P-12　回復期リハビリテーション病棟入院廃用症候群患者の低栄養とADL改善との関連

盛岡つなぎ温泉病院　栄養管理室
酒井友恵

【目的】回復期リハ病棟に入院した廃用症候群患者の低栄養とADLの関連について検討する．

【方法】2016年1月〜2018年1月に当院回復期リハ病棟に廃用症候群で入院した65歳以上の患者を対象とした．入院時のMNA-SFが7点以下の患者を低栄養群，8点以上の患者を非低栄養群とした．アウトカムはFIM効率とし，単変量解析および重回帰分析を行った．

【結果】対象者は134名（男性67名，女性67名，平均年齢82歳）で低栄養群110名，非低栄養群24名に分類された．FIM効率の中央値は低栄養群0.28，非低栄養群0.54と低栄養群で有意に低かった（p＜0.001）．従属変数をFIM効率，説明変数を年齢，性別，病前の要介護度，低栄養の有無，入院時Albとした重回帰分析の結果，低栄養の有無が独立した説明因子となった（β＝-0.317，p＜0.001）．また，従属変数をFIM効率，説明変数を年齢，性別，MNA-SFの下位項目とした重回帰分析の結果，BMIの項目がFIM効率に有意な関連を示した（β＝0.233，p＝0.012）．

【考察および結論】回復期リハ病棟入院廃用症候群患者の低栄養はADL改善を阻害する要因であった．さらにBMIがADL改善に影響を及ぼすことが示唆された．

P-13　地域包括ケア病棟にひそむサルコペニア

運動器ケア しまだ病院　診療管理部　栄養管理課
中野嘉映

【目的】地域包括ケア病棟におけるサルコペニアの実態を調査し分析を行い今後の栄養学的介入における課題を明らかにする．

【方法】2016年9月より2017年7月に地域包括ケア病棟に1週間以上入院した65歳以上の患者を対象に筋肉量（下腿周囲径，上腕周囲径，BMI），筋力（握力），歩行速度を測定しサルコペニアの評価を行った．入退院時に評価できた132名をサルコペニア群，非サルコペニア群の2群に分けて各測定値の入退院時の変化を分析した．

【結果】サルコペニア群（46名：34.8%）では腰椎圧迫骨折や急性期後廃用症候群，大腿骨近位部骨術後患者が多く，非サルコペニア群（86名：65.2%）では膝・股関節症によ

る人工関節置換術後患者が多かった．前者では退院時の下腿周囲径の平均値は入院時に比べ有意に上昇し（P＜0.05），後者では退院時のBMI，下腿周囲径の平均値は入院時に比べ有意に低下した（P＜0.05）．
【考察】多職種で患者の状態把握や情報共有を図り栄養補給方法について検討し実施しており，サルコペニアの増悪防止，非サルコペニア群内の肥満解消へつながっていると考える．規則正しい食生活の維持，運動の継続について必要性を説明し指導することが在宅につなぐための課題となる．

P-14 地域包括ケア病棟入院患者の栄養状態とサルコペニア及びリハビリテーションの実態調査

1）霞ヶ浦医療センターリハビリテーション科　2）霞ヶ浦医療センター整形外科

関澤貴信[1]，宮本高明[1]，矢野博義[1]，渡邉絢子[1]，一色滉平[1]，辻健太[1]，竹中勇輔[1]，門奈芳生[1]，青戸克哉[2]

【目的】地域包括ケア病棟（当病棟）に転入した患者の栄養状態やサルコペニア有無，ADL，リハ状況を調査する．
【方法】2017年10月～2018年3月までに当病棟に転入した65歳以上の患者60名における栄養状態と食事摂取状況，サルコペニア有無，Barthel Index（BI），リハ単位数を診療録より調査した．
【結果】対象者は平均80.5歳であった．転入時，MNA-SFで91.6％の患者が低栄養リスク以上に該当し，入院中の食事摂取率は98％と高かったが，摂取カロリーが充足した患者は48.3％と低かった．サルコペニアは55.0％と半数以上が該当していた．退院時のBIは転入時と比較し有意な改善が見られたものの10点の改善にとどまった．また，サルコペニアの割合は転入時と変わらなかった．リハ単位数は，転入前が中央値1.8単位/日，転入後は2.0単位/日であった．
【結語】入院中の摂取カロリー充足率の低下や，退院時のサルコペニアの割合が変わらない事が影響しているか，今後検討していく．

P-15 回復期リハビリテーション病棟におけるサルコペニアの有病率とFIMに及ぼす影響

1）国立病院機構東名古屋病院リハビリテーション科　2）北海道大学大学院保健科学研究院　3）筑波大学大学院人間総合科学研究　4）国立病院機構東名古屋病院神経内科

山本悠太[1]，髙松泰行[2]，松田直美[1]，山田実[3]，饗場郁子[4]

【目的】本研究の目的は，回復期リハビリテーション病棟（回リハ病棟）におけるサルコペニアの有病率を調査する，及び総合FIM effectiveness（FIMe）に及ぼす影響を多角的に検討することである．
【方法】研究デザインは前向きコホート研究であり，対象は2017年6月から同年12月までに当院回リハ病棟に入院した患者127名とした（年齢76.6±11.2歳，男性47名，女性80名）．評価項目は，入院時のGNRI，HDS-R，FIMe及びサルコペニアとした．サルコペニアはAWGSの基準値を採用し，握力と骨格筋指数により判断した．統計解析は，従属変数にFIMe，独立変数にその他の変数を投入した重回帰分析を行った．
【結果】サルコペニア有病率は61.4％（78名）であった．重回帰分析の結果，サルコペニアと認知機能低下（HDS-R＜21）が抽出された．
【結論】回リハ病棟入院患者ではサルコペニアの有病率が高く，サルコペニアと認知機能低下はリハビリテーションの効果を抑制することが示唆された．

◆ポスターセッション4　急性期①（展示場）16：50～17：30
座長：高畠英昭（長崎大学病院リハビリテーション部）

P-16 当院における摂食嚥下障害患者の栄養とADLの関連について

回生病院言語聴覚療法課

古川勝規，大下優美，中川小耶加，堀井彩加，森田哲生

【はじめに】当院において，摂食嚥下障害患者の栄養とADLの関連について検討したので報告する．
【対象】2017年10月から2018年3月までに摂食嚥下機能評価・訓練で退院まで介入した入院患者72名のうち，ADLに直接影響すると考えられる骨折や麻痺のある患者と変性疾患を除いた45名．
【方法】対象患者の入院時の年齢，原疾患，BMI，Barthel Index（以下B.I.）と退院時の栄養管理方法，栄養充足の有無，B.I.を確認．栄養充足群と栄養非充足群に分け，それぞれの入退院時のB.I.各項目の得点割合の変化を確認した上で，栄養充足群でB.I.が10点以上改善した患者のB.I.各項目の得点割合の変化を確認した．
【結果】栄養非充足群では入退院時ともに移乗・食事で得点割合が高かったが，その2項目以外の退院時の得点割合は低かった．栄養充足群の入退院時の得点割合は移乗・食事に加え，排尿で高く，退院時に整容・トイレ・移動・更衣で伸びていた．また，栄養充足群でB.I.が10点以上改善した患者では，入退院時ともに得点割合が高い項目はなく，退院時に食事・移乗・整容・トイレ・移動・更衣・排便・排尿で伸びていた．

P-17 ワレンベルグ症候群のリハビリテーション栄養～リハ栄養ケアプロセスを実践して～

一宮市立市民病院看護局

吉田朱見

【はじめに】ワレンベルグ症候群は嚥下障害をはじめ，様々な機能障害を合併しADLが低下する疾患である．嚥下障害による脱水・低栄養の状態で入院となった患者が，リハ栄養ケアプロセスの実践により耐久性が向上し，機能回復訓練を実施することで，歩行の獲得，ADL改善が得

られた．
【症例】40歳代，男性．眩暈と嚥下障害を主訴に救急搬送され，椎骨動脈解離により左ワレンベルグ症候群と診断された．脱水と低栄養があり，体位変換も困難な状態であった．嚥下障害，左上下肢の失調，体幹失調，温痛覚障害を認めた．
【実施・結果】入院翌日からリハビリテーション（以下リハ）を開始した．経鼻胃管を用いた経腸栄養を開始した．エネルギー摂取量に応じて，訓練強度を適宜変更し，機能維持目的のリハから機能回復目的のリハへ推移し，自主訓練の指導をした．活動状況や疲労度の確認をしながら多職種で共有し，訓練内容の検討を行った．エネルギー充足とともに倦怠感は改善し，自主訓練にも積極的に取り組むことができた．体幹失調があったが，徐々に改善し，独歩が可能となった．嚥下障害は残存し，回復期へ転院となった．
【まとめ】リハ栄養ケアプロセスを用いることで，安全に機能回復訓練を実施しADL改善が期待できる．

P-18 積極的なリハ栄養の実践が有用であったWallenberg症候群の一例

1）一宮西病院看護部　2）一宮西病院リハビリテーション科
西川明美[1]，野々山孝志[2]

【症例】25歳，男性．身長：180cm，体重：59.6kg，BMI：18.4kg/m^2．嚥下障害，左顔面の痺れ，後頭部痛で発症し，左小脳・左延髄外側梗塞の診断で入院となる．
【経過】重度嚥下障害，誤嚥性肺炎の併発，不穏状態，体重減少，リハ時の強い疲労感，低栄養にてNST介入となる．栄養状態に応じたリハ運動負荷量の調整，リハ目標達成のための運動量に応じた栄養管理，TPN，経口摂取のためのPEG，VFの提言，経腸栄養剤の内容，食事形態，補助栄養剤の併用等の提案を行い実践した．
【結果】介入前後で比較し，栄養摂取量（うち経口）：592（0）→3440（2040）kcal，摂取蛋白量：30→135.5g（2.4g/kg）と著明に増加した．MNA-SF：2→8点，体重：55.2→57.6kgと栄養状態の改善，AC：20→23cm，CC：28.5→29.8cmと筋肉量の増加，握力：28.0→32.3kgと筋力の増加，FIM運動項目：32→72点，認知項目：15→35点とADLの改善がみられた．
【考察】筋力増強・ADL改善を目的としたリハ運動負荷量に応じた積極的な栄養管理が，栄養状態の改善と共にリハ効果の増強を導いたものと考えられる．

P-19 胃瘻造設から経口摂取に移行したパーキンソン病の症例

総合南東北病院口腔外科
石河ゆかり

【目的】パーキンソン病は誤嚥性肺炎を生じる場合も少なくない．早期に胃瘻造設し栄養状態良好となり経口摂取に移行できた症例を報告する．
【症例】70歳代男性，狭心症にて受診，冠動脈造影検査目的で入院．既往歴にパーキンソン病あり．四肢の動き飲み込みも悪い事から嚥下リハを開始．パーキンソン病の進行あり．
【結果】1病日から絶飲食，経鼻胃管チューブ挿入．嚥下リハ介入，藤島の摂食嚥下能力グレード3，（以下グレード）重度嚥下障害，身長143cm，体重66.0kg，BMI32.28，MNA-SF8点．7病日より経管栄養開始．10病日嚥下内視鏡検査施行し咽頭への痰の貯留が著明．経口から内服時のみとろみ水摂取の許可あり．38病日胃瘻造設．53病日再度嚥下内視鏡検査実施しミキサー食の食事摂取可能だが咽頭残留あり．58病日よりミキサー食全量摂取．交互嚥下，食後の体位変換を実施．74病日全粥，刻みとろみ食摂取可能．退院時，グレード7軽度嚥下障害，BMI30.47，MNA-SF10点．自宅退院希望，療養先として施設への退院の運びとなる．
【考察】早期に栄養摂取ルートを確保し栄養状態が良くなり経口摂取への移行，嚥下リハを継続していた事で退院時，経口から食事摂取する事ができたと考えられる．

P-20 急性疾患におけるリハビリテーション栄養療法 - メタ解析によるレビュー -

1）南相馬市立総合病院　2）京都民医連第二中央病院　3）KKR高松病院　4）帝京大学医学部附属溝口病院
杜本博[1]，黄啓徳[2]，宮崎慎二郎[3]，百崎良[4]

【目的】急性疾患に対するリハビリテーション（リハ）栄養療法の効果検証を目的とした体系的レビューとメタ解析を行った．
【方法】MEDLINE，CENTRAL，EMBASEと医中誌データベース検索の986件と他ソース16件の論文からリハ治療中の急性疾患症例に対する栄養介入効果を検証した2件のランダム化比較試験を抽出した．コクランrisk of bias評価とランダム効果モデルでメタ解析，GRADEアプローチでエビデンスの質評価を行った．
【結果】Jonesらの研究ではQOL改善効果がなかった[標準化平均差（SMD）0.55，95％信頼区間（CI）-0.05-1.15；$p=0.12$]が，Hegerovらの研究では筋肉量（SMD0.65；95％ CI，0.36-0.93；$p<0.00001$）とADL（SMD0.28，95％ CI 0.00-0.56；$p=0.05$）改善効果を認めた．
【考察】急性疾患に対するリハ栄養療法は筋肉量増加とADL改善に効果的な可能性がある．しかしアウトカム全般にわたる全体的エビデンスの質は低く，さらに研究が必要である．

◆ポスターセッション1　回復期②～嚥下～（展示場）10：40～11：20
座長：鈴木達郎（産業医科大学病院栄養部）

P-21 胃瘻造設後に3食経口移行した脳梗塞症例～KTバランスチャートを用いて～

1) 鎌倉リハビリテーション聖テレジア病院栄養科　2) 同リハビリテーション部

島田直子[1]，角田衣久子[2]

【はじめに】胃瘻造設後の経口移行は回復期リハ病棟の役割と考える．今回KTバランスチャート（KTBC）で経口移行した症例を経験した．
【症例】79歳，女性．心原性脳塞栓症で発症7日目のリハ目的入院時，JCS Ⅱ-30，左片麻痺，感覚障害，左半側無視，BMI17kg/m^{2}だった．入院後BEE965kcal，活動係数1.2，体重増を考慮し経管栄養1280kcal/日とした．入院時KTBCで呼吸状態3点，栄養2点，その他1点だった．入院2日目にリハ，18日目に直接嚥下訓練を開始したが口唇閉鎖不全，咀嚼送り込み障害などあり，食べる意欲もなく46日目に胃瘻造設した．造設後空腹の訴えが多くなり53日目にゼリー1個摂取後，多職種嚥下回診と直接嚥下訓練，全身や呼吸状態，姿勢耐久性改善を図り，115日目に1400kcal/日の3食経口摂取に移行した．退院時（132日）BMI20.3kg/m^2，KTBCで食べる意欲，全身，呼吸，口腔状態5点，栄養，認知機能，摂食状況レベル4点，咀嚼送り込み，嚥下，食物形態3点，その他2点以下だった．
【考察】胃瘻造設後も経過中に食べる意欲が改善することがあり，経口移行を考慮したケアとリハの継続が重要である．

P-22 安静時固縮がみられた症例に対するリハ栄養アプローチ

大山リハビリテーション病院

長岡裕己，吉畑まどか，丸山まゆみ

【目的】今回，推定必要エネルギー量が充足されているにも関わらず著明な体重減少がみられた症例を体験したので報告する．
【症例】90歳男性．高血圧，脂質異常症，2型糖尿病あり，心原性脳塞栓症後のリハ加療目的で当院入院．入院時，身長168cm，体重46kg，BMI16.3，Alb3.0g/dl，MNA-SF6点で低栄養を認め，FIM29点でADL全介助状態だった．安静時エネルギー消費量は929kcal，活動係数1.5，蓄積量200kcalとし，必要エネルギー量は1,593kcalに設定．糖尿病食1,600kcalのミキサー食を提供した．入院106日目，食事は全量摂取出来ていたにも関わらず体重が3.7kg減少，嚥下機能の低下も認め，リハ栄養介入を開始した．本症例は安静時でも常に固縮様の緊張が高い状態であり，安静時代謝が亢進していると思われた．そのため，主食にMCTオイル等を追加し1,960kcalとしたが，体重減少が持続．更に栄養補助食品350kcalを追加し2,360kcalとした．その後，体重は緩やかに増加し，退院時BMI16.0，FIM48点となりADL及び嚥下機能の向上も認めた．
【考察】安静時固縮などがある症例に対しては，予め活動係数を高く設定し，早期介入の必要があったと考える．

P-23 熱傷後高度栄養障害に対しリハ栄養が有効であった症例

1) KKR高松病院NST　2) 粟井内科医院

竹内博紀[1]，河野光仁[1]，岩山さおり[1]，石川淳[1]，粟井一哉[2]

【目的】重度熱傷患者に対して継続的なリハ栄養により身体機能及び栄養状態が改善した症例を報告する．
【症例】90代男性．自宅火災を消火しようとして受傷し前医にて治療．熱傷面積約34％，気道熱傷あり，Ⅱ度熱傷に対し挿管等の集中治療管理が行われ，気管切開術施行となった．その後，人工呼吸器離脱しスピーチカニューレへ変更，67病日リハ栄養目的で当院転院となる．
【経過】転院時の身長163cm，体重54.4kg，BMI20.5，Barthel Index（以下BI）45点であった．嚥下障害を認め，経鼻経腸栄養主体に行い，経口摂取は嚥下訓練用ゼリーで直接訓練を実施した．81病日，経腸栄養を併用しながらソフト食1,400kcalの摂取が可能となり，リハビリの強度に応じエネルギー・タンパク質の増量を図った．89病日にはレティナ及び経鼻栄養チューブの抜去により，経口のみで5分菜食2,100kcalの摂取が可能となり，107病日には常食2,700kcal，タンパク質1.6g/kg/日まで増量できた．147病日の体重61.3kg BMI23.1と6.9kg体重増加し，BI95点まで改善を認めた．
【考察】本症例では体重増加1kgあたり約8,700kcalのエネルギー蓄積量を要した．

P-24 入院時の舌圧・栄養状態と患者転倒リスクの関連について

ねりま健育会病院　1) 看護部　2) 栄養科　3) 回復期リハビリテーションセンター

加藤理子[1]，小林香織[2]，酒向正春[3]

【目的】当院入院患者の転倒リスクについて，入院時の舌圧測定値と栄養状態（GNRI），入退院時バランス機能評価（BBS）から分析した．
【対象・方法】2017年10月から同年12月に回復期リハ病棟に入院した60歳以上で，舌圧測定に同意を得られた患者50名．栄養状態指標はGNRIを用い，カットオフ値を92とし高値群・低値群にわけ，入退院時のBBS平均値を比較した．
【結果】入院時GNRI高値群（平均値96.8）は22名．入院時舌圧平均値は30.7kPa．入院時BBS平均値31.9か退院直前BBS平均値45.9まで向上した．これに対し，GNRI低値群（平均値82.3）は28名．入院時舌圧平均値は20.9kPa．入院時BBS平均値31.6．退院直前BBS平均値は32.1kPaであった．また低値群は骨粗鬆症（疑いも含む）の割合が高かった．

【考察】GNRIと舌圧値が有意に高いことが示唆された．入院時GNRI高値群は退院時BBSの向上度が高い傾向がみられた．一方，入院時GNRI低値群は，退院時BBSの向上度が低い傾向にあることがわかり，入院中の転倒リスクが高く，転倒骨折が生じやすいことが示唆された．

P-25　胃瘻管理と摂食嚥下リハで経口摂取を再獲得したパーキンソン病の一例

宮城厚生協会坂総合病院リハビリテーション科
藤原　大

【症例】71歳，男性．
【現病歴】咳嗽・発熱を主訴に救急搬入され，肺炎球菌性肺炎の診断で入院．
【経過】NIPPVと抗菌薬で呼吸状態は安定した．第3病日に食事を開始したが，痰喀出量が増加した．嚥下反射惹起遅延・咽頭残留・頻回の誤嚥を認めたため，経鼻胃管による栄養管理へ移行した．第25病日の嚥下造影検査で誤嚥を認めた．遷延する嚥下障害と，姿勢振戦・筋固縮・すり足歩行を認め，パーキンソン病（PD）と診断された．第46病日，内視鏡的胃瘻造設術が実施された．第59病日，回復期リハ病棟へ転棟した．栄養管理強化と運動療法のほか，胃瘻管理と調理の指導を行った．朝・夕は胃瘻使用，昼はペースト食摂取になり，第98病日に自宅退院した．以後1年にわたる過程で栄養状態は改善し，部分的経口摂取を継続している．
【栄養評価（介入時→1年後）】GNRI：82→97，BMI：17.5→19.6，CC：30→32cm，握力：24.9→25.9kg
【考察】急性疾患発症後に遷延する摂食嚥下障害を認めた場合，サルコペニアの嚥下障害とともに神経筋疾患の存在も疑うべきである．また，充分な栄養管理と安定した薬物投与経路確保により経口摂取能力を維持・改善する目的から，PDの病初期から胃瘻造設を考慮する意味がある．

◆ポスターセッション2　チーム医療②（展示場）11：40〜12：20
座長：十時浩二（JCHO伊万里松浦病院リハビリテーション科）

P-26　当院におけるリハ栄養チームの取り組み

町田市民病院リハビリテーション科
小幡洸介

【背景】急性期において長期絶食や補液は低栄養につながり，ADLの低下を引き起こす．また，低栄養状態ではADL改善が期待できず，早期の適切な栄養管理及び，効率的なリハビリが必要である．そこで今回，低栄養によりADL低下が予測される患者において疾患回復及び，身体機能維持，回復を目的としてリハ栄養プログラムを実施したのでその取り組みを紹介する．
【取り組み内容】スタッフ構成：Dr，Rd，PT，ST，Nrs
【対象】入院時Alb3.5未満患者を抽出．そのうち入院から1週間以内にリハ栄養チームでカンファレンス（週1回）を実施し，ADL低下のリスクが疑われる患者を対象とした．
【介入方法】主治医からリハ栄養の許可を得た上で，介入を開始した．対象の栄養状態，身体機能，嚥下状態を評価．理学療法士は主に運動負荷量の調節等を実施した．週1回のカンファレンスで再評価，介入方法の再考，効果判定を行った．
【展望】2017年度の活動で60名に介入し，27名が栄養状態，ADLが改善し早期退院となった．
　未だ当院においてリハ栄養は浸透しておらず，評価方法，介入効果については不明な点が多い．今後も継続し多職種での情報共有，患者のADL拡大，在院日数の短縮を図ることは重要であると考える．

P-27　心臓リハビリテーションに対する栄養管理システムの構築

社会医療法人仙養会北摂総合病院栄養科
岡本大尚

【目的】平成29年度から心大血管疾患患者に対して循環器カンファレンスを実施してきた．今回対象患者の背景を調べ栄養管理システムの構築を行ったので報告する．
【方法】平成29年6月〜平成30年3月の循環器カンファレンス対象患者の背景を集計した．また退院前に全ての対象患者に栄養指導を実施した．そして平成30年5月より外来心臓リハビリテーション開始と同時に外来にて継続栄養指導を開始した．
【結果】患者背景（n＝95）は（中央値）年齢81歳±13・男性58人（61％）・既往糖尿26人（27％）・腎障害21人（22％）・透析4人（4％）・飲酒28人（29％）・喫煙40人（42％）・家族背景，独居21人（22％）・同居71人（74％）・その他3人（3％）・大血管疾患入院歴26人（27％）・入院中栄養指導実施回数0回8人（9％）・1回43人（45％）・2回44人（46％）・平均在院日数19日±18・退院先在宅79人（83％）・その他16人（17％）であった．
【考察及びまとめ】退院前栄養指導未実施患者が半数以上で，退院後外来栄養指導は実施出来ていなかった．今後は外来心臓リハビリテーションと合わせて栄養指導を行っていき栄養指導・療法の有用性を検討していきたい．

P-28　慢性心不全由来の心前悪液質に対してNSTの効果があった4症例

関東病院
甲嶋義史

【目的】加齢と慢性消耗性疾患が併存すると，代謝異常や心身機能低下，食欲不振等が惹起され，生活の質を低下させる．慢性心不全由来の前悪液質を呈し経口摂取に問題があるとされた症例に対して，NSTを行うことで病態の改善が得られたので報告する．
【方法】主疾患に慢性心不全を呈し，BMI：20kg/m²未

満，筋力低下，易疲労性，食欲不振，体重減少，生化学データの異常値（CRP基準値以上，Hb：12g/dl未満，Alb：3.2g/dl未満）がある超高齢者の男性2名，女性2名に栄養療法とチームアプローチを行い，退院時の栄養状態，栄養経路の変化，ADL（BI），転帰を後方視的に検討した．
【結果】退院時に全症例で栄養状態改善，経口摂取による必要栄養量の獲得，BMIの増加，BIの向上が得られ，在宅に準ずる施設への退院が可能となった．
【考察】慢性消耗性疾患の前悪液質による食欲不振等によって，低栄養を起こし，重篤化する患者に対してNSTを行うことが病態改善に有用であったと推察される．食欲不振等の症状が加齢によるものだと軽視されることがあるが，本症例の様にNSTによる栄養療法によって改善が認められることもある為，医療従事者は原因を追究し，改善の術を諦めてはいけないと改めて実感した．

P-29 外来維持血液透析患者の低栄養が身体機能に及ぼす影響
医療法人真鶴会小倉第一病院
吉永雅士美，木村明博，菖蒲明子，中村秀敏

【目的】第63回日本透析医学会にて「低栄養が血液透析患者の2年後の骨格筋指数に及ぼす影響」を発表した．本研究では新たに筋力検査項目を加えて低栄養が及ぼす影響を評価し，サルコペニアとフレイルの有病率も検討した．
【対象・方法】当院の血液透析患者294名のうち，外来通院中の筋力検査データ欠損のない201名を対象とした．2017年10月～2018年4月にかけて筋力検査（膝伸展筋力，握力，歩行速度，SPPB）やフレイル判定（基本チェックリスト，J-CHS基準），InBody測定，血液検査を実施し，GNRI91.2をカットオフとして低栄養群43名，正常群158名を比較検討した．
【結果】サルコペニアの有病率は49.8%（100名）であった．四肢，体幹の骨格筋量，左右の膝伸展筋力と握力，歩行速度，SPPBの全てにおいて低栄養群が有意に低下していた（P＜0.01）．
【考察】血液透析患者は外来通院患者においてもサルコペニアの有病率が高かった．また，低栄養が骨格筋量・筋力・運動能力の低下に影響することが示唆された．通院できている患者においても早期にリハ栄養介入を行い，サルコペニアやフレイルの予防に取り組んでいきたい．

P-30 2型糖尿病患者の体重コントロールの1考察
青森慈恵会病院看護部
丹藤淳

【はじめに】これまで当院での糖尿病患者の減量指導はスタッフの経験をもと明確な根拠がないまま栄養指導とリハビリ（以下リハ）がそれぞれで行っていた．本症例では糖尿病を併存した腰痛患者に対し，リハ栄養の考え方をもとに多職種が協同し筋力を落とさずに良好な体重コントロールができた．
【目的】エネルギーの摂取量と消費量を正確に把握し，腰痛の軽減のため体重コントロールを図る
【対象】50歳 女性 身長154.0cm 体重79.0kg BMI 33kg/m² 除脂肪体重51.5kg
主訴：腰痛 診断名：腰部脊柱管狭窄症，2型糖尿病
【方法】①リハ時に毎日体重，皮下脂肪厚を記録し，変化の意識付けを行う②リハと共にリハ負荷量と摂取量とのすり合わせを行い，目標体重減少量を加えて評価および調整をする．
【結果】64病日経過後，体重は6.0kg減少し，除脂肪体重は6.0kg増加した．血糖値は92-138mg/dlで推移し，血糖異常症状を呈することはなかった．食事量は満足であると発言あり，積極的なリハビリを継続することができた．
【考察】減量目的で入院した場合，摂取エネルギー量の抑制が主で，退院後にリバウンドし効果が持続しないこと多かった．リハで消費するエネルギー量を正確に把握し，摂取エネルギー量を調整することで効果的な減量ができた．

◆ポスターセッション3 回復期④～運動器～（展示場）
15：50～16：30
座長：坂元 隆一（静岡市立清水病院リハビリテーション科）

P-31 地域包括ケア病棟における分岐鎖アミノ酸をリハ後摂取が身体機能に与える影響
中洲八木病院リハビリテーション部
吉田浩章

【目的】今回地域包括ケア病棟に入院している高齢者に対しBCAAの摂取を併用した運動療法が身体機能に及ぼす効果について検討する．尚，本研究は当院倫理審査委員会の承認を得て実施した．
【対象と方法】対象は5月～6月末までに当院地域包括ケア病棟運動器疾患患者で食事制限の無い10名に対し，初期・2週間・1ヶ月実施し摂取群（5名）と非摂取群（5名）平均年齢81歳±6.7の2群に分類した．栄養介入群は毎日運動後30分以内にリハたいむゼリー1回1袋120g摂取した．
評価項目は握力・膝伸展筋力，TUG，FRT，10m歩行，片脚立位時間，体組成計，重心動揺計，FIMを測定した．統計分析はマン・ホイットニー検定，2標本t検定を用いて有意水準5%未満とした．
【結果】シャピロ・ウイルク検定の結果，2標本とも正規分布していると判断した．マン・ホイットニー検定を行ったところ有意差を認めなかった．効果量dは2週間FRT（0.82）1ヶ月FRT（0.77）で大であった．
【考察】本研究では，摂取群と非摂取群ともに有意差は無かったが運動後にBCAA摂取を併用した運動療法を実施することでバランス能力向上は期待できる．今回対象者が少ない為有効な結果が得られていないため今後介入群を増

やし検証を行う．

P-32　回復期運動器疾患患者の栄養状態と実績指数の関連

津田沼中央総合病院リハビリテーション科
久住治彦，西郡 亨，原 泰裕

【目的】近年の回復期リハビリテーション病棟（以下，回復期リハ）の背景として，運動器疾患の割合増加（2001年15.1％，2015年44.0％）・栄養管理の推進・実績指数の導入が挙げられる．本研究は運動器疾患患者の栄養状態と実績指数との関連を示す事を目的とした．
【方法】対象はH28.12月～H29.12月にA病院急性期～回復期病棟を経た運動器疾患患者70名とした．情報収集は後方視的に基本属性，栄養評価（回復期入棟前後のGNRI・急性期での体重減少率），身体機能評価（回復期入棟時BBS）・実績指数を調査．対象者をGNRI＜92により，栄養状態良好・不良の二群に分類し調査項目を比較．また，実績指数を従属変数とした，ロジスティック回帰分析を行った（有意水準5％）．
【結果】栄養状態による二群比較の結果は，回復期病棟の在棟日数において有意差を認めた（P＝0.01）．また従属変数を実績指数（37点以上をクリア，未満を非クリア），独立変数をGNRI，調整因子を年齢としたロジスティック回帰分析では変数は選択されなかった．
【考察】本研究より，回復期入院中の運動器疾患患者は栄養状態により入院日数が短縮できる可能性は示唆されたが，実績指数を予測する因子とはならなかった．

P-33　高齢圧迫骨折患者における栄養補助食品を用いた介入の試み

医療法人誠和会倉敷記念病院リハビリテーション科
守屋寛子

【目的】当院回リハでは，入院初期にベッド上安静を必要とする圧迫骨折患者に対し，栄養補助食品を用いた栄養療法を試みている．栄養付加による身体機能および日常生活動作能力改善の有用性を検討する．
【対象・方法】2018年3月～6月に回リハ入棟した圧迫骨折患者（7名/平均89.0歳）に対し，ベッド上安静中より食事への蛋白付加を開始し，離床後は運動直後に栄養補助食品の摂取を行い，1ヵ月毎に機能評価を実施した．また栄養付加を行っていなかった前年度の圧迫骨折患者（9名/平均84.1歳）との比較を行った．
【結果】栄養付加を行わなかった前年度ではm-FIMの改善は平均25.2点に留まっていたが，栄養補助食品摂取した本年度ではm-FIMに平均30.1点の改善を認めた．握力は平均2.6kgf改善した．
【考察】対象者は高齢であり，圧迫骨折によるベッド上安静期間があるにもかかわらず，栄養補助食品の摂取により栄養状態，日常生活動作，身体機能が維持できていること

がわかった．

P-34　言語聴覚士の骨関節疾患患者への介入と栄養改善効果について

1) 旭神経内科リハビリテーション病院　2) 東京大学　老年病科
栗林真里[1]，柴崎孝二[1,2]，田島由莉子[1]，丸林実季[1]，小川純人[2]，旭 俊臣[1]

【目的】言語聴覚士（ST）が介入した骨関節疾患患者を対象に栄養改善効果の有用性を検討した．
【方法】当院に入院した骨関節疾患患者を対象に，入退院時のST介入の有無，食事形態，摂取カロリー，Harris Benedictの式より計算した必要カロリー，Functional independence measure (FIM) の改善について検討した．
【結果】対象は243名，ST介入群194名，ST非介入群49名であった．介入群では，有意に年齢が高く非介入群に比べ入院時の摂取エネルギーが有意に低く，退院時まで継続した．また，入院時の必要カロリーは介入群で109kcal足りず，非介入群は10kcal多く摂取していた．退院時は両群共に必要カロリーと比較し，約200kcal多く摂取し，介入群のみ，有意なカロリー摂取と食事形態の改善を認めた．
【考察】ST介入群は高齢で，摂取カロリーが十分ではなかった．しかしながら，ST介入により摂取カロリーと食事形態の改善を認めた．ST介入が，高齢な骨関節疾患患者へ適切な食事形態の提供や支援を可能とし，摂取カロリーや食事形態の改善に繋がった．

P-35　大腿骨近位部骨折患者の体組成がADLに与える影響　第2報

社会医療法人 愛仁会リハビリテーション病院リハ技術部理学療法科
長尾 卓

【目的】本研究の目的は体組成の縦断的な変化とADLの関係を後方視的に調査することである．
【方法】大腿骨近位部骨折を受傷し術後，当院へ転院となった女性患者147名とした．入院時BMIを算出し18.5未満を低体重群，18.5から25.0未満を標準群，25.0以上を肥満群に分類した．調査項目は年齢，在院日数，入院時，退院時のFIM（運動項目），FIMアウトカム指標とし，体組成は入院時，退院時のSMI，体脂肪率とその変化量とした．統計解析はKruskal-Wallis検定を行た．
【結果】年齢，在院日数，入院時，退院時FIM，FIMアウトカム指標は有意差を認めなかった．体組成では入院時，退院時のSMI，体脂肪率に有意差を認めた．変化量では標準群が低体重群に比べて体脂肪率が有意に低下していた．
【考察】入院時BMIは入院時，退院時ADLへの影響が少ないことが改めて示唆された．低体重群は入院中に体重が低下することなく，SMIは維持されていた．標準群，肥

満群はSMIを維持しつつ体脂肪率が低下しており，体重増減だけでなく，体組成を経時的に評価することは重要と考える．

◆ポスターセッション4　急性期②（展示場）16：50〜17：30
座長：鈴木裕也（製鉄記念八幡病院リハビリテーション科）

P-36　大腿骨近位部骨折患者の周術期栄養状態と歩行能力の関係について
1）昭和大学保健医療学部理学療法学科　2）昭和大学保健医療学部看護学科　3）昭和大学保健医療学研究科臨床栄養学領域
須山陽介[1]，加茂野有徳[1]，安部聡子[2]，島居美幸[3]

【はじめに】大腿骨近位部骨折は高齢者に多く，手術治療が一般的であり，術後のADLや歩行能力の獲得には栄養状態の改善は欠かせない．本研究では，大腿骨近位部骨折患者の周術期栄養状態と退院時歩行能力の関連を診療録より後方視的に検討した．
【方法】2015年から2018年に本学附属病院整形外科にて大腿骨近位部骨折で入院し，術後翌日より離床が可能となった71名を対象とした．診療録より年齢，BMI，入院期間，Alb値，TLC，Hb，退院時歩行能力 Barthel Index（BI）を抽出した．栄養評価指標として変法CONUTスコアを算出した．ステップワイズ法ロジスティック回帰分析を，退院時歩行能力BIを目的変数として行った．統計学的解析にはJMP Proを用いた．
【結果】CONUTスコアとBMIの間に有意な相関（p＜0.05）があった．ロジスティック回帰分析より年齢とCONUTスコアが説明変数に選ばれた．
【考察】年齢から栄養状態について配慮しつつ，術後早期からの歩行獲得，栄養評価と介入を他職種と連携して実施することが，ADLの獲得を図る上で重要である．

P-37　n-3系多価不飽和脂肪酸が人工膝関節全置換術後における大腿四頭筋筋力低下に及ぼす影響
聖隷クリストファー大学
田中真希

【目的】近年，人工膝関節全置換術（TKA）に起因する大腿四頭筋筋力低下に関与する因子として，術中駆血により生じる虚血再灌流障害が着目されている．虚血再灌流障害による急性炎症の抑制には，n-3系多価不飽和脂肪酸（n-3PUFA）を用いた栄養学的介入の有効性が認められている．本研究の目的は，無作為化比較対象試験を用いてTKA後における大腿四頭筋筋力低下に対するn-3PUFAの術前介入効果を明らかにすることである．
【対象と方法】対象はTKAを施行した16例（年齢：70±6歳，介入群：7例，対照群9例）であった．介入群にはn-3PUFAのサプリメント（EPA：645mg，DHA：215mg）を術前30日間服用するよう指導し，対照群には栄養指導のみ実施した．
【結果】大腿四頭筋筋力低下は介入群の方が少ない傾向であったが，2群間に有意な差は認められなかった（p＞0.05）．2群間に有意な差が認められた項目は，術前のEPA/AAと術後1日目のCRP値であった（p＜0.05）．
【考察】介入群は，術前のEPA/AAが高く，術後1日目のCRP値が低いことから，虚血再灌流障害による急性炎症が抑制されたと考えられる．このことから，大腿四頭筋筋力低下も少ない傾向であったと考えられる．

P-38　水泡性類天疱瘡患者に対するリハビリテーション栄養介入
JA福島厚生連白河厚生総合病院
内山喜重

【はじめに】るい痩著明で，サルコペニアの水泡性類天疱瘡患者に対してリハビリテーション栄養（以下リハ栄養）介入を経験したので報告する．
【患者背景】70歳代，男性　1人暮らし．既往歴：胃潰瘍　入院時　身長170.5cm 体重39.2kg BMI13.5 MNA-SF2点，全身水泡破れでびらん状態．元々ADLは自立入院2ヶ月前より寝たきり，入院1週間前より食事の摂取なし．
【経過及び結果】高度栄養障害でNST介入．標準体重で補正した基礎エネルギー消費量は1,500kcal，活動係数1.0ストレス係数1.3でエネルギー消費量は1,950kcalと設定．入院前から寝たきり，CC22cmと筋肉量減少を認めたため，サルコペニアと推測．本人は自宅退院を希望され今後は治療と並行して栄養状態改善とリハビリテーション強化が目標となるためリハ栄養介入とした．体重増加のためエネルギー消費量に250kcal追加で，必要エネルギー量2,200kcalとした．61病日に自宅退院となったがエンシュアを1日2本飲んでもらい退院後も栄養状態を維持できるようにした．
【まとめ】入院時からリハ栄養介入することで，創傷治癒も遅延させることなく独歩で自宅退院できた．

P-39　穿孔性腹膜炎に対してリハ栄養のもと効果的にADLが改善した一例
北摂総合病院
良田都貴子，川崎浩資，林　正悟

【背景・目的】近年，全身状態が不良な高齢者外科手術が増加しており，中でも穿孔性腹膜炎は緊急性が高く，術後の合併症，栄養不良，ADL低下を起こしやすい．今回，穿孔性腹膜炎術後に対しリハビリテーション（以下リハ）科と栄養科間での連携強化によるリハ実施にて栄養状態改善と共に効果的にADL改善が図れたのでここに報告する．
【症例・経過】80歳代女性．20XX年腹部膨満，腹痛増悪，血圧低下にて救急搬送．穿孔性腹膜炎にて緊急手術．術後循環動態不良にて人工呼吸器管理．術後10日目にリハ介入．呼吸リハを積極的に進めていくも酸素化維持できず，

術後16日目気管切開を施行にて呼吸管理となった．栄養管理は術後2日目よりグルタミンCOを施行．リハ開始時には摂取エネルギー量1,500kcal前後確保され，離床を進めた．この間経腸栄養，静脈栄養のみで経過．術後22日目に再度穿孔が認められ，再手術施行．2度目の術後5日目より経口摂取開始と同時に筋力増強や全身耐久性向上等リハプログラムを強化．座位時間の延長，立位・歩行練習へと繋げることができた．
【考察】リハ介入と同時にセラピストと管理栄養士が密に連携をとり，リハ内容に応じた栄養管理行うことで効果的にADL改善が図れたと考えられる．

P-40　妻と食卓を囲むために
京都民医連中央病院リハビリテーション部
池田夢月

【はじめに】胃全摘・胆嚢摘出術後，早期ダンピング症候群により食事が苦痛となった症例は，栄養低下により筋肉量・体力低下や妻と食事を楽しめないことが危惧された．夫婦に食事指導が必要と考え介入した結果を以下に報告する．
【症例】70歳代男性．165cm 52.6kg BMI19.1kg/m^2 Alb1.9g/dl．胃癌（StageⅡB）せっかちで自尊心が高い．長年妻を支えていた．HDS-R20点FAB13点．食べることが好きで早食い．必ず妻と食事をした．五分粥を10分で6割程度．食後，嘔気・胃痛・下痢
【経過】30分かけて食べることを目標に指導したが妻も忘れやすく難渋．刻み食に変え指導続行．妻の協力もあり速度を意識するが早食い，症状は継続．対処として食後30分横になることで下痢消失．刻み食を調理ができない可能性を考え高蛋白で食べやすい豆腐で調理訓練実施．食事・調理方法の要点をまとめた掲示物を作成し退院に至る．
【結果】50.4kg BMI18.5kg/m^2 Alb3.0g/dl．夫婦共に早期ダンピング症候群を理解．20分で全量摂取．食後，休憩し嘔気・胃痛のみ．
【考察】性格を考慮し認知機能，妻への介入と早期ダンピング症候群を前提とした指導により食習慣を大きく変えることなく消化速度の緩和となり症状の減少に繋がったと考える．

◆ポスターセッション1　在宅・地域①～サルコペニア・フレイル～（展示場）10：40～11：20
座長：山根一恭（医療法人正和会新協和病院リハビリテーション科）

P-41　サルコペニア治療を目的とした食事・運動療法の介入が筋肉や身体機能に与える影響
1）徳島大学病院　2）JA加東市みのりケアセンター　3）兵庫大学
森 博康[1]，平尾智洋[2]，藤浦陽子[2]，濱野 賢[3]，徳田泰伸[3]

【目的】サルコペニア治療を目的とした食事と運動療法の併用介入が筋肉や身体機能に与える影響ついて無作為比較化試験で明らかにする．
【方法】地域在住高齢女性を対象にAWGS基準によるサルコペニア該当者を抽出し，食事療法群（食事群：17名）と運動療法群（運動群：18名），食事・運動療法の併用群（食事・運動群：18名）に無作為に分けた．介入期間中，食事群と食事・運動群は総たんぱく質摂取量を1.2g/kg/日以上摂取できるよう食事管理を行った．また，運動群と食事・運動群はレジスタンス運動を実践するよう求めた．介入期間は18週間とした．
【結果】介入後，食事群はSMIが有意に増加，運動群はSMI，膝伸展筋力が有意に増加，食事・運動群はSMI，膝伸展筋力，身体的QOLが有意に増加した（$p<0.05$）．さらに食事・運動群のSMI，膝伸展筋力，身体的QOLは食事群および運動群と比べ有意に改善していた（$p<0.05$）．
【結論】サルコペニア治療において，総たんぱく質摂取量を充足した食事療法とレジスタンス運動の併用介入が各単独介入と比べ筋肉量や筋力，身体的QOLが改善できることが示された．

P-42　サルコペニアを呈した慢性閉塞性肺疾患患者における外来作業療法の経験
愛野記念病院リハビリテーション部
秋山謙太

【はじめに】慢性閉塞性肺疾患（COPD）患者の外来リハにおいて運動療法に加え，家族に対する栄養指導を行ったことが身体機能の改善に繋がった症例を経験したので報告する．
【症例】82歳男性．労作時呼吸困難にて受診しCOPDと診断された．呼吸困難改善を目的として当科へ紹介となった．MNA-SF：3点，BMI：17.7と低栄養を認め，歩行速度：0.74m/秒，握力：19.9kgであり，サルコペニアと判断した．NRADLは62点，%FEV$_{1.0}$：73.0%であった．また摂取熱量は約600kcal/日であった．運動耐容能低下と栄養摂取過不足の向上を主眼に，外来で低負荷な運動療法（2回/週）と併行して，家族に調理方法や摂取方法などの栄養指導も行った．
【結果】16週にはBMIは18.8，歩行速度：0.99m/秒，握力：21.5kgとなった．NRADLは74点，%FEV$_{1.0}$：78.2%といずれも向上が認められた．また摂取熱量は約1700kcal/日と増加した．
【考察】外来リハに通院すること自体が生活リズムに好影響をもたらしたと推察された．家族に栄養指導を行い食習慣の改善が得られたこともリハ効果の増強に繋がり，それが呼吸機能改善の一因となった可能性が示された．

P-43　血液透析患者の栄養障害リスクを予測する身体的評価指標の解明
東苗穂病院リハビリテーション部

秋山慶文

【目的】簡便な身体的評価が血液透析 (HD) 患者の栄養障害リスクを予測可能か解明する．

【方法】HD患者35例（67.2±10.2歳，男性24例）にGNRI，MIS毎に栄養状態を評価し，GNRI＜91.2，MIS≧6をリスクあり群，その他をリスクなし群とした．身体的評価は下腿周囲長 (CC)，握力，5回椅子立ち座りテスト (5CS) を用い，背景因子は年齢，性別，透析期間等を調査した．更にリスクの有無を従属変数，CC，握力，5CSを独立変数としたロジスティック回帰分析 (LR) から有意な因子を抽出し，ROC曲線からカットオフ値を求めた．

【結果】リスクあり群・なし群は順にGNRIで19例・16例，MISで25例・10例であった．LRでCCはGNRI・MIS双方で有意な因子として抽出された（p＜0.05）．ROC曲線より求めたカットオフ値（AUC，感度，特異度）は順にGNRIで32.0cm（0.867，84.2％，81.2％），MISで31.4cm（0.832，68％，90％）であった．

【考察】CCはHD患者の栄養障害リスクを予測し得る事が示された．CCは筋肉量やADLと関連が報告されている為，CC測定で栄養障害リスクを加味した上で身体機能の程度も同時に評価できる可能性が示唆された．

P-44 訪問看護で高齢慢性心不全の心臓リハビリテーションを実施した1症例

社会医療法人財団新和会八千代訪問看護ステーション
上村哲也

【はじめに】人口の高齢化に伴い高齢慢性心不全患者が増え，在宅での心臓リハビリテーション（以下，心リハ）が必要とされている．慢性心不全は症状増悪による再入院を予防するためにセルフケア教育支援が重要であり，高齢者では低栄養やサルコペニア，フレイルの評価も欠かせない．

【症例】90歳代の男性，BNP1623pg/ml，LVEF42％，NYHA Ⅱ度，medication．症状増悪により複数回入院歴あり．

【方法】慢性心不全のセルフケア指導を主とした心リハプログラムを実施．スクリーニングおよび開始時と2ヶ月後に運動耐容能や栄養アセスメント，サルコペニア，フレイルの評価・測定．

【結果】開始からの2ヶ月間に入院機転となる症状増悪なし．

【考察】慢性心不全で良好な経過を辿るには，症状をモニタリングしながら心負荷を減らすための環境整備や能力に合わせた適切な活動量を確保するための生活動作指導が重要だが，本症例の介入内容はmedicationと看護師の入浴支援のみであった．療法士が加わり運動耐容能評価に基づく心リハを提供することで至適な活動量を維持する在宅療養が実現したと考える．

【結語】在宅の高齢慢性心不全に対する療法士の心リハ介入は有効であることが示唆された．

P-45 地域高齢者における身体的フレイル及び栄養状態とポリファーマシーの関連性

薬局はなみずき
林田諭

【目的】現在問題視されているポリファーマシーはフレイルの危険因子の一つとして挙げられているが，有害事象も発生しやすくなることからも栄養状態への影響も考えられる．日本において，地域高齢者を対象に薬局薬剤師の視点でポリファーマシーとJ-CHS基準を用いた身体的フレイルや栄養状態との関連性について明らかにするため，男女別に検討を行った．

【方法】2017年3～5月に当薬局へ来局された65歳以上の地域高齢者133名を対象とした．栄養状態はMNA-SF，身体的フレイルはJ-CHS基準に基づいて評価を実施した．ROC曲線解析より6剤以上をポリファーマシーとした．

【結果・考察】ポリファーマシー該当者は52％であった．At risk／低栄養に該当する人は30％で，女性においてポリファーマシーの人は該当する割合が有意に高かった．プレフレイル／フレイルに該当する人は51％で，男性においてポリファーマシーの人は該当する割合が有意に高かった．身体的フレイルと低栄養を合わせた結果においても男女差が認められた．ポリファーマシーと身体的フレイルの関連性は男性においてのみ認められた（調整オッズ比：5.38，95％CI：1.29-22.38）．低栄養や身体的フレイルの危険因子が男性と女性で異なる可能性が示唆された．

◆ポスターセッション2　その他①～認知症・透析・足病変・嚥下機能改善手術～（展示場）11：40～12：20
座長：吉田貞夫（ちゅうざん病院）

P-46 認知症の摂食の障害～認知症治療病棟入院患者を対象とした調査～

医療法人社団和風会橋本病院
木下和代，喜井隆太郎，酒井晃代，宮本美恵子，韓憲男，橋本康子

【はじめに】認知症患者には様々な摂食の障害が認められる．必要な食事量が摂取できず低栄養，脱水による衰弱，易感染性など深刻な身体症状を引き起こす原因となる．今回，食事摂取量の低下に関連する因子を明らかにすることを目的に調査を行った．

【方法】入院患者67名を対象とし，4月1日～4月30日間の1日平均摂取カロリーが必要摂取カロリーより不足している患者A群，不足していない患者B群に分類し調査した．年齢，性別，認知症病名，認知症の重症度の程度としてMMSE・Functional Assessment Staging (FAST)，摂食の障害の程度として食行動評価尺度を用いた．栄養状態の評価としてBMI・体重減少率，摂食に関連する因子を探索する目的でNeuropsychiatric Inventory (NPI)・意欲

の程度・機能的自立度評価表（FIM）を調査した．
【結果】A群12名とB群55名を比較するとMMSEはA群が低く，FASTは両群とも差はなかった．食行動評価尺度はA群が高く，意欲の程度，FIMはA群が低かった．
【考察】今回の調査でMMSE，食行動評価尺度，意欲の程度，FIMは食事摂取量の低下に関連していると考えられた．

P-47 血清亜鉛値と栄養状態，身体活動レベルとの関連

鶴川サナトリウム病院栄養科
海老沢咲

【目的】亜鉛は味覚の維持や免疫など人の生命活動を支える重要な機能を担っているが，様々な要因により低下することがある．今回認知症患者において血清亜鉛値と栄養状態，身体活動レベルとの関連を後方視的に検討した．
【方法】2018年6月に当院認知症治療病棟に入院していた患者114例のうち，入院時に血清亜鉛値，血清Alb値，血清プレアルブミン（TTR）値を測定した94例（男性51名，女性43名）を対象とした．身体活動係数で分けたグループ間での血清亜鉛値を比較し，血清亜鉛値と血清Alb値，血清TTR値，BMIとの相関をそれぞれ調べた．
【結果】血清亜鉛値は活動係数の低い群（$61.8 \pm 11.6 \mu g/dl$）で高い群（$67.3 \pm 11.3 \mu g/dl$）より有意に低値であった（$p=0.021$）．血清亜鉛値と血清Alb値の相関係数は0.497，血清TTR値とは0.367と，血清Alb値とより相関を認めた．血清亜鉛値とBMIにはほぼ相関を認めなかった．
【考察】身体活動レベルの低下と血清亜鉛低値の関連が示された．亜鉛は体内で筋肉内に最も多く存在するため，活動レベル低下による筋肉量減少が，血清亜鉛低値と関連する可能性が考えられた．今後筋肉量と血清亜鉛値の測定を行い，関連性を検討していく予定である．

P-48 慢性血液透析患者の栄養状態と生活空間の広がりについて

1）埼友クリニックリハビリテーション科　2）埼友クリニック内科
松浦 弘[1]，島野 優[1]，長根裕介[2]，加藤徳介[2]，渡邊光康[2]

【緒言】慢性血液透析（HD）患者における栄養状態とADLとの検討は多くなされているが，生活空間にまで言及した研究はまだあまりなされていない．そこで当院のHD患者における栄養状態と生活空間との関連について比較検討した．
【方法】平成27年11月から平成30年6月に当院に入院しリハビリテーション介入を行った，HD患者110名を対象とした．入院時のGNRIを評価し，92点未満の低栄養群と92点以上の対象群に分け，握力，Vitality Index（VI），機能的自立度評価表（FIM），生活空間の広がり（LSA）について比較検討した．
【結果】低栄養群は82名，対象群は28名で，年齢はそれぞれ77.1 ± 8.1歳，71.3 ± 9.2歳であり，低栄養群が有意に高かった．また，低栄養群は透析歴が有意に長く，握力，VI，FIMのそれぞれの値が有意に低かった．そして，LSAの値も有意に低かった．
【考察】低栄養患者は身体機能，意欲，ADLが低下しているだけでなく，生活空間も狭小化している可能性がある．低栄養患者に対しては，生活空間の広がりも評価する必要があると考えられる．

P-49 重症足病患者の廃用障害とリハ栄養

川内市医師会立市民病院循環器内科
宮内栄治

　糖尿病，慢性腎不全の増加とともに足病に罹患する患者が増えてきている．足病の中でも最も重症な潰瘍や大きな創を負った重症足病変患者は，下肢切断リスクも高く，生命予後は大腸癌と変わらないとの報告もある．
　当院では，重症足病変に立ち向かうべく，様々なアプローチを行っている．フットケア外来，フットウェア外来，カテーテルによる血行再建術，陰圧閉鎖療法を含めた創傷治療など，多くの診療科や関係部署が力を合わせて重症足病変の診療に取り組んでいる．そのような多職種連携を行いながらも，未だ様々な課題があるのも事実である．現在，当院で課題となっているのが，「重症足病患者の廃用症候群をどう防ぐか」である．創を伴っている場合，除圧のため，感染制御のため，下肢の安静が必要になってくる．ほとんどの場合，一定期間はベッド上安静となる．その間に，患者の下肢筋力が落ち，さらにはADLが低下してくる．足病が治癒に向かっていっても，廃用症候群のため長期の入院となり，経過中に感染症や血管合併症を起こし，残念な転帰となる症例もある．
　重症足病変患者の足を救い，命を救うためには，この課題を克服しなくてはならない．局所の安静とADL維持を両立するためには何が必要なのか．リハ栄養の観点から当院の取り組みをご報告する．

P-50 嚥下機能改善手術が奏功した延髄小脳梗塞の1例

1）新上三川病院リハビリテーション科　2）佐野厚生総合市民病院耳鼻咽喉科　3）新小山市民病院脳神経外科　4）自治医科大学神経内科
大原 務[1]，大久保啓介[2]，笠原 健[2]，森川 淳[2]，紺野武彦[3]，藤本 茂[4]

【はじめに】経鼻胃管と気管切開を合わせて有する重篤な嚥下障害患者を耳鼻咽喉科に紹介し劇的な改善を得たので報告する．
【症例】40歳代男性．頭痛・嘔吐で搬送され，右椎骨動脈解離による右小脳梗塞，延髄梗塞と診断された．その後意識レベル低下，小脳浮腫増悪，急性水頭症所見を認め，緊急開頭術および右小脳部分切除による内減圧を計ったが，意識混濁・舌根沈下のため気管切開術を施行した．当院に

転院後，意識障害や体幹失調は改善したが，嚥下障害による唾液の誤嚥は重度で喀痰の吸引量は頻回・多量のまま経過した．耳鼻咽喉科へ紹介し，咽頭輪状筋切離・口頭挙上術・声帯内注入術を施行．術後2週間でカップラーメンを摂食可能になった．

【まとめ】当病棟では経管栄養は900 kcal/日を基本とし，2017年回復期リハビリテーション病棟協会第29回大会in広島において，経鼻胃管31例の抜去率90.3%．リハケア合同研究大会久留米において，気管切開患者9例の抜去率88.8%と報告している．

一般的な回復期のリハビリテーションでは抜去が困難な症例に対して外科手術を一考する必要性を痛感した．

◆ポスターセッション3　回復期⑤〜活動・調査報告〜
(展示場) 15：50〜16：30
座長：井村沙織((小倉リハビリテーション病院栄養科)

P-51　当院回復期リハビリテーション病棟におけるリハビリテーション栄養の取り組み

医療法人友愛会盛岡友愛病院　1) 食養課　2) リハビリテーション科
鈴木尚子[1]，角原杏奈[1]，熊谷花雅美[1]，小川大輔[2]，遠藤信[2]，浅見菜々子[2]

【目的】当院の回復期リハビリテーション病棟入棟患者に対し，積極的なリハビリテーション (以下リハ) 栄養を実践し栄養状態の向上に繋げるためリハ科と食養課で新たな取り組みを開始したため報告する．

【方法】回復期リハ病棟全患者に対し入棟時と月1回リハ短期目標におけるMETSと上腕周囲長，下腿周囲長，握力又は10 m歩行速度を測定し，エネルギー消費量と筋肉量及び筋力の評価を行う．その結果と週1回の体重測定から栄養状態に見合った必要栄養量の再評価を実施する．

【結果】今まで予測値として負荷量を加え必要量を算出していたが，リハによる消費量を数値化する事でよりリハ量に合った食事を提供する事が可能となった．

【考察】新たな取り組みでは測定結果を共有データとして確認することが可能となり，リハ科と食養課との関わりも増えた．また，栄養状態を踏まえたリハ，リハを踏まえた栄養管理を提供する事で栄養状態の悪化を最小限に抑える事が可能であると考える．この取り組みによりリハ患者の栄養状態及びADLがどのように変化していくか追跡調査を実施し，解析していく事が今後の課題と考える．

P-52　リハによるエネルギー消費量を数値化したリハ栄養の実践―対象者を広げて―

東苗穂病院リハビリテーション部
村杉冴香

【目的】当院回復では，NST介入者以外のリハ栄養にも力を入れ始め，リハ後BCAA摂取を勧め，リハ消費量を算出し，摂取量との均衡を図っている．各指標の変化，リハ消費量との関連，エネルギー収支について明らかにし，今後の活動へ活かす．

【方法】エネルギー充足率が良好でレジスタンス運動が可能である31名 (77.9歳±14.3，男性18名) を対象とし，2週毎に評価を実施．入棟時と退院時におけるCC，AMA，握力，FIM，リハ消費量，摂取量，充足率，Albをウィルコクソンの符号付順位検定を用い比較検討した．さらに有意差のある指標とリハ消費量をスピアマンの順位相関係数を用い関連を検討した．各有意水準は5%とした．

【結果】有意に向上した項目はCC，握力，FIM，リハ消費量，摂取量であった．リハ消費量と握力 (r=0.8)，CC (r=0.7) 間では強い相関があった．リハ消費量208→313 kcal，摂取量1274→1383 kcal [蛋白質(g)/体重(kg) 1→1.2] とも有意に向上し，充足率とAlbは維持された．

【結論】回復ではリハ消費量が多いが，数値化することで，具体的なエネルギー収支や蛋白質摂取量の適正化を図ることができ，CC，握力，FIMの向上に関与した可能性が示唆される．

P-53　回復期リハビリテーション病院における食事摂取量不良患者の特徴

1) 千里リハビリテーション病院　2) 武庫川女子大学
岩崎祐[1]，脇田あやの[1]，櫻井史明[1]，岩﨑真利恵[1]，林沙紀[1]，合田文則[1]，橋本康子[1]，武内海歌[1]，鞍田三貴[2]

【目的】入院時低体重症例において，退院時まで食事摂取量が不良である患者の特徴を明らかにする．

【方法】平成28年9月より9ヵ月間の入院時BMI 22未満の患者を抽出し退院時の摂取量が目標Ene (BEE：ハリス×1.5) に対し確保群と未充足群に分類した．患者背景，Alb，MNA，BMI，FIM利得を比較した．

【結果】BMI 22未満108例 (全患者の29%)，整形32%，脳63%，廃用5%，FIM運動31，認知20であった．Ene確保群60名 (56%)，未充足群は48名 (44%) で，疾患内訳，年齢，入院時FIM，Alb，BMI，MNA，食事形態は両群に差はなかった．未充足群の家族同居者が89%で確保群に比べ有意に多かった．退院時のBMIは両群共増加認めず，確保群Albは有意に増加，未充足群は増加しなかった．FIM利得は確保群32.5，未充足群22であった (p<0.02)．

【考察】低体重者のEne確保困難患者に家族同居者が多いことが示されたが日常臨床において家族の意見が栄養改善を阻むこともしばしば存在する．低体重者の新たな入院時スクリーニング法が必要である．

P-54　回復期リハビリテーション病棟における専従管理栄養士配置の有用性

松波総合病院　1) 栄養科　2) リハビリテーション科　3) 看護部　4) 内科

松波彩子[1]，堀 弘美[1]，日比野圭祐[2]，森田しおり[3]，前田朋子[1]，林 慎[4]

【目的】2018年4月から回復期リハビリテーション病棟（以下リハ病棟）に管理栄養士を専従配置し，有用性を検討した．

【方法】栄養状態とリハ量を踏まえた栄養管理計画，転入時栄養指導，カンファレンスへの参加等多職種との情報共有を強化した．そして栄養状態に関する以下の調査をした．①2018年5～6月の転入患者49名の栄養状態と摂取栄養量②2017年，2018年6月の栄養管理業務③2017年，2018年6月1日のエネルギー充足率．

【結果】①年齢77±13歳，BMI21.1±3.6kg/m^2，下腿周囲長29.2±4.1cm，MNA-SF低栄養55%・低栄養リスク43%・良好2%．転入時の摂取エネルギー不足患者67%，蛋白質不足患者40%②配置後の栄養指導7件から36件，食事調整66件から132件，他職種への情報提供114件から321件へ増加③配置後のエネルギー充足率は61%から84%へ増加．

【考察】転入時患者の98%に栄養障害があり，67%にリハを加味した栄養量が不足しており栄養管理の必要性は高い．専従配置により転入早期から栄養管理，教育，食事調整が可能となりリハに必要な栄養量が充足できた．

P-55 回復期リハビリテーション病棟入棟患者の栄養状態からFIMへ与える影響を検証

社会医療法人財団白十字会白十字病院総合リハビリテーションセンター
吉田賢治，潮平健太，塚原裕也

【目的】回復期リハビリテーション病棟（以下；回リハ病棟）入棟時の栄養状態からFIMに与える影響を，疾患別に検証する．

【対象・方法】対象は，平成29年5月～平成30年4月までに当院回リハ病棟へ入退棟した65歳以上の患者204名（脳血管疾患70名，整形疾患134名）とし，除外基準は，死亡退院及び急性増悪，入棟時経管栄養の患者とした．入退棟の栄養状態評価はMNA-SFを用い，各疾患別に低栄養群（7点以下）と栄養良好群（8点以上）の2群に分け，栄養状態とFIMを後方視的に調査した．

【結果】入棟時の低栄養群は，56名（27.5%）［脳血管疾患17名（24.3%），整形疾患39名（29.1%）］であった．脳血管疾患は，入棟時FIM（低栄養群61±27.1，栄養良好群79.7±22.6）に有意差を認めた（p<0.01）．整形疾患は，退棟時FIM（低栄養群92.5±19.2，栄養良好群100±21.6）に有意差を認めた（p<0.01）．

【考察】各疾患共に低栄養状態は，入退棟時FIMへ影響を与えることが示唆された．今後は，回リハ病棟入棟時だけでなく各疾患の発症時からの経過を含め，FIMに与える関連要因の分析を行っていきたい．

◆ポスターセッション4　教育・啓発（展示場）16：50～17：30
座長：森 みさ子（聖マリアンナ医科大学横浜市西部病院看護部）

P-56 回復期病棟入院患者へのレクリエーションを通した栄養指導の試み～活動報告～

黒木記念病院
中村亜里沙

【目的】当院回復期病棟では，活動量向上を目的とし様々なレクリエーションが行われている．そのレクリエーションの一環として栄養レクを行い，患者の意識改革・行動変容を促していく活動を行ったのでここに報告する．

【方法】対象は，回復期病棟入院中の患者で事前に参加者を募り，参加希望のあった者．レクリエーションとしてお菓子作りを行い，その後に栄養関連の講義を実施．レクリエーション終了後のアンケート調査にて，食生活の考え方に変化があったかを調査した．

【結果】アンケート項目としては「入院前の食生活」「退院後の食生活の中で気をつけていきたいこと」の2項目とした．「入院前の食生活」については野菜を多く取り入れるように気を付けていた，魚が苦手なため別の食材にてカルシウムをとるように心がけていたといった意見が多くみられた．「退院後の食生活」についてはバランスの良い食生活に気を付けたい，よく食べてよく運動したい，タンパク質も気にかけていきたいなどの意見がみられた．

【考察】現代社会にて厚生労働省は健康寿命の延伸につながる食育の推進を行っており，低栄養予防にも力を入れている．しかし，今回の活動を通して低栄養予防を意識した食生活が実施できている高齢者は少ない傾向であることが分かった．

P-57 高齢者のフレイルJ-CHS基準による測定結果の経時変化についての検証

東京家政大学
内野美恵，木元幸一，清水順市，澤田めぐみ，田渕千晶

【目的】健康寿命延伸のための介護予防の取り組みをより効果的なものとするために，高齢者のフレイルを評価し，フレイルの実態把握と現状の自覚がフレイル予防に有効に作用するかを検証する．

【対象・方法】東京都北区在住の65歳以上の高齢者30名を対象に，J-CHS基準を用いたフレイル測定および評価を実施した．初回結果のフィードバックの後，2ヶ月後の再評価による，対象者のフレイルの兆候と推移について分析した．

【結果】フレイル・プレフレイル該当者は初回評価の77%から2回目は57%と減少がみられた．全体平均の5m歩行時間は初回に比較し，2回目は有意に短くなっていたが，初回評価結果後に取り組んだ行動として「姿勢」や「食生活の改善」「フレイルを予防しようとする意識」の項目につい

てポジティブな回答をした群では，歩行時間の延長はなかった．また初回のフレイル評価について「思った通りの結果だった」と回答した群では，「思っていたより悪かった」と回答した群より，その後フレイル予防に取り組んだ人が多かった．
【考察】高齢者がフレイル評価測定会に参加し，フィードバックを受けることが，行動変容に結びつき，フレイルの改善に有効である可能性が示唆された．

P-58　リハ栄養と出会ってからの看護活動と今後について
甲南女子大学院看護学研究科
内橋 恵

【はじめに】2016年の日本栄養アセスメント研究会で，当学会理事長の特別講演を拝聴し，看護師部会(以下，TNF48)に入会した．今回，筆者自身の入会に至るまでの経緯とこれまでの活動を省察した結果，患者への効果的なリハ栄養摂取のプログラムの有効性と，今後の課題が明確にできたので報告する．
【活動内容と成果】回復期リハ病棟の5割に低栄養が認められることは明らかになっているが，リハ栄養に取り組んでいる施設は少ない．ミニ勉強会を開催し患者に効果的な補食のタイミングを看護ケアに取り入れ，補食の自動販売機導入に至った．下肢筋力の低下したCKDの患者が手すり歩行で自宅退院した症例を，理事長編者「リハ栄養からアプローチするサルコペニアバイブル」の出版物で発表した．
【結論】今回の振り返りを通して，患者の栄養状態の改善には，指標に基づいた看護が有効であることが明確になった．TNF48では定期的にリハ栄養の症例検討を行い，論文または国際学会での発表を目標として活動している．急性期～維持期だけでなく，教育機関に所属するメンバーもおり様々な領域での視点の見地が得られる場である．
今後の新たな課題として，リハ栄養を退院指導に組み入れられるような研究に励みたい．健康寿命の延伸に寄与するため地域社会に還元していく．

P-59　当院の摂食嚥下障害患者への教育システム～4年間の摂食嚥下教育より～
広島共立病院看護部
中尾加代子

【目的】当院では，摂食嚥下障害患者を支援するために，摂食嚥下障害看護教育を2015年度に開講した．そこで，4年間の摂食嚥下障害看護人材育成とチーム活動を振り今後の自己の課題を明らかにする．
【方法】支援看護師，院内認定看護師に質問調査を実施した．なお，本研究は広島共立病院の倫理委員会の承諾を受けて実施している．
【結果】調査では，1期生より3期生のほうがケア方法の統一という現場への指導や，技量アップなどの学習意欲が上昇していた．また，支援看護師よりも院内認定看護師コース受講者のほうが，学習意欲は高く見られた．
コース受講生は終了後には，毎年修了生が部署で学習会を開催しているが，毎年実施していても，ケアの方法がわからない職員もおり，部署でのケアの統一やケアの向上を目指した支援・院内認定看護師の活動や実践は不足している．
【考察】人材育成教育のシステムが安定し，受講生の意欲が高まってきが，業務の忙しさも関係し，部署や院内へのケアのアプローチができていな現状がある．このことより，支援看護師・院内認定看護師の意識を高め，部署において指導やケアの統一ができるように，自分達で企画をして実行すること等，支援看護師・院内認定看護師が主体で動けるシステムを作ることがコース担当者としての役割である．

P-60　日本リハビリテーション栄養データベースの構築と品質評価
1)鶴巻温泉病院　栄養サポート室　2)帝京大学医学部附属溝口病院　3)横浜市立大学附属市民総合医療センター　4)長崎リハビリテーション病院
髙﨑美幸[1]，百崎 良[2]，若林秀隆[3]，西岡心大[4]

【目的】日本のリハビリテーション(以下リハ)栄養に関する臨床研究を進めるために，日本リハ栄養データベース(以下DB)の構築とその品質評価を行うことを目的とする．
【方法】リハ栄養の臨床研究に利用可能な大規模DBを構築した．そのデータ検証のために対象症例数，データ欠損，データ重複，データ種別エラー，範囲外値，単純比較を実施した．
【結果】2016年3月から2018年3月までにリハ栄養DBに15施設より1105件の症例が登録された．登録疾患症例内訳は，脳卒中が40.8％，肺炎が38.0％であり，大腿骨近位部骨折が21.2％であった．主要項目の欠測は0.2～6.1％，変数入力過誤は0～0.3％で観察された．欠測項目の多かったものは，退院時体重6.1％，入院時身長3.5％であった．
【結論】日本のリハ栄養DBを構築し，その品質を評価した．このDBを利用することにより，リハ栄養に関する研究を行うことができ，将来の臨床実践に有用な結果が得られる可能性がある．DBの二次利用による英語論文もすでに掲載されており，リハ栄養のエビデンスを示すための根拠となりつつある．

◆ポスターセッション1　在宅・地域②～その他～(展示場)10：40～11：20
座長：山田友美(リハビリ訪問看護ステーショントライ・みつわ山口歯科クリニック)

P-61　関節リウマチ患者における栄養状態の検討
鎌ケ谷総合病院
望月 猛

【目的】関節リウマチ（RA）患者の栄養状態をmini nutritional assessment（MNA）を用いて把握し，患者背景，その他の栄養指標，基礎代謝量や筋量との関連を明らかにすることである．
【対象・方法】当院通院中のRA患者164例を対象とした．年齢67.3歳，女性140例，罹病期間12.3年，体重53.9kgであった．栄養状態はMNAにより評価，その他の栄養指標としてアルブミン（Alb），総分岐鎖アミノ酸/チロシンモル比（BTR），総分岐鎖アミノ酸（BCAA），チロシン，プレアルブミン（pAlb）を計測，基礎代謝量と筋量は生体学的インピーダンス測定を用いた．
【結果】MNAのスコアと各指標の相関で有意な相関を示した指標は体重，骨密度，チロシン，基礎代謝量とは正の相関，HAQ-DIとは負の相関を示した．
【考察】RAは栄養状態の悪化や筋量低下により生活の質が低下する可能性が高い疾患である．血性学的検査ではチロシンがよい指標になると考えられた．また栄養状態の改善により体重，骨密度，基礎代謝量，そして機能の改善が見込める可能性が示唆された．栄養状態の把握はRAにとっても重要であると考えられた．

P-62　グループホームにおけるリハ栄養の効果

社会福祉法人健成会特別養護老人ホーム加賀屋の森　社会医療法人三宝会在宅病診よろず連携室
橋本ちひろ

【目的】グループホームの栄養管理の報告は徐々に多くなってきている．しかし，リハ栄養に関する報告はまだ少ない．今回，管理栄養士，セラピストの配置がないグループホームの入居者に対し，管理栄養士，セラピストが介入し介護職，ケアマネジャーと共にリハ栄養に取り組んだ．
【対象者・方法】平成30年4月より認知症の診断がついた要支援2から要介護5，急性期的な治療を必要としない方90名を対象にリハ栄養ケアプロセスの手順で介入した．栄養アセスメントは主観的包括的アセスメント（subjective global assessment）で行い，栄養評価内容はSOAP形式で報告し，セラピストと共有した．セラピストは対象者に対しての訓練と，日常生活動作訓練を行い，訓練計画書をもって管理栄養士，ケアマネジャー，介護士と共有した．
【結果】リハ栄養に取り組むまでは介護職が何に取り組んでよいかわからない，という状況があったが，情報の整理ができ対象者を全人的に評価する事が可能となった．今後，このプロセスを発展させ，入院した際などのケア・キュアパスとして活用していく．さらに，対象者のQOL向上に繋げていく方法を構築する．

P-63　要支援・要介護者の栄養状態と生活習慣との関係性

高松協同病院通所リハビリ
宮地志織

【目的】疾病への抵抗力低下・罹患や治療に伴う体力低下などを機転とする高齢期の要支援・要介護認定者における低栄養は，生活習慣に少なからずの変化を及ぼしているのではないだろうか．当院は2013年より生活期NSTを設置し，今回，2015年より導入している簡易栄養状態評価表（MNA-SF）を用いた生活期における低栄養と生活習慣（運動・睡眠）の関係性に着目したので報告する．
【対象・方法】2018年6月11日～23日の間，当院通院・訪問・通所リハビリを利用された65歳以上の要支援・要介護認定者（総数171名）を対象に聞き取りと評価（MNA-SF，FIMなど）を実施．
【倫理的配慮】調査に関しては利用者・ご家族に同意を得，データはナンバリングし個人の特定ができないよう配慮した．
【結果】平均年齢は78.9±8.2歳．栄養状態良好群44.4%，低栄養のおそれあり群42.7%，低栄養群12.9%，運動習慣あり38%，運動習慣なし62%，睡眠が十分36.3%，まあまあとれている56.7%，あまりとれていない7%
【考察・まとめ】対象者の約6割は運動習慣がなく，その内の約6割は低栄養のおそれ，もしくは低栄養状態であった．睡眠においても同様の結果であった．生活習慣とMNA-SFでの栄養状態区分との関係性について統計学的結果をふまえ報告する．

P-64　PAP装着・多職種連携にて，再度，経口摂取可能となった施設利用者の一例

1) 坂東歯科クリニック　2) 特養あかね　3) 在宅支援薬局ライム
坂東達矢[1]，市川亜也子[2]，長谷川春美[2]，前澤裕太[2]，山下奏樹[2]，米澤淳一[2]，吉岡貴代[3]

【はじめに】パーキンソン病は，動作緩慢・振戦・固縮を主症状とする疾患で，嚥下障害は同疾患患者の50%以上に認める．
【症例】80代・女性・介護度4・パーキンソン病・施設利用者．
【経過】「経口摂取困難により，看取り」とのACP決定2日後，利用者本人，家族より，「経口摂取に関し，歯科として，何か行えないか？」との依頼を受け，歯科訪問．上顎総義歯を舌接触補助床（PAP）へ改造したところ，全介助にて，ゼリー摂取可能となった．同日，薬剤師による服用薬剤の見直しも行われた．
【結果】PAP装着3か月後，自力での経口摂取が可能となった．
【考察】PAP装着による経口摂取再開との情報共有により多職種連携が活性化し，服薬の見直し，施設職員の介護力等，それぞれの職種が持てる力を協働することで，自力経口摂取まで導けたと考える．

P-65 STと管理栄養士が協働訪問し3食経口摂取が可能となった重度嚥下障害の1例

1)特定非営利活動法人はみんぐ南河内
藤岡誠二[1]，松本福子[1]，時岡奈穂子[1]

【症例】60代の男性，脳幹梗塞，心原性脳塞栓により左片麻痺と四肢・体幹の失調，眼球運動障害，重度嚥下障害を呈し胃瘻を造設された．要介護5で在宅復帰され多職種が介入するも，利用者らが希望しても2年間は摂食嚥下に関して非介入であった．演者が担当を引き継ぐ直前に4回目のVF検査をされ嚥下障害が残存しているが少量の経口摂取は認められ，演者が管理栄養士の導入を提案した．

【協働訪問】月に1回，STと管理栄養士が同時刻に訪問し，身体評価や食事観察などを行い，摂食方法や自助具なども利用者らと相談しながら進めた．提案内容や相談結果は適宜ケアマネジャーや掛かり付け医へ報告した．

【結果】3ケ月ほどで離床機会や自主トレ頻度が増え，食べられる食材やメニューが増加した．経口で十分量が摂取できる回もあった．5ケ月目には3年ぶりの外食が実現されたり，掛かり付け医から励ましの声を頂くようになった．8ケ月目にはデイでも経口摂取が開始され，妻の介護負担も軽減し3食経口摂取となった．

【考察】多職種が協働訪問することでお互いの不足を補い合い，その場で情報共有ができた．また経口摂取が可能になったことで活動性が増し，社会参加の機会も増えた．

◆ポスターセッション2　その他②～とろみ剤・評価・活動報告～（展示場）11：40～12：20
座長：薗井 みか（岡山大学病院周術期管理センター）

P-66 キサンタンガムとカラギーナン由来のトロミ剤の使い分け

四国こどもとおとなの医療センター栄養管理室
谷口里沙

【背景】トロミ剤に最も多く使用されているのがキサンタンガムである．しかし，たんぱく質の含有が多い栄養剤や牛乳などにはとろみがつきにくい為，たんぱく質でとろみがつきやすいカラギーナンを使用したトロミ剤を利用する事ある．当院でも，キサンタンガム由来のトロミ剤（以下，キサンタンガム）とカラギーナンが含有されたトロミ剤（以下，カラギーナン）を使用しているが，飲料別のトロミ剤の使い分けは明確になっておらず，病棟でお茶にトロミをつける際に混乱が生じていた．病棟，調理場で混乱しないようにトロミ剤の使用方法を確立する．

【方法】飲料にキサンタンガム，カラギーナンを加えて混ぜた10分後にLSTを行った．

【結果】たんぱく質含有飲料（牛乳，コーヒー牛乳，メイバランスミニ，VクレスCP10）をトロミ剤毎に比較すると，メイバランスミニはトロミ具合に差がなく，その他の飲料はキサンタンガムの方がトロミのつきが良かった．

【考察】VクレスCP10を除く飲料はたんぱく質含有量が6％未満とカラギーナンがトロミをつけるには十分ではなかったと考えられる．VクレスCP10の窒素源はペプチドだった為，カラギーナンでトロミはつかなかった．

【結論】当院の飲料のトロミつけはキサンタンガムの方が安定してトロミがついた．

P-67 摂取エネルギー及びたんぱく質量算出方法の検討

三宅リハビリテーション病院　1)栄養管理課　2)整形外科
玉永優希[1]，西山亜美[1]，橘加奈子[1]，黒川有美子[1]，鳥越誠之[2]，三宅信一郎[2]

【目的】「リハビリテーション実施計画書」に必要エネルギー，たんぱく質量のみならず，摂取量の記載が必要となったが，今までの喫食量のカルテ記入では摂取量の推定は困難である．そこで，当院ではカルテ記入を工夫し表計算ソフトを用いることで患者の喫食量から摂取量を推定できるようになったので報告する．

【方法】表計算ソフトはMicrosoft社Excel，栄養ソフトはSFC社栄養管理システムを用い，各食種2週間分の献立から1食毎の主食，主菜，副菜の平均エネルギー，たんぱく質量を算出した．患者の喫食量記録は，主食，副食の2区分から主食，主菜，副菜の3区分に変更し，患者の喫食量に提供した食種の平均エネルギー，たんぱく質量をそれぞれ乗じ，1日毎の摂取量を算出した．

【結果】当院では1年を通し3食共セレクトメニューを実施しており，摂取エネルギー，たんぱく質量の推定は困難を極めたが，方法を工夫することで，必要量との差が明らかとなり，より適切な栄養管理が可能となった．

【考察】今後，必要量の設定精度の向上と，摂取量と質の向上，およびリハビリに有効な栄養管理を実施し，患者のQOLの向上につなげていきたい．

P-68 脳卒中リハビリテーション中の消費エネルギー量モニタリングのための予備的研究

茨城県立医療大学付属病院　1)理学療法科　2)診療部
古関一則[1]，高橋一史[1]，石橋清成[1]，高野華子[1]，金榮香子[1]，岸本浩[2]

【背景・目的】リハビリテーション栄養を考えるための消費エネルギー量モニタリング方法を検討する目的で，研究・市販両レベルの活動量計の脳卒中後リハビリテーションでの臨床試用を想定し，健常者で予備調査を実施した．

【方法】対象：健常成人6名．方法：片麻痺特有の揃え型歩行（速度40m/min，6分間，短下肢装具装着）を演じ，AE-100i（AE：間接熱量計），Actigraph GT3X（AC：研究レベル，3軸加速度計），Apple Watch S3（AP：市販レベル，3軸加速度計＋心拍計）により消費エネルギー量を同時測定した．

【結果】AEの消費エネルギー量測定値は平均13.9kcalで，ACの測定値はAEの平均0.73倍，APは2.14倍であった．

【考察】今回の課題ではAEを基準としてACはやや低く，APは高めの測定値となる一致した傾向が認められた．例数が少なく統計学的検討は行えていないが，簡易なモニタリング方法としてはAC，APとも臨床試用が可能と考えられた．

P-69　タブレット端末を活用したMNA®による栄養状態の評価と栄養介入

三宅リハビリテーション病院　1) 栄養管理課　2) 脳神経内科　3) 整形外科

西山亜美[1]，玉永優希[1]，橘加奈子[1]，黒川有美子[1]，池田和代[2]，鳥越誠之[3]，三宅信一郎[3]

【目的】栄養状態を把握し効果的な栄養介入を行うことを目的に，MNA®を用いた栄養状態の客観的評価及び栄養介入を行ったので報告する．
【方法】対象は2018年5月10～18日に当院急性期病棟入院中の19名と回復期病棟入院中の30名とし，聞き取りにてMNA®の回答を得た．エネルギー算出式(Harris-Benedictの式)の係数を見直し全体の栄養改善を試みたり，低栄養患者には中鎖脂肪酸やBCAA等を付加したりした．
【結果】急性期病棟は栄養状態良好13%，低栄養のおそれあり（At risk）69%，低栄養19%，回復期病棟は栄養状態良好40%，At risk 57%，低栄養3%であった．そこで入院時とリハビリ介入後の体重減少率による再評価及び栄養介入を行い概ね良好な傾向がみられた．また，タブレット端末を用いることで栄養評価の効率が上がり栄養介入の質の向上につながった．
【考察】効率的で効果的な栄養評価及び介入方法を工夫し，当グループの通所，在宅，健診及び健康増進施設等で実施することで地域に根差したシームレスで質の高い栄養サポートに努めていきたい．

P-70　看護師部会TNF48におけるリハ栄養看護の普及を目指した活動報告

松下記念病院

浅田宗隆

【目的】TNF48は2016年にFacebook上で看護師の活動グループとして発足し，看護師が行うリハ栄養の普及，医原性サルコペニアをつくらない看護師の役割など，SNS上でディスカッションを行い，国内外において多岐にわたる情報発信をしてきた．今回TNF48の約2年半の活動実績を報告する．
【方法】2018年7月現在，TNF48登録者数39名に対し，個別の活動実績について聞き取りを行った．
【結果】職場領域は急性期病棟，回復期リハ病棟，介護施設，在宅施設，教育施設であった．英語論文5題，書籍14冊，国際学会発表1題，全国学会発表20題の実績があった．第19回日本リハビリテーション看護学会(2017年)では，看護師による看護師のためのリハ栄養ワークショップが初めて開催された．今年度はリハ栄養フォーラムの講師として，看護師が各会場一名配置された．TNF48発足後は看護師の執筆した書籍や雑誌が出版され，その他にリハ栄養に関して院内外で講師を担当していた．
【今後の活動の方向性】①リハ栄養看護の質の向上：看護師の視点によるリハ栄養症例検討，執筆原稿・講義内容についてのディスカッション，抄読会の実施．②研究および論文発表．以上により，リハ栄養看護領域の発展に寄与していく．

◆ポスターセッション3　チーム医療③（展示場）15：50～16：30
座長：塩濱奈保子（済生会京都府病院栄養科）

P-71　食道癌周術期におけるリハ栄養ケアプロセスの取り組み

群馬大学医学部附属病院

市川佳孝，坂本靖子，難波真紀

【はじめに】当院では，食道癌の手術療法を行う患者に対しNSTが介入し医師・看護師・管理栄養士・言語聴覚士・歯科衛生士の多職種連携のリハ栄養ケアプロセスを展開している．今回，当院が行っているリハ栄養ケアプロセスの活動内容について報告する．
【活動内容】術前よりNSTが介入し栄養状態の評価や歯科が介入し，口腔ケアの指導を行う．術後はICUに入室し，手術翌日より歯科衛生士がICUを訪問し口腔ケアを実施する．ICU退出後は言語聴覚士が介入しての嚥下訓練やNSTが介入して栄養管理を行う．NSTカンファレンスの際に，言語聴覚士がリハビリの進行状況の報告や看護師・管理栄養士からは食に対する思いや退院後の食生活について把握し，医師・薬剤師を交えてディスカッションを行う．問題については看護計画を立案し目標設定や計画の評価・修正を行っている．退院前に管理栄養士が本人・家族に栄養指導を実施している．
【結果・考察】リハ栄養ケアプロセスのメリットとして次の2つが挙げられる．1つは多職種が連携して問題解決に取り組むことが出来る事．2つ目はリハビリの進行状況や栄養状態について多職種が把握できたことである．今後も多職種が多角的側面からリハビリや栄養について考え携わっていきたいと考えている．

P-72　誤嚥性肺炎患者に対するNST介入が歩行自立度に及ぼす影響

社会医療法人杏嶺会一宮西病院リハビリテーション科

岩田祥，野々山孝志

【はじめに】誤嚥性肺炎患者におけるリハビリ実施と歩行獲得や栄養状態とリハビリ効果の関係性は報告されているが，NST介入と歩行獲得の関係性を調査した報告は少ない．そこで，NST介入の有無が誤嚥性肺炎患者の歩行獲

得に与える影響について検討したので報告する．
【方法】当院に誤嚥性肺炎にて入院し，リハビリを実施した入院前歩行自立していた患者26名を対象とし，NSTの有無により介入群（13名）と非介入群（13名）に分類した．両群で退院時の歩行の自立，非自立（介助・不可）の割合を算出し比較した．患者特性として，性別，年齢，介護度，脳血管疾患の有無，藤島式嚥下グレードを抽出した．統計処理はstudent-t検定，カイ二乗検定を用い，有意水準を5％未満とした．
【結果】患者特性に有意差はみられなかった（p＞0.05）．退院時の歩行の自立は介入群で自立62％（8名），非自立38％（5名），非介入群で自立38％（5名），非自立62％（8名）であり，両群間に有意差がみられた（p＜0.05）．
【考察】誤嚥性肺炎患者では栄養障害を合併している場合が多く，NST介入により積極的な栄養管理が行えたことによりリハビリ効果が向上し，歩行獲得に寄与したのではないかと思われる．

P-73 当院におけるリハビリテーション栄養の取り組みにおける現状と課題

1）高松赤十字病院リハビリテーション科　2）高松赤十字病院栄養課
飴野 淳[1]，中尾 都[1]，二川和浩[1]，安田 泉[2]，西山友希[2]

【目的】2017年よりPTと管理栄養士が協働しリハ栄養に取り組んでおり現状と課題を報告する．
【方法】リハ栄養実践のため勉強会（年5回），ミーティング（月1回）を実施した．また対象患者の運動指標（BI，移動能力），栄養指標（体重，Alb）を管理栄養士介入時と退院時を対応のあるt検定，Wilcoxonの順位和検定により比較検討した．また運動指標，栄養指標各々の変化率をPeasonの相関係数，Spearmanの順位相関係数により検討した．有意水準は5％とした．
【結果】2017年1月〜2018年6月末まで管理栄養士への相談件数は27例であった．また対象者は死亡例4例，データ欠損5例除く18例（男性8例，女性10例，年齢69.7±14.2歳，平均在院日数69.6±36.5日，がん7例，呼吸器疾患4例，整形疾患3例，その他4例）とした．BI，移動能力，体重に有意差が見られた．変化率では運動指標と栄養指標の相関はみられなかった．
【考察】各科の関係性が徐々に構築でき相談件数は増加した．しかし急性期リハ栄養の効果判定指標，個別対応，他職種との更なる連携など今後は包括的な基準を作成しながら検討を重ねる必要がある．

P-74 演題取り下げ

◆ポスターセッション4　回復期⑥〜その他〜（展示場）
16：50〜17：30
座長：野田さおり（KKR高松病院看護部）

P-75 医療不信を抱く患者・家族との関わり

1）広島共立病院看護部　2）広島共立病院 内科
中尾加代子[1]，Wong Toh Yoon[2]

【目的】今回ギラン・バレー症候群の患者が気管切開・経鼻経管栄養チューブ（NGT）挿入状態で入院したが，胃瘻造設をせず患者の思いを支援し改善した症例を報告する．
【対象】22歳　女性　既往なし
現病歴：発熱後両下肢の筋力低下．手指，足趾の異常感覚が出現．ギラン・バレー症候群と診断され治療．症状悪化し気管切開，NGTにて栄養補給．
【結果】嚥下機能に問題は無くとろみジュースで直接訓練を開始した．家族は注入食について不信感を抱いていた為経口摂取のみの栄養法を考えたが，経口摂取量が少ない為，NGTの抜去は困難状況であった．しかし補助食品1200kcalを経口摂取すると本人の強い希望でNGTを抜去した．徐々に普通食が摂取可能となるが，食事量摂取量が少ない為，家族の差しいれを含めた栄養補給の対応をした．結果，常食のみで必要カロリーが摂取可能となり退院した．
【考察】患者・家族の不安は大きく医療者に対しても不信を抱いていた．そこで，本人・家族と話し合いながらリハビリ計画を進めていくことで，意欲の上昇し，早期に必要量の経口摂取量が可能になりADLが向上した．

P-76 CKDを有する回復期脳卒中患者における蛋白質摂取量とADL向上との関連

長崎リハビリテーション病院
山内杏奈，西岡心大，松下武矢，西岡絵美，森 菜美，田口詩織，佐藤恵理，本土瑞基

【目的】CKDを有する回復期脳卒中患者における蛋白質摂取量とADL向上の関連を明らかにすることを目的とした．
【方法】対象は2017年1月〜2018年3月に回復期リハ病棟に入院した脳卒中患者277名．調査項目は年齢，性，原疾患，BMI，血液データ，FIM，SMI，CC，栄養状態，摂取エネルギー，蛋白質量等とした．組入基準はCKDステージ3以下とし急性期転化者は除外した．入院時蛋白質摂取量により≧1.0g/IBWkg/日（High）群，＜1.0g/IBWkg/日（Low）群に分け退院時運動FIM等を比較した．
【結果】解析対象は94名（男性53名，平均79歳），病型は脳梗塞80％，脳出血11％，発症-入院日数は26日，CKDステージ3が94％，CKDステージ4が6％であった．High群はLow群と比べ入退院時FIM，握力，eGFRが有意に高値であった（P＜0.05）．一方，重回帰分析の結果では蛋白質摂取量は退院時運動FIM・CC・eGFRの独立した説明因子とはならなかった．
【結論】CKDステージ3以下の回復期脳卒中患者における入院時蛋白質摂取量は退院時ADL，骨格筋量，腎機能と関連しない可能性が示唆された．

P-77 多職種と連携した栄養管理が奏功した超低体重のリハ患者の一例

1) 千里リハビリテーション病院　2) 武庫川女子大学

脇田あやの[1]，合田文則[1]，岩崎 祐[1]，橋本康子[1]，鞍田三貴[2]

【症例】64歳女性．15年前，胃癌手術を契機に食欲低下をきたし体重減少．2016年3月に25.4kg（胃癌術前47kg術後35kg）となり栄養失調で救命センターに入院．Refeeding症候群を併発するも回復しリハ目的で当院に入院．

【結果】入院時（2016年7月）157cm，23.2kg，BMI9.4，下腿に浮腫を認めた．FIM運動は19．経口摂取（880kcal6回食）を開始したが，夜間の低血糖，肝機能の悪化を認め，6病日より24時間持続経管栄養に変更．35kcal/時から開始し徐々に増量，14病日から少量の経口摂取を併用し，30病日には経管栄養60kcal/時まで増量した．以後，段階的に経口摂取量の増加と経管栄養量の減量をはかり85病日には経口摂取（2000kcal/日6回食）のみとなった．リハは摂取量に応じ，ベッド上で2Mets・時の制限から徐々にアップした．退院時（105日目）には浮腫は認めず29.9kgまで回復，FIM運動は78となり自宅（独居）に退院した．

【考察】超低体重患者でRefeeding症候群のリスクがある患者の栄養管理には，十分なモニタリングと摂取栄養量に合わせたリハが必要で多職種との連携が重要であった．

P-78 急性大動脈解離後に炎症反応が遷延した2症例

札幌渓仁会リハビリテーション病院

小川太郎

【症例1】56歳男性．A型大動脈解離にて弓部大動脈人工血管置換術施行．脊髄梗塞により対麻痺・排尿障害を生じ，38病日当院転院．平熱時もCRP6〜7台で経過し，Alb2.0，ChE86と栄養状態不良．尿路感染を疑う発熱が3回あり，CRPは最高25台まで上昇，プロカルシトニンも0.06〜0.13と軽度上昇．抗生剤にて解熱したが，CRPは最終3.74と陰性化せず．Alb3.4，ChE171に改善し，車イスのADL，自己導尿が自立して182病日有料老人ホーム入所．

【症例2】86歳女性．右大脳半球梗塞，A型大動脈解離にて救急搬入．保存的に加療され，16病日当院転院．完全左片麻痺，発語失行あり．入院時WBC11100，CRP12.79と炎症反応高値．喫食量2割以下でAlb1.8，ChE134と栄養状態不良．37度台で経過し，ときに38度台後半の発熱を生じた．肺炎や尿路感染を支持する所見に乏しかったが抗生剤にて解熱．CRP5.7〜15.1で変動しプロカルシトニンは陰性．六君子湯，ミルタザピン開始後は喫食量増加．71病日より平熱となりCRPは陰性化しAlb3.1，ChE238に改善．麻痺は改善せず，食事以外のADLは全介助で151病日療養型病院転院．

【考察】血管炎を背景とし症例1は尿路感染の合併と考えた．

日本リハビリテーション栄養学会誌投稿規定

2018年7月15日
日本リハビリテーション栄養学会編集委員会

1）本誌の目的

リハビリテーション栄養学の進展に寄与する独創的な研究を広く歓迎いたします．

2）論文様式

投稿形式は「依頼論文（特集）」，「総説」，「原著」，「症例報告」，「短報」，「編集者への手紙」，「活動報告」とします．なお下記の文字数はタイトルページ，要旨，キーワード，謝辞，COI申告，参考文献，図表等を含めず，本文のみが対象となります．使用言語は日本語または英語とします．

依頼論文（特集）：編集委員会からの依頼によるもので，形式は編集委員会が都度決定します．

総説：特定の領域に関する最新の知見・研究をまとめたもので，著者の論文を含むものとします．7500文字以内（英文の場合は5000words），図表10点以内とします．

原著：独創性に富みリハビリテーション栄養の進展に寄与する新しい知見を含む研究結果をまとめたもので，7500文字以内（英文の場合は5000words），図表10点以内，参考文献30件以内とします．

症例報告：独創性に富みリハビリテーション栄養の進展に寄与する新しい知見を含む症例の経過をまとめたもので，4500文字以内（英文の場合は2000words），図表5点以内，参考文献30件以内とします．

短報：断片的であるがリハビリテーション栄養の進展に寄与する新しい知見を含む研究結果をまとめたもので，3000文字以内（英文の場合は1500words），図表3点以内，参考文献20件以内とします．

編集者への手紙：掲載済みの論文に対する質疑や，会員の自由な意見交換を行うためのもので，1500文字以内（英文の場合は500words），図表1点以内，参考文献20件以内とします．

活動報告：臨床現場におけるリハ栄養チームの実践報告，学術集会開催および参加報告などで，4500文字以内（英文の場合は2000words），図表5点以内，参考文献10件以内とします．

Erratum（正誤表）：すでに本誌に掲載済みの論文等に関して誤りが発覚した場合に，著者，編集委員会または出版社により提出するもので，本誌において一度公表された論文等は原則としてErratumによってのみ訂正することとします．なお論文中において後述する不正行為が発覚した場合は，Erratumは認めず論文撤回の対象となることがあります．文字数は2000文字以内（英文の場合は1000Words），図表5点以内，参考文献10件以内とします．

その他：診療ガイドライン，ポジション・ペーパーなど，別途理事会にて決議したものについて掲載します．

3）倫理的配慮

人を対象とする医学系研究に関する倫理指針，あるいは疫学研究や臨床研究に関する倫理指針等医学研究に関する指針で倫理委員会の承認を必要とする研究は，倫理委員会の承認を受けた旨を本文中（方法）に記載してください．該当しない研究であっても，倫理的配慮については本文中（方法）に記載してください．

4）投稿資格

筆頭著者は日本リハビリテーション栄養学会の会員とします．ただし学会誌編集委員会で承認された場合はこの限りでありません．著者の人数は10名以内とします．

5）査読方針と論文の採否

すべての原稿は編集委員会で審査し掲載の可否を決定します．編集委員および査読者は，その論文の科学的および医学的意義，方法論や結果の解釈の妥当性，および研究の限界とバイアスの取り扱いを評価し，教育的な視点から建設的な助言を行います．査読者の審査結果に基づき編集委員会が採否を決定し，採択の決定日を受理日とします．受付日と受理日は雑誌内に表記します．投稿論文審査はダブルブラインドで行い，かつ編集委員長，担当編集委員および査読者が投稿論文に関してCOIが生じないように配慮します．

編集委員長は，査読前および査読終了後であっても，本誌の趣旨から外れる論文や，本規定を著しく逸脱する論文，および編集委員が不適切と判断した論文に対して，修正を求めたり掲載を拒否することがあります．

6）掲載論文の著作権

本誌に掲載する原稿の著作権（著作権法第27条，第28条に定める権利を含む）は，学会を通じて制作・販売元である医歯薬出版㈱に譲渡されます．したがって，著作権の許諾は同社が行います．

7）投稿形式

投稿は電子メールで受け付けます．原稿執筆にはMicrosoft wordを用いることを推奨します．MS明朝，MSゴシック等の標準的フォントでサイズ12ptとして記載してください．行間はダブルスペース設定とし，行番号を左端に打ち，各ページにページ数をお打ちください．論文を投稿する際は，タイトルページ，抄録，本文，謝辞，COI状態の自己申告，資金提供の有無，著者資格，参考文献，図表，（必要な場合）図の説明文，および研究デザインごとのガイドラインに即したチェックリスト（後述する15）研究ガイドラインへの準拠，を参照）が必要となります．

・タイトルページ

タイトルページには，投稿形式（総説，原著，症例報告等），題名（和文および英文＊），著者名（和文および英文＊），著者の所属（和文および英文＊），連絡著者の連絡先（住所，電話番号，FAX，メールアドレス），利益相反（COI）状態に対する申告，資金提供の有無，全著者の著者資格を記載してください．COIの記載に関しては「12）COI状態の自己申告」，資金提供の有無に関しては「13）資金提供の有無」，著者資格に関しては「14）著者資格」の項をご参照ください．（＊英文論文の場合，和文は不要）

・抄録

抄録は全ての論文形式に必要です．タイトルページと別ファイルで，投稿形式および論文題名を記載し，400字以内（英文の場合250words以内）で添付してください．

・本文

本文は抄録と同ファイルで，抄録の次のページから記載してください．原著・短報の場合は「背景」「対象と方法」「結果」「考察」，症例報告の場合は「背景」「現病歴」「経過」「考察」の各見出しを使用して記載してください．本文中で参考文献を引用する際は，右肩に登場順に番号を付記し，資金源に関する記載の次に参考文献リストを記載してください．なお記載法は「10）参考文献の記載方法」に準じてください．本文には著者名，所属施設など著者が明らかになるような文言を含めないようお願いいたします．

・図表

図表は本文の挿入箇所に（図〇〇）と指定し，本文とは別ファイルで送付して下さい．また各図表には通し番号をつけ，タイトルを付記して下さい．図の説明文はまとめて参考文献の後に記載してください．

8）キーワード

1論文につき4～5個のキーワードを付けてください．

9）図・表の出典の明示と著作権について

他の文献より文章・図表などを転載されるときには，前もって著者自身で著作権者の許諾を得たうえで，その旨を出典とともに明示してください．また図表を引用・転載する場合は，それぞれの図表の図説部分に出典を明示して下さい．

10）参考文献の記載方法

本文と直接関係のある文献を中心に挙げてください．ただし著者が必要と判断された場合にはこ

の限りではありません．

・雑誌の場合

　著者名（筆頭著者はフルネーム，2名のときは共著者もフルネーム，3名以上のとき筆頭以外は「et al」または「・他」と略す）：論文名．雑誌名，巻（号）：引用頁（初頁～最終頁），西暦発行年．

　和書例：若林秀隆：リハビリテーションと栄養管理（総論）．静脈経腸栄養26(6)：1339-1344, 2012.

　洋書例：Cruz-Jentoft A, et al：Sarcopenia：European consensus on definition and diagnosis：Report of the European Working Group on Sarcopenia in Older People. Age Ageing 39(4)：412-423, 2010.

・単行本の場合

　著者名（筆頭著者はフルネーム，2名のときは共著者もフルネーム，3名以上のとき筆頭以外は「et al」または「・他」と略す）：書名，版，発行所，発行地（欧文の場合），西暦発行年，引用頁．

　和書例：相原守夫：診療ガイドラインのためのGRADEシステム，第2版，凸版メディア株式会社，2015，pp1-5.

　洋書例：Keys A et al：The Biology of Human Nutrition, 1st ed., Minneapolis, 1950, pp1-2.

・編集著作物の場合

　著者名：タイトル．書名，版（編者名（編）），発行所，発行地（外国），発行年，引用頁．

　例：大村健二：糖質の生化学．リハビリテーション栄養ハンドブック，第1版（若林秀隆編著），医歯薬出版，2010，pp29-33.

11）不正行為の禁止

（不正行為の禁止）

　論文の投稿に関する以下のような不正行為を禁止します．

①図や表の捏造，改竄，および他者の論文などの剽窃を行うこと．

②虚偽あるいは過誤を有するデータであることを知りながら，意図的に投稿すること．

③著者自身のものではないデータを投稿すること．

④他誌に投稿したことを隠して投稿すること．

⑤内容を知らない論文の資金提供者になったり，推薦したりすること．

⑥研究に加わっていないにも関わらず，自らの名前を載せることを許可すること．

⑦研究に参加しなかった者や，論文内容を承知していない者の名前を，共著者に加えること．

⑧プライオリティのある先行研究を，故意に無視したり，文献から除いたりすること．

⑨著作権について虚偽の申請をすること．

（多重投稿・多重出版の禁止）

　原稿は，他誌に掲載されていない，かつ他誌に寄稿中でないものに限ります．

①他誌とは，PubMed，医学中央雑誌などに収載された学術誌とこれに準ずるものとします．学会発表とそれに伴う抄録集への収載は，本誌では多重投稿とはみなしません．

②上記以外の他誌（報告書や記録集など）に寄稿，掲載された論文は，その旨を明記してください．個々の事例については編集委員会が適否を決定します．

③もし研究成果のすべてまたは一部が既にウェブサイトにおいて公表されていればその研究成果の投稿は二重投稿とみなされます．逆にウェブサイトによる公表が雑誌掲載後になった場合，本誌を引用文献として明示しなければなりません．本誌に掲載予定の論文がウェブサイト内に掲載される場合，その論文が同一であり同一の著作権がある場合には二重投稿とはみなしません．

（不正行為の評価）

①出版倫理とミスコンダクトへの対応は，COPEのFlow Chartに準拠します．

（不正への対応）

①論文の査読中に不正行為が発覚したときは，当該論文を不採択とし，筆頭著者および共著者を一定期間の投稿禁止措置とします．

②論文の掲載後に不正行為が発覚したときは，本誌で速やかに不正行為の発覚と当該論文の撤回について公告します．筆頭著者および共著者は一定期間の投稿禁止措置とします．

③不正行為が発覚したときは，経緯および調査結果を速やかに学会のウェブサイトで公表します．

④会員による悪質な不正行為は，この罰則に加えて，懲戒に関する規則に基づいた手続きの対象とすることがあります．

12）COI状態の自己申告
①投稿する著者全員は，会員，非会員を問わず論文内容に関係する企業・組織や団体との投稿時から遡って1年間のCOI状態を「自己申告によるCOI報告書」に記載して提出してください．
②採択となった論文の本文末尾に，自己申告したCOI状態を掲載してください．
③重大なCOI状態にあると疑義が想定される自己申告については，編集委員会で検討し，必要に応じて理事会に諮ります．

13）資金提供の有無
著者は研究の資金提供者（スポンサー）の有無および，スポンサーが存在する場合は，試験デザイン，データの収集・分析・解釈，研究報告の執筆，論文投稿に関する意思決定におけるスポンサーの役割を記述する必要があります．

14）著者資格
全ての著者は，以下の条件①〜③全てを満たしている必要があります．タイトルページに各著者が①〜③の領域でどのように貢献したのかを明記してください．①〜③の条件を満たさない研究者・協力者は，著者ではなく謝辞に列挙するようお願いいたします．
①構想およびデザイン，データ取得，データ分析および解釈において相応の貢献がある
②論文作成または重要な知的内容に関わる批判的校閲に関与した
③出版原稿の最終承認を行った

15）研究ガイドラインへの準拠
臨床試験は，臨床試験登録公開システム（UMIN CTRなど）に登録してください．（http://www.umin.ac.jp/ctr/index-j.htm）
前向きランダム化比較試験（randomized controlled trial：RCT）ではCONSORT声明に従ってください．拡張版がある場合は準拠することとします．
ランダム化比較試験以外の研究では，研究デザインごとに報告ガイドラインが定められています．事前に必ずEQUATOR network（http://www.equator-network.org/）を参照してください．また拡張版がある場合は準拠することとします．また，いずれの研究デザインを用いた論文についても，投稿時にEQUATOR network内にあるチェックリストの添付を必須とします．以下に，代表的な研究デザインに対する報告ガイドラインを例示します．
①観察疫学研究：STROBE
②診断精度の研究：STARD（2015年11月以降に計画された研究は，STARD2015に準拠することを推奨する）
③システマティックレビュー・メタ分析：PRISMA
④症例報告：CARE
⑤質的研究：SRQR

16）校正
著者校正は1回のみとし以後は編集委員会で行います．また校正時の原稿の加筆，修正は誤字などのほかは認められません．

17）推敲期間
論文の推敲期間は2か月とし，それ以後に寄稿された場合は新規論文として扱います．

18）掲載料
掲載料は無料とします．

19）原稿料
依頼論文（特集）の著者には，著作権譲渡の対価として医歯薬出版（株）より別途規定する原稿料を支払います．

20）別刷
紙媒体の別刷は作成しませんが，発刊3ヶ月後にPDFデータを連絡著者に送付します．ただし用途は個人使用に限ります．

21）原稿送付先
メールアドレス：jjarn.office@gmail.com
論文ファイル一式を添付し，タイトルを「論文投稿」として上記アドレスまでご送付ください．

日本リハビリテーション栄養学会誌：自己申告による COI 報告書

筆頭著者名：

論文名：

（著者全員について、投稿時から遡って過去 1 年以内での発表内容に関係する企業・組織または団体との COI 状態を記載）

項目	該当の状況	有であれば、企業名などの記載
① 報酬額 　　1つの企業・団体から年間 100万円以上	有　・　無	
② 株式の利益 　　1つの企業から年間 100万円以上、あるいは当該株式の5%以上保有	有　・　無	
③ 特許使用料 　　1つにつき年間 100万円以上	有　・　無	
④ 講演料 　　1つの企業・団体からの年間合計 50万円以上	有　・　無	
⑤ 原稿料 　　1つの企業・団体から年間合計 50万円以上	有　・　無	
⑥ 研究費・助成金などの総額 　　1つの企業・団体からの研究経費を共有する所属部局（講座、分野あるいは研究室など）に支払われた年間総額が 200万円以上	有　・　無	
⑦ 奨学（奨励）寄付などの総額 　　1つの企業・団体からの奨学寄付金を共有する所属部局（講座、分野あるいは研究室など）に支払われた年間総額が 200万円以上	有　・　無	
⑧ 企業などが提供する寄付講座 　　（企業などからの寄付講座に所属している場合に記載）	有　・　無	
⑨ 旅費、贈答品などの受領 　　1つの企業・団体から年間 5万円以上	有　・　無	

（本 COI 申告書は論文掲載後 2 年間保管されます）

申告日　　　　年　　　　月　　　　日

著者（署名）＿＿＿＿＿＿＿＿＿＿＿＿＿＿＿＿㊞

2017年6月7日　日本リハビリテーション栄養学会編集委員会

リハビリテーション栄養

Japanese Association of Rehabilitation Nutrition

次号（Vol. 3 No. 1. 2019年 春号）予告

特集

リハビリテーション栄養 臨床研究のすすめ

臨床研究の意義
リハビリテーション栄養関連の臨床研究の現状
臨床研究と学会発表，論文執筆の進め方
研究デザイン
論文の書き方　他

日本リハビリテーション栄養学会誌編集委員

飯田有輝　金久弥生　塩濱奈保子　社本 博　高畠英昭　永野彩乃　西岡心大（編集委員長）
藤本篤士　藤原 大　前田圭介　森 隆志　吉村芳弘　若林秀隆（学会理事長）

日本リハビリテーション栄養学会誌「リハビリテーション栄養」（文献略称：「リハ栄養」）
Journal of Japanese Association of Rehabilitation Nutrition
第2巻・第2号（通巻3号．年2回不定期刊行）・2018年10月号
2018年10月25日発行
ISBN　978-4-263-26523-9
定価（本体3,000円＋税）　※号により体裁および価格が予告なく変更されることがあります

編集・発行　一般社団法人 日本リハビリテーション栄養学会
　ホームページ　https://sites.google.com/site/jsrhnt/home
　〒550-0001　大阪府大阪市西区土佐堀1丁目4番8号　日栄ビル703A　あゆみコーポレーション内
　TEL.06-6441-5260（代）　FAX.06-6441-2055（代）

制作・販売　医歯薬出版株式会社
　ホームページ　https://www.ishiyaku.co.jp/
　〒113-8612　東京都文京区本駒込1丁目7番10号
　販売　TEL.03-5395-7616　FAX.03-5395-8563
　編集　TEL.03-5395-7628　FAX.03-5395-7609
　印刷・製本　真興社／愛千製本所

本誌の複製権・翻訳権・翻案権・上映権・譲渡権・貸与権・公衆送信権（送信可能化権を含む）・口述権は，
医歯薬出版（株）が保有します．
本誌を無断で複製する行為（コピー，スキャン，デジタルデータ化など）は，「私的使用のための複製」などの著作権法上の限られた例外を除き
禁じられています．また私的使用に該当する場合であっても，請負業者等の第三者に依頼し上記の行為を行うことは違法となります．
JCOPY〈出版者著作権管理機構 委託出版物〉
本誌をコピーやスキャン等により複製される場合は，そのつど事前に出版者著作権管理機構（電話 03-3513-6969，FAX 03-3513-6979，
e-mail: info@jcopy.or.jp）の許諾を得てください．

本誌の広告は（株）医薬広告社　（電話 03-3814-1971）にお問い合わせください